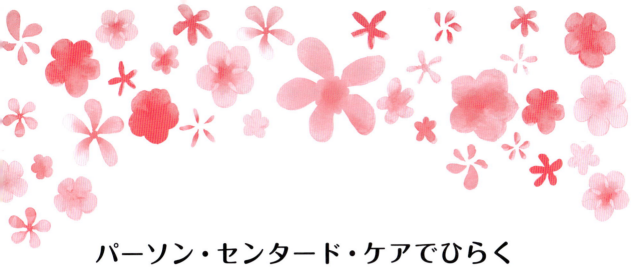

パーソン・センタード・ケアでひらく

認知症看護の扉

編集 鈴木みずえ
　　 酒井　郁子

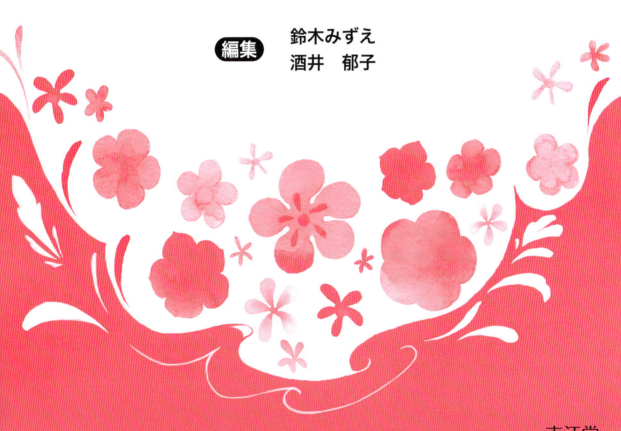

南江堂

執筆者一覧

編集

鈴木みずえ	浜松医科大学医学部看護学科
酒井　郁子	千葉大学大学院看護学研究科

執筆(執筆順)

鈴木みずえ	浜松医科大学医学部看護学科
水野　　裕	杏嶺会 いまいせ心療センター 認知症疾患医療センター
石川　容子	翠会 和光病院看護部
髙原　　昭	北播磨総合医療センター看護部
戸谷　幸佳	久仁会 特別養護老人ホームくやはら
赤井信太郎	長浜赤十字病院看護部
永田　千鶴	山口大学大学院医学系研究科保健学専攻
大久保和実	市立豊中病院看護部
西　ケイ子	デイサービス和良比 なごみの家
加藤　滋代	藤田保健衛生大学病院看護部
酒井　郁子	千葉大学大学院看護学研究科
吉村　浩美	浜名湖エデンの園
滝口　美重	聖路加国際病院看護部
小長谷陽子	仁至会 認知症介護研究・研修大府センター研究部
稲垣　康次	富士宮市役所/NPO法人認知症フレンドシップクラブ富士宮事務局
金森　雅夫	立命館大学スポーツ健康科学部スポーツ健康科学科
上田　　諭	東京医療学院大学保健医療学部リハビリテーション学科
奥山惠理子	株式会社 浜松人間科学研究所
鳥羽　研二	国立長寿医療研究センター
望月浩一郎	虎ノ門協同法律事務所
沖田　裕子	NPO法人認知症の人とみんなのサポートセンター
汲田千賀子	同朋大学社会福祉学部
島田　裕之	国立長寿医療研究センター 老年学・社会科学研究センター
Dawn Brooker	ウースター大学認知症学部
濱砂貴美子	元 凌雲会 特別養護老人ホームしらふじ
六角　僚子	獨協医科大学看護学部
中村　裕子	仁至会 認知症介護研究・研修大府センター研修部
北川　公子	共立女子大学看護学部

序文

　日本はどの国も経験していない超高齢社会に突入した．それに伴い，認知症の人の生活を支えることは，保健・医療，福祉の領域だけではなく，社会や国家，世界をも巻き込んで多領域がかかわる大きな視点からの取り組みに発展している．そのようななか，地域包括ケアシステムの構成要素である急性期病院，介護保険施設，訪問看護ステーション，などで活動する看護師には，認知症をめぐる介護・福祉・社会制度も含めた幅広い知識と適切なケア提供のためのスキルの習得が期待されている．

　そのため本書は，現在，そして，これからのあるべき認知症看護の考え方である"パーソン・センタード・ケア"というニューカルチャーをベースに全体を構成した．また，進行度別に認知症の人の視点から状況をみることに重きを置き，症状の進行に伴う生活上の障害に対する看護の課題とケアの方法論の明確化を図った．さらに，認知症の人に起こりやすい心理の表出や健康課題を明らかにした．その人の人生に触れ，場を共有しながら関係の構築を図ることと，全人的で専門性の高い看護を提供するための実践の両方を，認知症の人に届けるために必要な考え方と知識を網羅し，ていねいに解説した．

　私たちは看護師としてではなく1人の人として，老いてゆく両親や自分自身に向きあっていくことになる．そのようなとき，パーソン・センタード・ケアの視点は，単に看護実践の質を深めるだけでなく，私たちの人生をも豊かにするであろう．

　目の前の認知症の人へのケアの質向上を目指す看護師，認知症看護の実践方法の根本的な改革や認知症看護の専門性の構築に取り組む看護師，そして，看護管理者の皆さまにとって，本書が役立てば幸いである．

　関係者の皆さまとその所属施設にご理解とご協力をいただき，本書を出版することができたことを深くお礼申し上げる．

2017年12月

鈴木みずえ　酒井　郁子

目次

第 I 章 認知症と共に生きる人の理解

1 認知症の人はどんな世界を生きているか　鈴木みずえ……2
- A 記憶障害をもつ人の体験　2
- B 見当識障害に関連した歩き回る（徘徊）行動の体験　3
- C 失認・失行・失語に関連した生活障害の体験　3
- D 認知機能障害による不安や恐怖の体験　4
- E 認知症の診断の告知と絶望感　4
- F 認知症のその人の体験の意義：魂の核に向かう　5
- G 1人の人として受け入れることの重要性　6

2 パーソン・センタード・ケアから認知症の人を考える　鈴木みずえ……8
- A パーソン・センタード・ケアとは　8
- B パーソン・センタード・ケアの基盤となるパーソンフッド　9
- C よい状態とよくない状態のサイン　10
- D 認知症の人の心理的ニーズ　11
- E 個人の価値を低める行為と個人の価値を高める行為　12
- F 認知症のパーソン・センタード・モデル　13

第 II 章 認知症の進行（ステージ）に応じた意思決定支援

1 認知症の進行（ステージ）の理解　水野　裕……16
- A 適切な疾患理解とは　16
- B ステージごとによくみられる状態の理解　22
- C 検査でわかる記憶障害と検査ではわからない記憶障害　25

2 認知症の人の意思決定を支える ・・・・・・・・・・・・・・・・・・・・・・・・・・・・・・ 27

A 意思の引き出し方　水野　裕　27
B 具体的な意思決定支援の方法と実際　石川容子　33
　Column 日本における事前指示書の現状　35
　Column 事前指示書をどのように考え支援するのか　38

第Ⅲ章 軽度認知症と共に生きる人を支える

1 体験を理解する　鈴木みずえ・髙原　昭 ・・・・・・・・・・・・・・・・・・・・・・ 42

A 軽度認知症をもつH氏のストーリーから考えてみよう　43
B パーソン・センタード・モデルを用いてH氏の心を理解しよう　44
C 解説　45

2 行動や言動の意味を理解して，パーソン・センタード・ケアを実践する　戸谷幸佳 ・・・・・・・・・・・・・・・ 47

A 軽度認知症の人が生きる世界　47

3 健康障害を予防し，支援する　赤井信太郎 ・・・・・・・・・・・・・・・・・・・ 60

A 脱水　60
　Column 脱水のメカニズム　61
B 慢性心不全　62
C うつ病　63
D 慢性硬膜下血腫　65
E 脳血管障害　65
F 正常圧水頭症　66

4 暮らしを支える　永田千鶴 ・・・・・・・・・・・・・・・・・・・・・・・・・・・・・・・・・・・ 68

A 地域包括ケアシステムにおける軽度認知症の人の支援　68
B 軽度認知症の人を支える看護職の役割 —事例9の場合　72

C 地域包括ケア体制下の軽度認知症の人の予防から
看取りまでを支えるキーパーソン　74

第Ⅳ章 中等度認知症と共に生きる人を支える

1 体験を理解する　鈴木みずえ・大久保和実 …………………… 76

A 中度認知症をもつJ氏のストーリーから考えてみよう　77
B パーソン・センタード・モデルを用いてJ氏の心を理解しよう　77
C 解説　79

2 行動や言動の意味を理解して，パーソン・センタード・ケアを実践する　戸谷幸佳 ……………… 81

A 歩き回る，家から出て行って戻らなくなる　81
B 介護者に対して大きな声をあげる，拒否する（攻撃的）行動や発言がある　85
C 入浴しない，着替えない　88

3 健康障害を予防し，支援する　赤井信太郎 ……………………… 92

A 排泄障害　92
B 疼痛　96
C 転倒による骨折　96
D 睡眠障害　100

4 暮らしを支える　西ケイ子 …………………………………… 102

A 本人の強みを活かして支援できた事例　102
B 中等度認知症の人が皆と仲良く活き活きと過ごす課題の明確化とケアのポイント　105

5 身体治療が必要な認知症の人に対するパーソン・センタード・ケアの導入　加藤滋代 …… 108

- A 急性期病院における認知症高齢者の特徴　108
- B 入院直後の急性混乱状態における看護　108
- C 認知症の人の認知機能障害とその対応策を理解する　109
- D 急性期病院での治療・看護における課題と本人の視点　110
- E 急性期病院に入院中の認知症の人の看護のポイント　111
- F 急性期病院における認知症の人に対する看護の役割　113

6 身体治療を受ける認知症の人のせん妄ケア　酒井郁子 …… 116

- A せん妄　117
- B 医療施設におけるせん妄ケアのシステム化　118
- C 入院の経過に応じた家族への説明　121

7 病棟での看護管理　吉村浩美 …… 123

- A 急性期病院の現状とパーソン・センタード・ケアに基づいた取り組み　123
- B 病棟における具体的な看護管理　124
  - *Column* パーソンフッドと看護師が従来大切にしてきた「その人らしさ」とは　126

第Ⅴ章 重度認知症と共に生きる人を支える

1 体験を理解する　鈴木みずえ・石川容子 …… 128

- A 重度認知症をもつL氏のストーリーから考えてみよう　129
- B パーソン・センタード・モデルを用いてL氏の心を理解しよう　129
- C 解説　130

2 行動や言動の意味を理解して，パーソン・センタード・ケアを実践する　戸谷幸佳 ……………… 133

- A　食べ物ではない物を食べる，食べ過ぎる　133
- B　食事をとらない，とることができない　136
- C　排泄物を布団や壁に塗る，トイレではない場所で排泄する　140

3 健康障害を予防し，支援する　赤井信太郎 …………………………… 144

- A　摂食障害　144
- B　誤嚥性肺炎　148
- C　寝たきり　149

4 最期の暮らしを支える　滝口美重 …………………………………… 150

- A　重度認知症の人のQOL　150
- B　チームによるエンド・オブ・ライフ・ケアの実践　152
- C　最期を迎える場での援助　154

第Ⅵ章　若年性認知症と共に生きる人を支える

1 体験を理解する　小長谷陽子 …………………………………………… 158

- A　若年性認知症の定義と実態　158
- B　老年性認知症との違い　160
- C　本人・家族の心理　161
- D　本人・家族への支援　162

2 就労継続支援の実際　小長谷陽子 ……………………………………… 165

- A　仕事をすることの意味　165
- B　事業所の産業医に対する調査から　166
- C　社会的な観点における認知症高齢者との違い　168
- D　若年性認知症の本人・家族調査における就労と経済の状況　169

- E 雇用・経済問題への支援 170
- F 認知症介護研究・研修大府センターの取り組み 171
- G 若年性認知症の人への支援 173

3 認知症の人がつくる地域包括ケアシステム　稲垣康次 …… 175

- A 地域包括ケアシステムと地域包括ケア 175
- B 58歳でアルツハイマー型認知症と診断された佐野光孝さんとの出会い 175
- C 佐野光孝さんがもたらした地域の発展 178
- D まとめ 179

第VII章 認知症と共に生きる人の社会的側面からの理解

1 人口統計からみた認知症　金森雅夫 …… 182

- A 認知症の死因分類 182
- B 認知症の有病率の現状 183
- C 世界の認知症高齢者の割合と将来推計 185

2 歴史・文化からみた認知症　上田　諭 …… 187

- A 植えつけられた，誤った「認知症観」—1970年代 187
- B 心情と生活への視点を欠いたまま —1990～2000年代 189
- C 「徘徊」問題の議論にも本人不在 —2014年 190
- D 認知症を受け止める変化の兆し —最近～現在 191

3 政策からみた認知症　永田千鶴 …… 192

- A 介護保険制度施行前の認知症施策の歩み 192
- B 介護保険制度施行後～オレンジプランまでの認知症施策 194
- C 認知症施策5か年計画戦略（オレンジプラン） 196
- D 「認知症施策推進総合戦略～認知症高齢者などにやさしい地域づくりに向けて～」（新オレンジプラン） 196
- E 地域包括ケアシステム 199

  F 地域包括ケアシステムと地域密着型サービス 199
  G これからの地域包括ケアシステムにおける認知症施策 201

4　介護からみた認知症　奥山惠理子　202

  A 介護とは 202
  B 認知症介護の概観 202
  C 家族が担う介護 203
  D 介護職が担う介護 205
  E 看護職の介入が必要な局面と連携 207
    Column　認知症カフェ活用術 209

5　医療からみた認知症　鳥羽研二　210

  A 予防 210
  B 治療 215

6　法律からみた認知症　望月浩一郎　219

  A 認知症の人が社会から疎外されることをめぐる法的課題 219
  B 認知症の人への医療・介護をめぐる法的課題 220
  C 認知症の人が社会生活のなかで被害者とならないための法的課題 221
  D 認知症の人が社会生活のなかで加害者とならないための法的課題 226
  E 認知症の人の介護者の責任をめぐる法的課題 226

7　社会変革の潮流からみた認知症　沖田裕子　229

  A 認知症の人が社会を変える 229

8　各国の対策からみた認知症　237

  A オーストラリア：革新的早期認知症支援プロジェクト　汲田千賀子 237
  B デンマーク：認知症国家戦略 239
  C 英国：認知症国家戦略 240
  D スウェーデン：認知症ケアの保障と国家対策 242
    Column　バディブック 243
  E 認知症サミット　島田裕之 243

F 認知症ケアにおけるギャップを埋めるためのグローバルな活動
—Global Action on Personhood（GAP）in Dimentia Care
Dawn Brooker・水野　裕　246

第Ⅷ章 パーソン・センタード・ケアを実践するためのチームとその人材育成

1 認知症かどうか曖昧な状況におかれた人を支える　島田裕之……252

- A 地域での認知症予防の重要性　252
- B プロジェクト内容　254
- C スクリーニング検査の実施（高齢者機能健診）　254
- D 認知症予防スタッフ養成の実施　255
- E コミュニティ・プログラムの開発と実施　256
- F コミュニティの波及効果に関する調査　257
- G まとめ　257

2 急性期病院での多職種連携と看護師の役割　加藤滋代……260

- A 急性期病院に入院する認知症高齢者のケア提供に必要なチームアプローチ　260
- B 院内デイケアによる多職種連携と看護師の役割　264
- C 急性期病院での多職種連携と看護師の役割　266

3 介護保険施設における支援　濵砂貴美子……268

- A 介護保険施設の特徴　268
- B 介護保険施設における認知症の人の生活とケアの方向性　270
- C 介護保険施設におけるケア体制　272
- D チームにおける看護師の役割　273

4 認知症の人への災害時の支援　六角僚子……276

- A 災害とは　276
- B 災害看護　276

  C 災害の各局面における認知症の人への支援　277
  Column 生活拠点の適応困難　280
  Column 栄養状態のアセスメントのポイント　282
  Column ストレスと疾患の関係　284
  Column 孤独死を防ぐ　287

5　認知症の人を支援する人材の育成システム　289

  A 市民の育成 ～認知症サポーター　キャラバン・メイト～　中村裕子　289
  B 介護職の育成　中村裕子　293
  C 看護職の育成と今後の展望　北川公子　296
  D 学会などの認定資格と今後の展望　北川公子　302

6　パーソン・センタード・ケアの普及　中村裕子　308

  A パーソン・センタード・ケアの日本への導入　308
  B 認知症ケアマッピング研修　309
  C パーソン・センタード・ケアの新しい潮流　310
  D パーソン・センタード・ケアのこれから　311

認知症の人のストレスによる反応や行動

　認知症の人の歩き回る，同じことを繰り返す，帰りたいと繰り返し訴える，などの行動は，従来，行動障害や問題行動とよばれていた．しかしながら，これらの行動は脳の器質性病変に該当する認知機能障害（中核症状）に関連して起こり，ストレスへの対処能力の低下や心理的なニーズが満たされないことによる苦痛の表出であるため，行動障害や問題行動とよばれることは適切でないと指摘されていた．この苦痛の表出は，1996年，国際老年精神医学会で認知症の行動・心理的症状（BPSD：behavioral and psychological symptoms of dementia）とよばれ，認知，思考内容，気分，および行動の障害に分類された[1]．日本でも認知症の人のストレスによる反応や行動はBPSDとよばれるようになった．

　BPSDという先入観は，認知症の症状とみなしてしまい，苦痛や不安，あるいは身体症状や訴えなど，見えるものも見えなくさせてしまう．例えば，ものとられ妄想と認知症の症状として決めつけてしまう危険性がある．さらにBPSDとよぶことで認知症の症状として扱われ，ケアよりも治療の対象となってしまいがちである．認知症の症状としての根治薬はないにもかかわらず，症状緩和，つまりは鎮静化するために向精神薬が処方される．向精神薬の服用の際に傾眠傾向，転倒や誤嚥などの副作用が出現し，新規投与の場合，死亡率が11～24週で有意に低下することが報告されている[2]．日本神経学会ガイドラインでも，BPSDとよばれる認知症の人のストレスによる反応や行動は，パーソン・センタード・ケアなどの非薬物的介入[3]，つまり質の高いケアで改善されることが指摘されている．

　図に認知症の人のストレスによる反応や行動を示した．BPSDとよばれる行動は，**脳の障害**による記憶障害や見当識障害も影響しているが，そのほとんどは**身体の健康状態**，**生活歴**，**性格傾向**，**社会心理**による認知症の人の心理的なニーズが満たされない状況，さらにはストレスへの対処能力の低下のために，引き起こされている．つまりは不安，焦燥，興奮などとよばれる行動心理は，認知症の人への理解不足やケア不足による反応や行動といえる．また，幻覚は生活環境によって光，影などが人間のように見える状況，妄想は記憶障害によって置き忘れたことを忘れて盗まれたと思い込んでしまう状況であるが，これらは認知症の中核症状である記憶障害が本当の症状である．

　認知症の人の反応や行動の悪化には，**パーソン・センタード・モデルの5つの要素**が満たされないことが関係している．そこで，本書では，ケアにかかわるすべての人が認知症の人の理解やケアの重要性を再認識するための意識の転換を図ることを強調する意味からも，BPSDではなく**認知症の人のストレスによる反応**

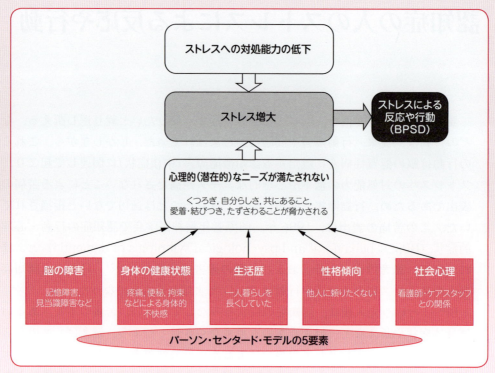

図 認知症の人のストレスによる反応や行動モデル

や行動とよぶことにした．しかし，現在，用語の移行期であるために，本書では，いわゆる「BPSDとよばれる行動」「従来のBPSD」などと表記していることもある．

● 引用文献
1) 日本老年精神医学会（訳）：BPSDとは何か．BPSD痴呆の行動と心理症状．p.13-15，アルタ出版，2005
2) Arai H et al：Mortality risk in current and new antipsychotic Alzheimer's disease users：Large scale Japanese study. Alzheimers Dement **12**（7）：823-830, 2016
3) 日本神経学会（編）：Alzheimer病（AD）．認知症疾患 治療ガイドライン2010，p.241-250，医学書院，2011

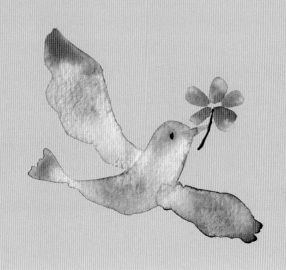

第 I 章

認知症と共に生きる人の理解

1 認知症の人はどんな世界を生きているか

- 認知症は記憶障害，見当識障害，失認・失行・失語などに関連した生活障害によって自信や自己概念の喪失を引き起こす，人としての尊厳が脅かされる病気である．
- 認知症とは私たちが人生で培ってきた人間性そのものを脅かす病であり，人がいかに最期まで人として生きることができるか超高齢社会の大きな課題ともいえる．
- 看護師が認知症というレッテルを取りのぞき，その人の心や体験を知り，1人の人としてきちんと捉えることで，現在の行動や感情の意味が理解できる．

A 記憶障害をもつ人の体験

- 認知症というと，記憶障害のある何もわからなくなった人というレッテルを貼りがちである．そのレッテルを取りのぞき，その人も自分と同じ1人の人なのだと認識し，どのような体験をしているのかを考えることが看護の基本となる．
- 認知症の人は「頭の中に霧がかかった」「頭が真っ白になった」「蜘蛛の巣がはってしまったようだ」という話すこともある．このように認知症の人は脳の機能が以前のように機能しなくなった状況から，さまざまな困難な状況を体験している．認知症では脳の**海馬**という記憶を司る部位の萎縮に関連して記憶の障害が起こる．同じものをいくつも買ってしまったり，言ったことを忘れたりするなどを繰り返す．食事をとったのに「食べていない」と言う言動の裏には，それぞれの自分の行動を忘れてしまう**記憶障害**の影響によるものがある．認知症と診断されても，印象的な出来事を感覚的に覚えていたり，わかりやすい言葉で繰り返して伝えると，わかっていることや覚えていることも多い．
- 認知症の人がどのように考えているのか，認知症の人と家族の語り[1]から考えてみよう．認知症の人は，話し相手が自分に対してどのように対応しているのかを察知する感受性は鋭く，「どうせわからないだろう」という気持ちはすぐに伝わる．記憶障害があってもわかるように話せば十分理解できるし，記憶が障害される一方で豊かな感受性は維持されている．認知症の人が怒って困るという場合，自分でさえ自覚していない認知症の人に対する差別や偏見が表情や言

葉の端々に現れて，認知症の人に伝わっている可能性がある．

> 父は血管性認知症ですが，電話の受け答えははっきりしているし，そのときの理解力はすごくある．でも5分前のことを忘れるので知らない人がみると，「何もわかっていないんじゃないか」と思ってそういう言葉遣いをされる．

[健康と病いの語りディペックス・ジャパン編：認知症の症状とどう付き合うか．認知症の語り―本人と家族による200のエピソード，p.168，日本看護協会出版会，2016 より許諾を得て改変し転載]

> 検査説明時（認知症の父には），「どうせわからないだろう」という医師の態度に不信感を抱いた．

[健康と病いの語りディペックス・ジャパン編：認知症の診断．認知症の語り―本人と家族による200のエピソード，p.41，日本看護協会出版会，2016 より許諾を得て転載]

B 見当識障害に関連した歩き回る（徘徊）行動の体験

* 見当識障害とは現在の日付けや場所，家族などがわからなくなることである．"いつ""どこ""だれ"が徐々にわからなくなる．自分の家なのに「家に帰る」と言う場合は，過去に過ごした時代の家が現在の家と認識されているために起こる．
* この場合，記憶障害のために現在住んでいる家のことを認識できないだけではなく，現在の家には自分の役割や居場所がないなど心理的なニーズが満たされていないなどといった，本人も自覚していない心理が行動に作用している．

C 失認・失行・失語に関連した生活障害の体験

* 自分の洋服をみても何なのかわからなかったり，トイレの便器をみても使い方がわからないなど，今までよく知っていた物の認識ができなくなる（**失認**）．今までできていたことができなくなるために，さまざまな生活上の失敗を引き起こし，できることが少なくなることで不安や恐怖が積み重なる．さらには周囲の人から「何もわからない人，できない人」と認識され，苦しみが蓄積されることで，それが爆発すると怒りや拒絶を引き起こしたり，生きる意欲が喪失してまったく無欲・無気力になる人もいる．

D 認知機能障害による不安や恐怖の体験

* 認知機能障害をもつ人は，それまで支障なくできていたことがうまくできなくなり，失敗などから感情的に不安定となる．本人にも「何かおかしい」「こんなはずはない」と漠然とした不安が起こるが，周囲の人は，「何度も同じことしないで」「わからないの」「どうしたの」と反応する．
* 「なぜ，今までできたことができないのか？」「自分はどうなっていくのか？」といった漠然とした不安から始まり，このままでいいのかと生きる意欲を失い，うつ状態になる場合もある．

E 認知症の診断の告知と絶望感

* 認知症の症状が**軽度**の時期では，不安が高まってうつ状態になりやすいために，認知症とうつの診断が区別できない場合もある．
* 認知症の告知を受けたことについて，本人は「生きていくことに絶望を感じた」「崖から突き落とされた思い」「人間失格と言われたもの」と言うことがある．告知に対しては，適切な支援が受けられないと「どうして自分が認知症なんだ」というやり場のない絶望感や強い悲しみ，それがさらに「こんなはずはない」という否定や怒りにも変わることもある．

> 認知症と診断され，この先，人に迷惑ばかりかけるようだったら，早く死んでしまいたいと思った．

[認定NPO法人健康と病いの語りディペックス・ジャパン編：認知症の診断．認知症の語り―本人と家族による200のエピソード，p.79，日本看護協会出版会，2016より引用］

* 日付けがわからなくなったり，最近のできごとに関するもの忘れが激しくなると，本人も自分が自分でなくなる**喪失感**を感じつつ，懸命に対処しようとするが，失敗してしまうこともある．このような認知症の人に対して，強く否定したり，家族や周囲の人がそれに対して否定や叱責などを繰り返すことで，「子ども扱いされている」「邪魔者にされている」などといった怒りが増大する．適切な支援が受けられないと，焦って懸命に思い出そうとしても何も思い出せない状況にますます焦り，塞ぎ込んだり，絶望してうつ状態になる傾向にある．
* 判断力，コミュニケーション能力が低下する時期は，運動機能も低下して，自発的に自分で体を動かすことも少なくなる．いつもうつらうつらしたり，ぼん

やり座っていたり，横になることも多くなる．心の中では豊かで心地よいことや楽しいことなど快の感情を抱くことができ，笑顔などの反応を返す．反対に気持ちが悪かったり，悲しかったり，苦痛を感じると不快の感情を抱く．これらの感情は，認知症の人の心理面や行動面とその予後にも深く影響をおよぼしている．

F 認知症のその人の体験の意義：魂の核に向かう

* オーストラリアのクリスティーン・ブライデン（Christine Bryden）氏は重要な地位にある政府高官であったが，46歳のときに認知症と診断された．認知症になった自分の状況を執筆した著書『私は私になっていく 痴呆とダンスを』（Dancing with Dementia）[2]のなかで，自身の認知症との旅をダンスにたとえている．旅を続けながら，夫のポールとともに，ステップを変えて，独自のダンス（生活の方法）を創り出さなければならなかったことを述べている．

> 痴呆のある人は，それぞれ一人ひとりが，自分の魂の核に向かって深く進んでいく旅の途中にいる．かつて自分を定義した認知の表層や，人生を経験するなかで作られた感情のもつれやごたごたから離れて，自分の中心へ，人生の真の意味を与えるものに向かっていく．痴呆とともに生きる私たちの多くは，この「現在」という感覚，「今」という感覚を切実に求め，一瞬一瞬を唯一の見つめるべき，感嘆すべき経験として大切にしている．そしてそれが，過去も未来もなく現在に生きるという痴呆の経験なのである．

[クリスティーン・ブライデン：私は私になっていく 痴呆とダンスを（馬籠久美子ほか訳），p.11，クリエイツかもがわ，2012 より引用]

* 彼女は自分さえも不確かなものになっていくなかで，認知症を患うことでそれまでの社会的地位から離れるが，現在の一瞬一瞬を大切に生きることや人生の意味を考えることを「自分の魂の核に向かう」と表現している．過去も未来もなく現在に生きる重要性を考え続け，過去から解放され，スピリチュアリティの状態の大切さを述べている．

* 筆者が彼女を訪問した際にもアウシュビッツ収容所体験をつづった心理学者のフランクルについて言及し，限界状況という意味でホロコーストの悲劇は認知症の人に起こっている状況と類似していることを指摘していた．認知症と共に生きることは，それまでの人生のさまざまな社会生活において当時は大切であった身分や職位などから離れるが，人間の尊厳を維持する魂の核，つまりそれはフランクルも述べているスピリチュアリティを追究していくことにもなる．

✻ スピリチュアリティとは，私たちの存在のいちばん中心にある核の部分である．この核から怒り，憎しみ，愛，許し，希望が生じ，これらは人生の生きる意義[2]でもある．認知症の人の体験とは，現在に生きることに意味を問いつづける旅でもある．

G 1人の人として受け入れることの重要性

✻ 認知症の人がこれらの体験のなかで人間性を回復できるのは，唯一周囲の人々とかかわるときである．周囲の人々との交流は「人間は他人を通して人間になる」という格言のように，人とのかかわりのなかで価値ある人間であるということを感じることなのである．

✻ 私たちが認知症の人に対する差別や偏見をなくし，認知症の人を1人の人として彼らの体験を正しく理解して，それを受け入れることが何よりも看護のなかで重要なことである．認知症の人がどんな世界を生きているか，その人の体験を知ること，つまりその人がうまく訴えられない心理的なニーズを知ることが，パーソン・センタード・ケア（person-centered care：PCC）であり，これからの認知症看護の基盤となる．

> あなたが私たちにどう接するかが，病気の進行に大きな影響を与える．あなたの接し方によって，私たちは人間らしさを取り戻し，自分たちはまだ，必要とされている，価値のある存在なのだと感じることができるのだ．「人間は他人を通して人間になる」というアフリカのスール一族のことわざがあるが，これは真理だと思う．私たちに自信を与え，抱きしめ，励まし，生きる意味を与えてほしい．今の私たちがまだできることを認めて尊重し，社会的なつながりを保たせてほしい．私たちが以前の私たちになることはとても大変だ．だから今のままの私たちを受け入れて，何とか正常に機能しようと努力していることを理解してほしい．

[クリスティーン・ブライデン：私は私になっていく 痴呆とダンスを（馬籠久美子ほか訳），p.169，クリエイツかもがわ，2012 より引用]

● 引用文献
1) 健康と病いの語りディペックス・ジャパン編：認知症の診断．認知症の語り―本人と家族による200のエピソード，p.41，日本看護協会出版会，2016
2) エリザベス・マッキンレーほか：スピリチュアルケアとは．認知症のスピリチュアルケア こころのワークブック（遠藤英俊ほか監），p.6-10，新興医学出版社，2010

●参考文献
・クリスティーン・ブライデン：私は私になっていく 痴呆とダンスを（馬籠久美子ほか訳），クリエイツかもがわ，2012
・英国ブラッドフォード大学認知症ケア研究グループ：DCM（認知症ケアマッピング）理念と実践（第8版） 日本語版第4版（認知症介護研究・研修大府センター編），認知症介護研究・研修大府センター，2015

2 パーソン・センタード・ケアから認知症の人を考える

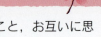

- パーソンフッドとは，1人の人として受け入れられ，尊重されること，お互いに思いやり，寄り添い，信頼しあう，相互関係を含む概念である．
- パーソン・センタード・ケアは年齢や健康状態にかかわらず，すべての人々に価値があることを認め尊重する人間関係の重要性を重視したケアのことである．
- パーソン・センタード・モデルは，脳の障害，身体の健康状態，生活歴，性格傾向，社会心理の5つの要素からなるアセスメントモデルであり，その人独自の行動を説明することができる．
- 認知症の人の心理的ニーズは，「くつろぎ」「共にあること」「自分が自分であること」「たずさわること」「結びつき」の5つであり，互いに関連しあっている
- パーソン・センタード・ケアには，V：価値，I：独自性，P：その人の視点，S：社会的環境の4つの要素が含まれている．

A パーソン・センタード・ケアとは

※ パーソン・センタード・ケアとは，英国ブラッドフォード大学の心理学教授，故トム・キットウッド（Tom Kitwood）によって提唱された，世界的にもっとも知られた認知症ケアの1つの理念[1]である．すなわち，年齢や健康状態にかかわらず，すべての人々に価値があることを認め尊重し，一人ひとりの個性に応じた取り組みを行い，認知症の人を重視し，人間関係の重要性を重視したケアのことである．キットウッドの意思を受けついだドーン・ブルッカー（Dawn Brooker）は，パーソン・センタード・ケアに関して，次の4つの要素を示した[2]．

・V：人々の価値を認める

　私たちは，認知症の人を社会の完全な一員として尊重し，その価値を認めなければならない．認知症の人々を，市民としてあらゆる権利をもつ個人として認識する必要がある．そして認知症と共に生きる人々とそのケアに携わる人々に対する差別行為を根絶しなければならない．

- **I：個人の独自性を尊重する**

    私たちは，認知症の人々の変化するニーズにかなった個別のケアプランを提供し，認知障害が重度になるに従って，それを補い，安心できるような手厚いケアをしなければならない．

- **P：その人の視点に立つ**

    私たちは，認知症の人の視点を理解しようと努力しなければならない．認知症をもつ人々は自分たちの状況をどのように理解しているのか，どのように体験しているのか，そのために私たちは何を手がかりとできるのか，わかろうとしなければならない．

- **S：相互に支えあう社会的環境を提供する**

    私たちは，認知症の人々が（相対的に）よい状態で生活し続けられるように，相互に支えあう社会心理を提供しなければならない．

パーソン・センタード・ケアの4要素

= V (valuing people)
+ I (individualised care)
+ P (personal perspective)
+ S (social environment)

✳ 上記の数式は，パーソン・センタード・ケアが成り立つためには，VIPSすべての要素が必要不可欠であることを意味している．

✳ 医療の現場では生命とそれを維持するために治療が優先されることは言うまでもない．しかしながら，医療が行われる場面であったとしても，V（人々の価値を認める）を重視して認知症の人のP（その人の視点に立つ）から考えることで，認知症の人の反応や行動の意味が理解できる．VやPをふまえて，I（個人の独自性を尊重する）やS（相互に支えあう社会的環境を提供する）の支援をさらに深めることができる．

B パーソン・センタード・ケアの基盤となるパーソンフッド

✳ 認知症の人が1人の人としてあり続けるためには，看護師-患者関係を越えて認知症の人を理解し，認知症の人の**人間性を回復する**ためのケアが求められる．

✳ パーソン・センタード・ケアは，認知症の重症度にかかわらず，認知症の人を1人の人として捉えること，この"パーソンフッド"[1]が目標となる．

> **パーソンフッドとは**
> 　1人の人として受け入れられ，尊重されること．1人の人として周囲の人や社会とのかかわりを持ち，受け入れられ，尊重され，それを実感している，その人のありさまを示す．人として，相手の気持ちを大事にし，尊敬しあうこと．お互いに思いやり，寄り添い，信頼しあう，相互関係を含む概念である．

[英国ブラッドフォード大学認知症ケア研究グループ：はじめに．パーソン・センタード・ケアと認知症ケアマッピング（第7版）日本語版第4版（認知症介護研究・研修大府センター編），p.2，認知症介護研究・研修大府センター，2006 より引用]

C よい状態とよくない状態のサイン

* パーソンフッドが維持されると具体的に表れるサインである認知症の人のよい状態（well-being），維持されない場合にみられるサインであるよくない状態（ill-being）を表Ⅰ-1に示した．
* これらのサインは，パーソン・センタード・ケアを目指す看護実践の視点でもあるが，認知症の人の視点から適切な生活環境にあるか，ケアが適切に行われているかを見直す評価指標でもある．

表Ⅰ-1　認知症の人のよい状態・よくない状態の指標

よい状態の指標（サイン）	よくない状態の指標（サイン）
・自分に自信をもっていること，自己主張を強くできること ・身体がリラックスしていること（ゆったりくつろいでいること） ・他の人たちのニーズに対して敏感なこと ・ユーモアを返したり，ユーモアを使うこと ・創造的な自己表現をすること ・喜び，楽しさを表すこと ・役に立とう，手伝おうとすること（人に何かをしてあげようとすること） ・他の人との交流を自分から進んで始めること ・愛情や好意を示すこと ・自尊心を示すこと ・様々な感情を表現すること	・絶望しているときに誰からも相手にされないこと ・非常に強い怒り ・深く悲しんでいるときに誰からも相手にされないこと ・不安 ・恐れ ・退屈 ・身体的な苦痛，痛み，不快感 ・身体が緊張していること ・動揺 ・無気力

[英国ブラッドフォード大学認知症ケア研究グループ：認知症ケアマッピング（DCM）の概観．DCM（認知症ケアマッピング）理念と実践（第8版）日本語版第4版（認知症介護研究・研修大府センター編），p.39，認知症介護研究・研修大府センター，2015 より引用]

D 認知症の人の心理的ニーズ

✻ 認知症の人のパーソンフッドを維持するために，キットウッドは，認知症の人の心理的ニーズ3)を，図Ⅰ-1 のような花の絵で表している．5 枚の花弁は，「くつろぎ（やすらぎ）」「共にあること」「たずさわること」「愛着・結びつき」「アイデンティティ（自分が自分であること）」のニーズを表し，互いに重なりあい，関連しあっている．中心にあるニーズの「愛」はあるがままに受け容れ，心から思いやり，慈しむことを求めているといえる．

✻ これらのニーズはすべての人に共通するニーズだが，認知症の人では，自ら満たすことができないために，認知症のない人以上に，表に現れやすいということがいえる．認知症の人の"パーソンフッド"を支えるためには，これらの心理的ニーズを満たすことを目指して，よい状態を高めるようにケアを実践することが必要とされている．

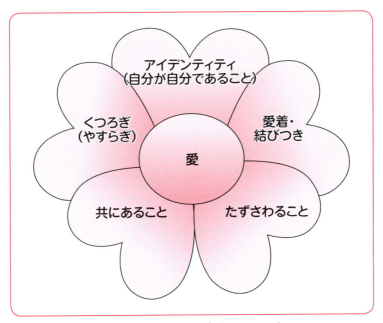

図Ⅰ-1　認知症の人の心理的ニーズ（Kitwood）
[英国ブラッドフォード大学認知症ケア研究グループ：パーソンフッドを維持するための積極的な働きかけ（ポジティブ・パーソン・ワーク）とは何か．DCM（認知症ケアマッピング）理念と実践（第 8 版）　日本語版第 4 版（認知症介護研究・研修大府センター編），p.28，認知症介護研究・研修大府センター，2015 より引用]

E 個人の価値を低める行為と個人の価値を高める行為

* キットウッドは認知症の人に対するケアにおいて，認知症の人の心理的ニーズを阻害する行為として個人の価値を低める行為（PD：Personal Detraction），認知症の人の心理的ニーズを満たす支援である個人の価値を高める行為（PE：Positive Event）[1]とに分けて説明している．
* PDとPEは図Ⅰ-2のように，認知症の人のニーズに合わせてそれぞれ3〜4つ，合計17つある．
* 通常，個人の価値を低める行為（PD）はケア場面でよくみられる．たとえば看護師どうしが認知症の人の前で本人を話の輪に入れないで排便や食事状態について話している状況などである．つまり，本人はいるのに無視されてしまって

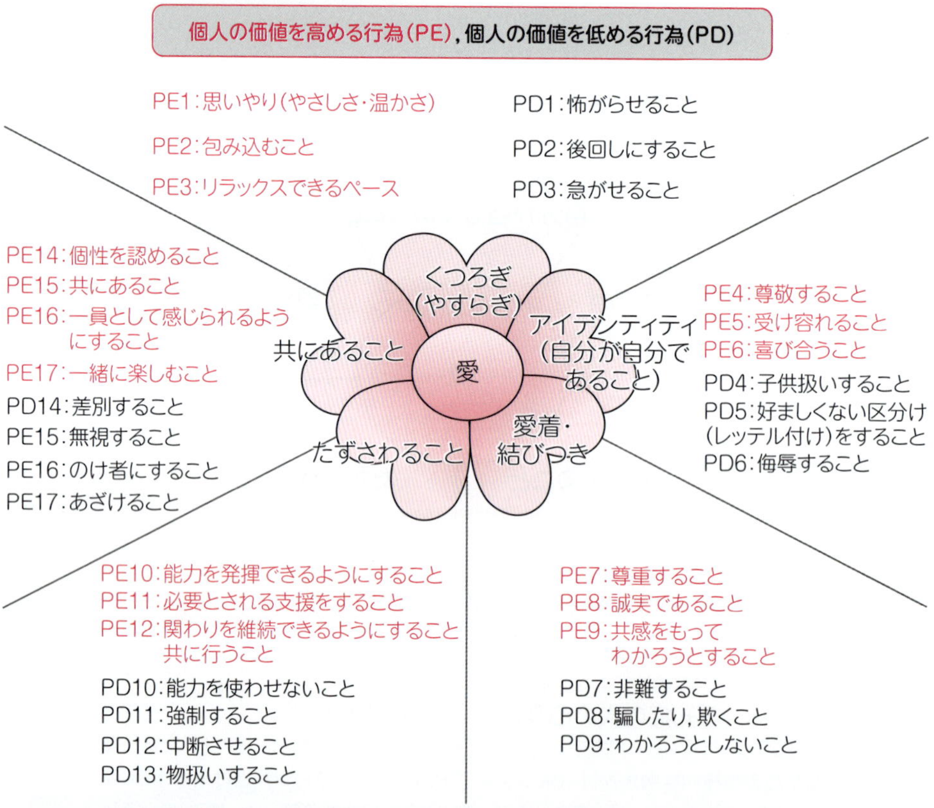

個人の価値を高める行為（PE），個人の価値を低める行為（PD）

PE1：思いやり（やさしさ・温かさ）
PE2：包み込むこと
PE3：リラックスできるペース

PD1：怖がらせること
PD2：後回しにすること
PD3：急がせること

PE14：個性を認めること
PE15：共にあること
PE16：一員として感じられるようにすること
PE17：一緒に楽しむこと
PD14：差別すること
PE15：無視すること
PE16：のけ者にすること
PE17：あざけること

PE4：尊敬すること
PE5：受け容れること
PE6：喜び合うこと
PD4：子供扱いすること
PD5：好ましくない区分け（レッテル付け）をすること
PD6：侮辱すること

PE10：能力を発揮できるようにすること
PE11：必要とされる支援をすること
PE12：関わりを維持できるようにすること　共に行うこと
PD10：能力を使わせないこと
PD11：強制すること
PD12：中断させること
PD13：物扱いすること

PE7：尊重すること
PE8：誠実であること
PE9：共感をもってわかろうとすること
PD7：非難すること
PD8：騙したり，欺くこと
PD9：わかろうとしないこと

くつろぎ（やすらぎ）
アイデンティティ（自分が自分であること）
愛
共にあること
たずさわること
愛着・結びつき

原著翻訳書：英国ブラッドフォード大学認知症ケア研究グループ：DCM（認知症ケアマッピング）理念と実践（第8版）日本語版第4版（認知症介護研究・研修大府センター編），p.28，認知症介護研究・研修大府センター，2015

図Ⅰ-2　個人の価値を低める行為（PD）と個人の価値を高める行為（PE）
［原著翻訳書より医療法人社団和恵会パーソン・センタード・ケア推進委員会作成を参考に筆者作成］

いるのである（PD15：無視すること）．認知症の人は言葉で反応することができないかもしれないが，自分には何も話してくれないことからあきらめや意欲の喪失，さらには認知症の悪化を引き起こす．**個人の価値を高める行為（PE）** は，認知症の人のよい状態を維持し，その人のもてる力を発揮させ，生きる意欲を向上させる．今日はどうですか？　と聞かれ（PE15：共にあること），自分の状況を話すことができれば，共にあることのニーズを満たし，自分自身を表現できほかの人とのかかわりを持つことができる．

* 以下にPD1とPE1の具体的なかかわりを示した．看護師は認知症の人を何もわからない人とみなして，ケアの現場ではともするとPDになりがちであるが，それを意識的にPEに転換させることで，パーソン・センタード・ケアに転換することができる．

PD1：怖がらせること
認知症の人に恐怖心を与えることによって，無理やりケアをしてしまうこと．
例：認知症の人が創部処置を受けることを拒否したところ，2人のケアスタッフから，腕をつかまれ，「今，交換しないと，悪くなります」と脅かされながら，処置室に移動させられた．

PE1：思いやり（優しさ，温かさ）
認知症の人に対して心からの愛情，配慮，気遣いを示し，誠実な姿勢で心からの思いやりや親愛の情を示すこと．
例：認知症の人が，創部ガーゼ交換の際に痛みから処置を怖がり拒否していたところ，別の看護師から「どうされましたか．キズが早くよくなるためにガーゼ交換がどうしても必要なんです．交換させてくださいね」とゆっくりわかりやすい言葉で説明する．「さぞおつらいでしょうね．私がその間，手を握っていますので交換させてください」と提案することで，お互いに視線を合わせ信頼関係が築かれていった．ガーゼ交換も看護師が手を握っていることで受け入れることができた．そして，それを機に2人の関係はさらに深まった．

F　認知症のパーソン・センタード・モデル

* **認知症のパーソン・センタード・モデル**は，パーソン・センタード・ケアの実践を目指し，具体的なケアプランを立案するためのアセスメントモデルである（表Ⅰ-2）．認知症だけではなく，一人ひとりの要因が認知症の人の行動，感情，思考に影響を与えると考えられている．
* ケアプランを検討するために，脳の障害，身体の健康状態，生活歴，性格傾向，社会心理の5つの要素でアセスメントを行う．

表 I-2 認知症のパーソン・センタード・モデル

認知症の人の行動・状態
＝脳の障害（NI：Neurological Impairment）
＋身体の健康状態（H：Health）
＋生活歴（B：Biography）
＋性格傾向（P：Personality）
＋社会心理（SP：Social Psychology）

［英国ブラッドフォード大学認知症ケア研究グループ：パーソン・センタード・ケア：DCMの価値基盤．DCM（認知症ケアマッピング）理念と実践（第8版）日本語版第4版（認知症介護研究・研修大府センター編），p.15，認知症介護研究・研修大府センター，2015より引用］

* **脳の障害**，つまり，認知症の種類や障害されている脳の部位は認知症の人の行動に影響を与える．しかし，それだけではなく，その人がどのような人生を歩んできたかといった**生活歴**，価値観，**性格傾向**も，現在の行動に影響している．つまり，昔のことが今も起きているように感じるために，主婦であった人は入院していても，「家族の世話をしなければならないので家に帰る」と言ったり，夜警の仕事をしていた人は，夜，廊下を点検しながら歩き回ることがある．
* 合併症やその日の体調，服薬状況などの**身体的な健康状態**は，認知症の人の状態に大きく影響し，急性期病院の治療主体の環境は混乱を増加する原因ともなる．
* さらに，認知症の人が周囲の人々からどのようにみなされ扱われているかといった**社会心理**，言い換えれば，周囲の人間関係，看護師との関係は，認知症の人の行動に大きな影響を与えている．

●引用文献

1) 英国ブラッドフォード大学認知症ケア研究グループ：パーソン・センタード・ケア：DCMの価値基盤．DCM（認知症ケアマッピング）理念と実践（第8版），日本語版第4版（認知症介護研究・研修大府センター編），p.14，認知症介護研究・研修大府センター，2015
2) ドーン・ブルッカー：パーソン・センタード・ケアとは何か？．VIPSですすめるパーソン・センタード・ケア（水野裕監訳），p.16-38，クリエイツかもがわ，2010
3) 英国ブラッドフォード大学認知症ケア研究グループ：パーソンフッドを維持するための積極的な働きかけ（ポジティブ・パーソン・ワーク）とは何か．DCM（認知症ケアマッピング）理念と実践（第8版）日本語版第4版（認知症介護研究・研修大府センター編），p.28，認知症介護研究・研修大府センター，2015

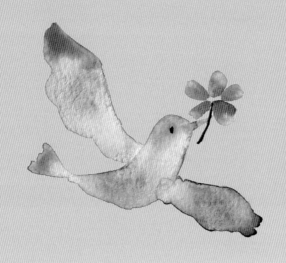

第 II 章

認知症の進行（ステージ）に応じた意思決定支援

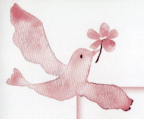

1 認知症の進行（ステージ）の理解

✓ Essence

- 認知症の高齢者は，さまざまな認知症疾患の脳病理背景を同時に有しており，診断名は，そのなかでどれが優位かを示しているにすぎない．
- 診断名に過度にとらわれると，パターン化した対応になり，診断名によるレッテル付けになる危険がある．
- 変性型認知症であれば，長期の経過のなかで，中核症状は必ず経験するが，通常，周辺症状（BPSD）とよばれるものは，認知症の人なりの「反応」「対処のしかた」「適応行動」と理解すべきである．
- 通常，BPSDとよばれる行動の多くは，不安感や自己の価値観の低下の影響を受けている．
- 各種スコアで重度とされる人たちも，私たちの態度，振る舞いや，私たちとの人間関係を感じていることを肝に銘じるべきである．

A 適切な疾患理解とは

1) 病理はオーバーラップしている

* 認知症の最終的な診断は，本人が亡くなり，その脳を解剖して，各種染色を施し顕微鏡で病理像を見て，どの疾患の病理像を示しているかを見て，確定する．そのため，臨床診断も病理診断に基づいた診断名を用いている．よくレビー小体型認知症がアルツハイマー型認知症と誤診されていることが多いなどと言われるが，そもそも，アルツハイマー型認知症の2〜3割は，レビー小体型認知症との重複例[1]である．また，レビー小体型認知症の病理診断基準を満たす症例のかなりの割合が，同時にアルツハイマー型認知症の病理診断基準をも満たしていることが知られている[2]．

* これからわかることは，実は，アルツハイマー型認知症とレビー小体型認知症とは別に存在していて，きちんと調べれば，どちらかの診断名が確定するはずだ，ということはありえず，そもそも，かなりの割合で，両方の病理を有して

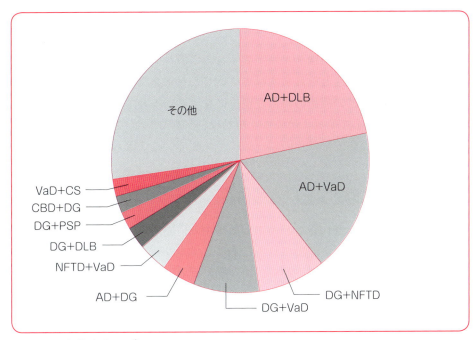

図Ⅱ-1　合併疾患のパターン
AD，DG，DLBの合併が多い．
AD：アルツハイマー病，DLB：レビー小体型認知症，VaD：血管性認知症，DG：嗜銀顆粒性認知症，NFTD：神経原線維優位型認知症，PSP：進行性核上性麻痺，CBD：大脳皮質基底核変性症，CS：頸髄症
[齊藤祐子ほか：認知症性疾患の臨床病理．Cognition and Dementia **12**(1)：13-18，2013より引用]

いる方が多いのである．それだけにとどまらず，齊藤らの詳細な研究によって，単一の疾患病理の変化のみを有している認知症高齢者は皆無で，ほとんどが，重複例であることが実証されている[3]（図Ⅱ-1）．

❋ 要するに，私たちが毎日出会っている認知症の人の多くは，アルツハイマー型認知症，レビー小体型認知症，脳血管性認知症，さらには嗜銀顆粒性認知症などなどさまざまな病理背景を同時に有している人であり，医師が通常つけている診断名は，その中でどの病理背景が優位かによるものにすぎない[2]．

2) 疾患別ケアの矛盾

❋ アルツハイマー型認知症，レビー小体型認知症，前頭側頭葉変性症など疾患ごとに対応が異なるはずだから，診断をきちんとして，その疾患に応じたケアをすべきという主張が強調されて久しい．いわゆる疾患別のケアである．

❋ しかし，上述のように，多くの場合，さまざまな認知症疾患の病理を有しているのであるから，それを無理やり，単一の病名を記し，その病名ごとの対応を

しようというのは，複数の病理背景を有している認知症の人がほとんどであるという事実と矛盾が生じる．

* もし，あくまでも疾患別ケアを主張するのであれば，同時に複数の認知症疾患を有している可能性とそれらすべてに応じた対応を常に考え，時期によって，そのなかでも，どの疾患の特徴が優位になっているかで，そのつど，疾患別ケアを修正，変更していくしかない．結局は，その人ごと，さらには同じ人であっても，経過のなかで常にそのニーズに合わせていくことが必要となる．

3) 疾患ごとの BPSD という矛盾

* 疾患別ケアが主張されることの1つの理由が，通常，BPSDとよばれている状態への対応である．よく語られることに，アルツハイマー型認知症では，地誌的見当識障害のための迷子が多いが，見当識障害が少ない前頭側頭葉変性症では，同じ出て行くという行動であっても，同じところを歩き回る（周回）行動が多い，といった具合である．

* 複数の病理をもち，時期によって，そのうちのどの疾患病理が優位になっているかによって，基本的な症状（記憶障害，見当識障害など）が変化するため，ある時期は前頭側頭葉変性症の影響を色濃く受けているかもしれないが，しばらく経過した後には，アルツハイマー型認知症の病理の影響が優位に立っているということがあり得る．ということは，いったん，ある種の診断名がついていても，それは絶対的なものにはなり得ない．

4) 認知症の人の言動，行動はすべて「症状」か（脳器質的背景と心理的背景）

* 前原と飯塚は，35年以上も前に，認知症（当時は痴呆）の症状には，**脳器質性の症状**と，**精神的反応の症状**の2種類があると述べている[4,5]．前者はいわゆる中核症状であろう．**中核症状**とは，病理変化に直接根ざした器質的要因に起因する症状であり，それは，記憶障害，場所・時間の見当識障害，実行機能障害などである．高齢者では，どんな認知症であれ，変性型のものであれば，長期に経過すれば，これらは必ず起きる．

* では，徘徊，興奮などとよばれる，通常，周辺症状やBPSDとよばれている状態はどうだろう．もしも，これらが脳の病理に直接起因しているのなら，十分長期に経過すれば，すべての人に起きるはずである．

* 上述の前原と飯塚は，**精神的反応**は，「①急激な環境変化に直面した場合，②すでに失われた能力を患者が自らに要求した場合，③また，周囲もそれを期待したり，逆に拒絶や，無視を示した場合など」に生じると，35年も前に，現代の医療関係者が耳を傾けるべき分析をしている[5]．要するに，私たちが使ってい

る「周辺症状」や通常，BPSDとよばれている状態は，脳病理に起因する直接の疾患の症状とはいえず，環境の変化や自らを責め，悔いる気持ち，周囲の示す反応による影響が引き起こしている状態である．このように考えると，通常は，病気から起きてくる状態を示す「症状」という用語を用いること自体が，はたして適切なのか，という疑問が生じてくる．

* 骨折をすれば，痛みを感じる．これは，病気そのものに起因する症状である．しかし，ギプスを巻いて治療をする際，思うように体が動かせないために，いらいらしたり，家族に余計に依存的になったり，何もしたくなくて寝てばかりいる，という状況は「症状」だろうか．その人の性格や，体調，家族との関係，趣味のあるなしなどの個人の要因が影響した，その人の病気に対する「反応」「対処のしかた」のようなものではないだろうか．

5) 症状とよぶことの危険性

* さらに認知障害を抱えた人たちの「反応」「対処のしかた」は，ひょっとしたら，好んでしているわけではなく，やむなく，せざるをえない精一杯の努力かもしれない．クリスティーン・ブライデン（Christine Bryden）が「適応行動」[6]とよんでいるように，周囲から見たら「無目的な行動」「繰り返し」とされる行為が，本人の世界から見たら，まったく異なる行為である可能性もある．

* また，症状とよぶことによる弊害も多い．「**心理的な反応**」と呼称すれば，「どうしてこのような反応を示すのだろう」「どうしたら，本人が苦しむような反応を減らせるだろうか」と考え，工夫することにつながる．ところが「**症状**」とよぶと，病気の一環であり，経過によって出現するしかたのない状態である，という理解に向かいやすい．

* 私たちが，その意味を理解できないからといって，安易に「○○症状」と名付け，病気によるもので，しかたのないもの，としてしまわないことが重要だろう．もし，症状とよべば，その瞬間に彼らの世界に迫る努力を放棄することにつながる可能性がある．これこそが，医療者が陥りやすい，オールドカルチャーの世界だろう．**オールドカルチャー**とは，認知症の人の言動，行為はすべてが脳の病気のためであり，呆然とした状態や感情的になると「認知症の経過によるしかたのない症状」であって，上手に管理すべきものである，という文化である．

* 私たちは，たとえ，適切な言葉で語ることができなくなっている重度の認知症の人に対しても，BPSDと決めつけてそれ以上の想像を放棄するのではなく，BPSDとは，私たちのサポートが不足しているために，彼らの**心理的ニーズが満たされない状態になっているサイン**だと捉え，どのようなニーズが満たされていないのかに迫る努力をすべきである．

6) 進行

* 変性型認知症であれば，十分長期に経過をすれば，どこかの時点で必ず，脳の病理に起因する中核的な症状（記憶障害，失行，見当識障害，実行機能障害など）を経験することになるため，中核症状の軽度，中度，重度のステージごとの状態を述べる．
* ただ，実際の一人ひとりでは，その時期のどの病理的背景が優位に立っているかで症状は異なる．したがって，ここではなかでももっとも多いとされるアルツハイマー型認知症に脳血管障害やほかの病理が複合しているといった，日常的に多く遭遇する人たちを想定して概観してみる．
* そのため，以下に示すステージは，アルツハイマー型認知症を主に想定して作成されている **MMSE**（Mini-Mental State Examination），**FAST**（Functional Assessment Staging Test）での軽度，中等度，重度である（表Ⅱ-1, 2）．

表Ⅱ-1　認知症のステージ

分類	FAST 段階	認知症の特徴
軽度	Stage 2 早期の認知機能低下	・名前や物の場所を忘れたり，約束を思い出せないことがある
軽度	Stage 3 軽度の認知機能低下	・重要なことを忘れがちになる ・新しい場所に旅行することが難しくなる
中等度	Stage 3〜4 中等度の認知機能低下	・夕食に客を招く段取りをつけたり，家計の管理，買い物にも支障がでる
重度	Stage 5 やや高度の認知機能低下	・介助なしでは適切な洋服を選んで着ることができない ・毎日の入浴を忘れることもある
重度	Stage 6 高度の認知機能低下	・着衣や入浴，排泄に介助が必要となる
重度	Stage 7 非常に高度の認知機能低下	・会話が困難になる ・歩行や座っていることができなくなる ・表情がなくなってくる

FAST：Functional Assessment Staging Test
［Reisberg B：Global measures：utility in defining and measuring treatment response in dementia. Int Psychogeriatr **19**：421-456, 2007 を改変］

表Ⅱ-2　Mini-Mental State Examination（MMSE）

	質問内容	回答	得点
1（5点）	今年は何年ですか.	年	
	いまの季節は何ですか.		
	今日は何曜日ですか.	曜日	
	今日は何月何日ですか.	月	
		日	
2（5点）	ここはなに県ですか.	県	
	ここはなに市ですか.	市	
	ここはなに病院ですか.		
	ここは何階ですか.	階	
	ここはなに地方ですか.（例：関東地方）		
3（3点）	物品名3個（相互に無関係） 検者は物の名前を1秒間に1個ずつ言う，その後，被験者に繰り返させる． 正答1個につき1点を与える．3個すべて言うまで繰り返す（6回まで）． 何回繰り返したかを記せ＿＿回		
4（5点）	100から順に7を引く（5回まで），あるいは「フジノヤマ」を逆唱させる．		
5（3点）	3で提示した物品名を再度復唱させる．		
6（2点）	（時計を見せながら）これは何ですか． （鉛筆を見せながら）これは何ですか．		
7（1点）	次の文章を繰り返す． 「みんなで，力を合わせて綱を引きます」		
8（3点）	（3段階の命令） 「右手にこの紙を持ってください」 「それを半分に折りたたんでください」 「机の上に置いてください」		
9（1点）	（次の文章を読んで，その指示に従ってください） 「眼を閉じなさい」		
10（1点）	（なにか文章を書いてください）		
11（1点）	（次の図形を書いてください）		
		得点合計	

27～30点　　異常なし
22～26点　　軽度認知症の疑いもある
21点以下　　どちらかというと認知症の疑いが強い

[Folstein MF et al："Mini-mental state". A practical method for grading the cognitive state of patients for clinician. J Psychiat Res. **12**（3）：189, 1975 より引用]

B ステージごとによくみられる状態の理解

1) 早期から比較的軽度の場合

* MMSE では 22, 23 点を少し超えるくらいであり, FAST では日常的な行動にあまり支障がない 2, 3 レベルといった, 比較的軽度な頃ほど, 疾患ごとに異なる病理的背景の特徴が出やすい.

* **アルツハイマー型認知症の変化が主な場合は, もの忘れが主体であり, 前頭側頭葉変性症の病理的背景が主であれば, 医師の問診にまともに答えようとしないが, 実はわかっていたり, 平然と社会的なルールを無視したりするような行動はあっても, 仕事や日常生活には支障がない, などである. 認知障害であっても, レビー小体型認知症, 進行性核上麻痺, 皮質基底核変性症などの病理背景を有するものは, 歩行困難, 震えなどパーキンソン症状から始まるものもある.** これらは, 大脳皮質全体に病理像がおよぶ以前の軽度のときは, **皮質下性認知症の特徴である, 集中困難, 抑うつ**などが主な場合がある.

* なお, **幻覚**は何もないところに何かが見える, という知覚の障害であるが, **レビー小体型認知症の場合は, 何かが別のものに見える, という錯覚**であることも多い. ただ, このような訴えをする高齢者に出会った場合は, レビー小体型認知症と決めつけず, 実際は病気ではなく, 白内障などの視力低下と不安があいまって, そのように訴える人もいるので, 高齢者が「お化けがいる」とか「廊下を川が流れている」など言った場合は, 視力をまず調べるべきだろう. さらに, 薬剤や体調, 意識障害の影響も考える必要がある.

* 一般に **記憶障害**は, 家族らが気付きやすく,「何度も同じことを言う」「昨日, 皆で出かけたことを忘れていた」などの出来事が, 病院を受診するきっかけとなるものである. しかし, 通常は, その 1, 2 年前には発症していたと思われることが多い. その前は, 誰も気が付かなかったのだろうか.

* おそらく, もっとも早く気が付いているのは, まぎれもなく, 当の本人だろう. よく「認知症の人は, 病気の自覚（病識）がない」といわれるが, 本人は「何か, おかしい」「思うようにできない」など, 何らかの違和感や不安感を抱いていることがほとんどである.

* 早期受診を勧める家族や周囲の人に怒ったり, 拒否したりする背景には, 思うようにできなくなっている事柄を必死に補って, なんとか今までのようにやれていると思っているのに, それらを指摘され, 自分で受け入れられず, 怒ってみたり, 虚勢を張っていることが背景にある. **早期受診を勧める場合**などには, 怒ったからといって「認知症だから怒ったんだ」とか「やはり, 病識がなくなっている」などと安易に決めつけず, **彼らの不安感をわかろうとする姿勢**

- が必要だろう．
- 早期や軽度とされる人でも，家族が「急に進行した」「大変だ」と訴えることがある．それは，同じことを何十回も言う，などの主に繰り返しの言動や問いかけのためである．家族はこれをもって，記憶がわるくなり，重度化したと捉えやすい．
- しかし，もしも，完全に記憶から欠落していれば，このような行動は起きないはずである．たとえば，「来月，法事があるが皆に案内状は出したか，お寺へのお礼はどうなっているか」などを何度も聞くのは，法事を行うこと自体が記憶から抜けていれば，何度も聞くことはない．何となくはわかっているが，忘れてしまうのではないか，と自分に自信がもてず，また，何か以前と比べて自分の能力の低下に気付いているからこそ生じる不安からくることが多い．

2） 中等度の場合

- その後，中等度に進行すると（MMSE 10 数点，FAST 3〜4 くらいのレベル），さらに**不安**は高まる．この頃によく家族が訴えるのは，「怒りっぽくなった」「ささいなことで**攻撃的**になる」などである．
- 具体的には，妻がちょっと外出したり，なかには，別の部屋に行っていたりしただけで，「どこに行っていたんだ！」などと妻を攻撃することなどである．物がなくなったと責めることもこの頃に経験することが多い．ただ，なぜか，誰にでも怒ったり，責めたりするわけではない．もっとも，怒りの対象となるのは，本人にとってもっとも大切で，いないと自分が困るような人，すなわち，ある意味では，もっとも信頼し，頼りきっている人が対象となることが多い．
- この時期には，**変性型認知症**であれば，**実行機能障害**，**失行**を認めるようになる．すなわち，シャンプーで体を洗ったり，調理の味つけ，手順が曖昧になったりするなど，思うに任せなくなる．
- このように，自分 1 人ではいろいろなことができなくなっていることをさらに自覚し，それゆえに，頼りになる相手をなぜか**責める**行動に出ることが多いのである．「つきまとい」といわれる，どこにでもついていく行動もこれに通じる．さらには，**嫉妬妄想**とよばれる事象も，これらの自分に対する自信のなさの延長線上にあることが多い．
- たとえば，隣の奥さんにあいさつしただけなのに，「そんなのせんでいい！」と急に目をむいて怒ったり，女性の認定調査員が別室で夫と話していると，その後で「あやしい」などと責めたりする行動である．
- このような人たちが，何かの拍子で，「私は役立たずになった」「生きていてもしかたない」などとつぶやくのを聞くと，おそらく，自分がもう調理や家事ができなくなり，夫から見捨てられるのではないか，という不安が背景にあるこ

とが想像される.

* この時期には，まだ明るいうちから，雨戸を閉めたり，せっかく家人が窓を開けて風を通しているのに，閉めてしまったりする行動が増える．夜間にやたら「物騒だから」とか「鍵は閉めたか？」と執拗に聞いたりする行動を見ていると，誰かが入ってくるのではないか，などと漠然とした不安を抱えていることがわかる．

* 要するに，最初は，自分自身の能力低下に対して抱いていた不安や危惧が，家族など周囲に対して広がっていき，その人がいないと困る，という自信のなさから，「どこに行っていたんだ」と怒ったり，どこにでもついていく，という行動として現れるのだろう．しかし，「トイレに入っていても，コンコンする」「シャワーを浴びていても，いるか？ と聞くんです」などと同居の家族が訴えるように，家族はこのような行動にストレスを感じ，本人を責めたり，冷たい対応をとったりすることが多い．ところが結局そのようなよそよそしい態度がさらに本人の不安感を高め，行動がさらにひどくなってしまうことも多いことは知っておく必要があろう．

* そのように責められる対象になりやすい家族だが，一方で，息子の帰りが遅いと，「殺された！」などと騒いだり，すでに会社勤めしている妙齢の孫が夕方になっても姿を見せないと，小学生の頃と混同し「○○ちゃんが，さらわれたかもしれない」と，大騒ぎをしたりする人たちを見るにつけ，頼りきっていて，また，愛すべき家族が目の前にいないことの不安感，恐怖感は認知障害のない私たちの想像を越えたものなのだと思う．それがさらに高じると，「誰かが来る」など外界への不安に広がっていくのではないだろうか．物が見つからないと「泥棒が入った」などとすぐ口をついて出てくるのは，このように常に外界への恐怖を感じているからではないかと思う．

3) 重度の場合

* どんな認知症でも，変性型のものである以上，10年ないし10数年の経過を経れば，重度の記憶障害や，見当識障害，実行機能障害をきたし自分が長年かかわってきた職業や作業を忘れ，道具の使い方がわからなくなったり，長年生活してきた家族の顔や名前を混同したり，他人のように振舞うことがある．

* 重度とは，MMSEで一桁，FAST 5～7くらいと想定しているが，この頃には，トイレ，更衣，入浴にも何らかの**援助が必要**となっていることがほとんどである．

* この段階になれば，初期には，臨床診断の根拠となった疾患ごとの特徴的な症状も似通ったものになってくる．脳の一部にとどまっていた変化が全般性に広く，深く広がり，すべての中核症状を経験することになる．地誌的見当識障害

や失行が初期にはないとされる前頭側頭葉変性症でもそれらが出現し，アルツハイマー型認知症の重度の人と区別がつかなくなってくる．

* しかし，MMSEで10点以下という重度のレベルになっても，一人暮らしが可能な人もいる．記憶障害は重度だが，トイレの動作，更衣がある程度でき，火はつかわないか，もしくは必ず火は消す，という動作が身についている人もいる．
* 要するに，重度化したからといって，一様にできなくなるわけではない，ということを理解したほうがよいだろう．この時期の人たちに対し，私たちが陥りやすい態度は，「今さっきのことを忘れてわからないのだから，言ってもムダだ」というものがある．

C 検査でわかる記憶障害と検査ではわからない記憶障害

* MMSEや改訂 長谷川式簡易知能検査（HDS-R）は，私たちが測定しやすいことを目的に作られた**認知障害スクリーニング検査**である．これらの測定によって，私たちが知ることのできる記憶や認知能力には限界があり，すべてを知ることはできないということは肝に銘じておくことが重要だ．
* HDS-Rの物品再生，MMSEでの遅延再生（3つの単語を単純な計算の後に想起してもらう問題）で，得点がゼロとなれば，つい先ほどのことを聞いても思い出せない状態となり，確かに，このような人に「今日，デイサービスで何を食べてきましたか？」と聞いても思い出せない．しかし，これらの諸検査では説明がつかないような記憶の不思議さも経験することがあるだろう．
* 東日本大震災の直後，テレビで何度となく，地震や津波の映像が流れた．あるアルツハイマー型認知症の人が，それを見るたびに「あぁ，地震があったのか」と毎回，新鮮に驚いていた．これは，重度の記憶障害のためであることは明白である．しかし，翌日，「今日は，車は来ないのか？」と，週に数回迎えに行くデイサービスの車が来ないことを家族に尋ねたのである．テレビで流れるショッキングな映像でも数秒後には忘れているのに，デイサービスの車が朝，迎えに来ることは覚えているのである．このようなことがどうして起きるかを説明することは非常にむずかしいし，それを聞いた人も「そんなこともあるんだね」と偶然だと理解され，終わることが多い．さらに，重度で，私の名前を覚えたり，言葉がうまく出なくなったりしたような人が，「ここは知っている，ここは好きだ」と病院に入った瞬間言った場合もある．
* 要するに，排泄行動や更衣が自身でできず，配偶者の顔や名前も出ないような，重度の記憶障害や認知障害の方であっても，これらを感じている可能性があるということである．これを実証することは，不可能に近いが，関心をもっ

> イホウトされるとなるのがわからない。
> いおおとされるなどはわからない。
> なにごとなのか，わからない。
> いほうのやりかたもわからないようである。
> なにごとなのかわからないのもほつホリ
> しているような気になるのだが。
> よくわからなくなっているような気がする。

図Ⅱ-2　筆者が担当していた前頭側頭葉変性症の人のメモ
〔水野裕：パーソン・センタード・ケアへの入り口．実践パーソン・センタード・ケア―認知症をもつ人たちの支援のために，p.32，ワールドプランニング，2008より許諾を得て改変し転載〕

てお付き合いしていれば，そのような事態に遭遇することがある．

＊図Ⅱ-2は，重度の前頭側頭葉変性症で，毎日「あー，あー，どーも，どーも」など同じフレーズを言い続け，便意も訴えられなくなっていた人が，あるとき，妻が紙と鉛筆を渡したら，書いたメモをワープロでおこしたものである．妻も，びっくりして病院に飛んできて，私に見せてくれた．このようなことを経験すると，これは奇跡ではなく，私たちのわかる言葉で意思を表明できないだけで，本人がもっとも苦しんでいるのではないかと感じる．ぜひ，各種スケール，問診，日常生活能力において，重度の障害が見られている人でも，私たちの振る舞いを見て，感じていることを忘れないでいただきたい．

● 引用文献
1) 東海林幹夫：アルツハイマー病．認知症テキストブック（日本認知症学会編），p.22-251，中外医学社，2008
2) 山口晴保：認知症疾患の呼称．認知症テキストブック（日本認知症学会編），p.1-5，中外医学社，2008
3) 齊藤祐子ほか：認知症性疾患の臨床病理．Cognition and Dementia **12**(1)：13-18，2013
4) 上田諭：精神的反応としてのBPSD．治さなくてよい認知症，p.72-73，日本評論社，2014
5) 前原勝矢ほか：痴呆の臨床．神経内科 **11**：237-246，1979
6) クリスティーン・ブライデン：私は私になっていく　痴呆とダンスを（馬込久美子ほか編），p.128，クリエイツかもがわ，2005

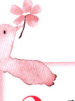

2 認知症の人の意思決定を支える

✓ *Essence*

- 認知症の人たちの意思を引き出す前に，私たちこそ，彼らに受け容れてもらう必要がある．
- 認知症になると，周囲，社会が彼らを，会話や決めごとの場からはずすような態度，文化こそ問題である．
- 認知症になった後こそ，会話を増やし，日ごろから，彼らの人生観，誇りを知る努力が必要である．
- 認知症におけるエンド・オブ・ライフ・ケアの考え方は，その人がどう生きたいかをサポートすることである．
- アドバンス・ケア・プランニング（ACP）とアドバンス・ディレクティブ（AD）は，認知症の人の大切な意思決定支援となる．
- 認知症の診断直後から看取りまでの各ステージに応じた意思決定支援の内容が必要となる．

A 意思の引き出し方

* 認知症が軽度の人にとって，会話をし，私たちとコミュニケーションをとることは，中等度以降の人たちに比べれば容易である．しかし，実際の場面を考えるとそれほど問題は簡単ではない．
* ここでは，軽度から重度にわたるステージごとに，認知症の人たちの意思を汲みとる困難さ，コミュニケーションを図るうえでの課題，具体的な方策，などについて述べる．

1) 軽度の場合

* 最初に2人の例を出そう．

> **事例 1**
>
> A氏，70歳代，女性．アルツハイマー型認知症，MMSE：23点．
> 　夫によると，いつも寝ていて外に出ないとのこと．あるとき，A氏は外来で，「頭に自信がないから，下手なことを言って，何かあるといけないと思って……人に会いたくない」と言う．夫によると，「（外に出て）惨めな姿を見せたくない」と言っているらしい．

> **事例 2**
>
> B氏，83歳，女性．アルツハイマー型認知症，MMSE：25点．
> 　長女によると，B氏は最近，近所の人ともしゃべらなくなり，「何か，変なことを言うのではないか」と心配になっているみたいだ，とのことであった．そのうち，向こうもB氏を避けてくるようになって，近づかなくなったという．

✻ A氏とB氏はいずれも，認知症としては軽度で，最新の医療機器や詳細な問診などの検査で，アルツハイマー型認知症が疑われ，通院している人たちである．しかし，会話やおそらく，グランドゴルフをしたり，喫茶店で友人たちとお茶を飲んだりして過ごすことも十分可能と思われるのに，一切の交流を絶ったかのような生活を送っている．

✻ このような人は割と多いが，どうしてそのような生活になったのか理由はわからない．理由を探ろうとしても，そもそも，家族とも会話自体を避けている節があり，外来に姿を見せることも少なく，来てもあまり話さない．しかし，本人がたまに話してくれた内容から察すると，「こんな姿を見られたくない」というような，自分が恥ずかしい存在になったという悲しいまでの自覚を感じることがある．

2） 中等度の場合

✻ 中等度になっても，会話自体や今までやり続けてきた動作，趣味などは可能であるが，やはり，上述のように社会とのかかわりを避けるようになっていく人がいる．40年もサイクリングクラブに入っていて，「サイクリングが好きだけど，時間や場所を間違えて叱られるからもう行っていない」などと語ってくれ

* またこの頃には，家族も「本人に聞いても無駄」と徐々に本人との会話を避け，家族だけで決めていくことが増える．外来でも，会話もできるのに，「聞いても意味がない．自分のこともわからないから」など平然と家族に言われている人たちを毎日のように見る．
* さらに，認知症になって数年が経過するうちに，耳が遠くなるなどして，話しかけられることがさらに減る．そのような場合，医療者もつい，本人ではなく家族にいろいろ最近の出来事を聞いたり，書類作成のための基本情報を得ようとしたりすることが増える．
* 次に，筆者の対応が招いた失敗を示す．

> **事例 3**
>
> C氏，82歳，女性．難聴，分類困難な認知症．
> 筆者はいつもの診療では長男と共に耳の遠いC氏にも聞こえるような声で話していたが，あるとき，普段来ない長女が来て，細かく尋ねてくるので，つい普通の声で，数分間説明した．
> 途中で，普段静かなC氏が，大声で怒り出し，「ムニャムニャ言っていてちっともわからん！」と席を立ってしまった．あわてて会話を試みようとしたが，会話には応じてくれず，さらに診察室を出て行くときにも，もう一度「ムニャムニャ言っていてちっともわからん！」と大声で怒鳴り，ドアをバタンと閉めて，怒りながら出て行った．

* C氏には難聴があり，筆者はつい家族にのみ聞こえるような普通の声で，説明をした．それが多少長めだったのか，C氏が急に怒り出した場面であった．普段から，本人に話しかけるようにしていたが，家族が急いでいたり，本人はさておき自分たちの関心事ばかり医師に聞きたいという家族の態度が前面に出たりすると，事例3のようになってしまうことがある．
* このような本人を会話からはずす行為は，結局，本人を怒らせる結果となることになる．ただ，通常は，中等度以上の認知症の人にこのようなことが起きると，「暴言」「興奮」などと認知症が重くなったための症状として扱われ，私たちの態度を振り返ることはない．
* 急性期病院で，治療についての説明の際，認知症がある程度進んでいる人であっても，本人にきちんと同席していただき，直接話しかけているだろうか？筆者が知る急性期病院では，高齢というだけで，本人やその配偶者でさえまともに扱ってもらえず，「とにかく息子さんかお嫁さんに来てもらってください」

と若い世代でないと説明をしてもらえない．また，医師が，本人に細かく説明をしていたのに，妻が「夫はアルツハイマー型認知症で……」と言った瞬間，「何だ，言っても無駄だ」と急に背を向けられたという話も聞いた．

❊ 筆者が思うに，まず，「認知症の人には，言っても，どうせ忘れるし，そもそも，理解なんてできないし……」と話しかけようとしない私たちの態度を改めることが第一だと思う．そして，そのような態度がひいては，興奮，暴言といわれる事態を引き起こし，私たちを苦しめるのである．そして，多くの場合，これらは認知症の進行とともに生じた「BPSDだ」と決めつけられ，私たちの態度，オールドカルチャーが引き起こした問題だと受け止められることはない．

❊ ぜひ，医師が手術や治療法などで説明をする場に同席をする場合は，医師の説明の折々に本人に声をかけ，「今，おなかの手術の話です」「点滴をしばらくするかもしれません」などわかりやすく，**本人も話しあいの輪の中に入ることができるようにしてほしい**．そのことを後で聞いても思い出せるか，と言われれば，おそらくできないかもしれない．ただ，健常といわれる高齢者でさえ，詳細な医療の説明を聞いて，再度，ほかの人に説明できるか，というと「胃を切らないといけない」などの大まかな内容しか理解していないことがほとんどである．なんとなく，「胃がわるいのか」「点滴をするのか」などと，一時的にでも，本人が理解できれば十分だろう．

❊ ただ，p.22でも述べたが，軽度から中等度くらいの記憶障害のある人だと，微妙に頭に残り，何度も「手術するのか」「いつだ」と何回も聞き，対応に苦慮することも起きる可能性があるが，毎回，そのような対応をすることで，無用な怒りや通常，BPSDとよばれるような状態が引き起こされるのはかなり避けられるだろう．

事例 4

D氏，80歳代，男性．アルツハイマー型認知症．

　診察の後，D氏は杖をついて立ち上がるなり，「あんた，何歳になった？」と怒って言った．筆者は戸惑ったが，50ちょっとですと答えると，D氏は「若いな」「俺は，88だ，兵隊に2回行った……」と，杖を持って怒り出したので，家族が止めて診察室から出て行った．

❊ 事例4は，ただ，輪からはずしていた，という単純な問題ではない．1年以上通院しており，筆者との関係もよかった人であった．最初は，筆者自身何が起きたか，わからなかった．ただ，後で考えると，戦争に2回も行って，国に貢

献してきた，という自負のある老人に対して，何かしら，筆者が配慮にかける言動か，行動をしてしまったのだろうと思う．相手から見たら，たとえ医師かもしれないが，50そこそこの若造にこんな扱いを（これがわからないが）される覚えはない，という感じなのだと思う．

* 私たちは，つい，医療知識のありなしで，人を見てしまう傾向があるのかもしれない．その考えに基づくと，専門医とその分野の知識をもつ看護スタッフがもっとも上位で，一般の人たち，それもネット等で情報を得ることの少ない高齢者はもっとも低い位置に置かれることになる．あまりそこまで露骨に考えることはないだろうが，ひょっとしたら，筆者の説明や問いかけのなかに，人生の大先輩であり，日本の発展を支えてきた男性である，という**尊敬の念**が欠けていたのかもしれない．

* 私たちが通常過ごしている病院という世界は，実はかなり特殊なのかもしれない．どんなに若かろうが，経験が浅かろうが，医師が指示を出さなければ，医療行為のほとんどは始まらない．そして，入院期間短縮，医療事故防止などの目的から，看護スタッフは，本来の理念とは裏腹に，"要領よく"患者の対応をしていくことが求められてしまう現実があるだろう．そのような環境では，高齢者の過ごしてきた人生歴，人生観そしてプライドにまで目を向ける余裕がないのかもしれない．

* しかし，そのような，私たちが慣れきってしまっている病院の文化が，高齢者や認知症の人の気持ちを傷つけ，結局は私たちの目の前にBPSD（実は私たちが一方的に名付けている，彼らの精一杯の「反応」だが）という名の下に表れていることを自覚しなければならない．まずは，患者としてよりも，人生の先輩としての尊敬の念をもつことが，相手に受け容れられるための第一歩だろう．

3) 重度の場合

* p.24で述べたが，どんな認知症であっても，変性型認知症である限り，長期に経過すれば，**重度の記憶障害，失行，見当識障害**は必須である．家族の名前も出ない重度のステージにいたった人は，当然，さっき話したことを想起できない．

* そのような人にいろいろな説明をする意味があるのか，ということと，会話に対する返事ができなくなった人にも問いかける意味があるか，ということについて，経験に基づく私見を述べたい．

事例 5

E 氏，80 代，男性．アルツハイマー型認知症．
　裸になったり，人に手を上げたりするなどの理由で入院となっていた．入院当初，毎日のように数十秒ごとに「〇〇駅はどっち？」「帰るんだけど」などと筆者に聞きに来てそのつど説明をしていた．そのころ，E 氏がほかの人とけんかになりそうなとき，筆者が行くと，「あっ，どうも，先生」と言って，頭をかき，引き下がるのが通例だった．
　その後，しばらくして，筆者が忙しくなり，あまり会話をかわすことがなくなった．そうすると，たまに話しかけても，E 氏は「なんだ，あんな医者！」と怒ることが増えた．

* このとき，筆者が学んだことは，数十秒前の会話を覚えていなくても，しょっちゅう話している間は，「よく話を聞いてくれるいい先生」というイメージは残っており，しばらく会話がない状態が続くと，「知らない嫌な先生」というイメージに変わってしまう，ということである．記憶にある，ないということより，私たちとの人間関係を作る，ということを重視すべきだと思う．
* ただ，「3 語再生が言えない人には人間関係など築くことなどできない」という常識（オールドカルチャー）が，邪魔をして，重度の認知症だと思うと話しかけることが減り，たとえ話しかけても，非常に形式的なものになってしまうことが問題だろう．

事例 6

F 氏，69 歳，男性．脳血管性認知症．
　F 氏は，会話は単純な返事のみで，MMSE などはほぼ不可能で，車いすか寝たきりの状態であった．あるとき，妻が自宅で，ケアマネジャーと，風呂の話をしていて，わからないと思って本人の前で，話していたら急に怒り出し，はっきりした口調で「じゃまか！」「勝手に決めるな！オレが決める！」と怒鳴ったとのことであった．
　妻は，わからないと思っていたんですけど，わかるんですね，と話していた．

* このような例を経験するたびに，やはり，どんな重度のレベルの人にも，きちんと話しかける必要を感じる．重度の認知障害まで進行した人たちであれば，ほとんどの場合は，相談をしても適切な返事は返ってこないだろう．しかし，やはり私たちは誠実な態度で話しかけ，相談をすべきである．

❋ たとえ適切な返答ができなくても，自分に話しかけてくれているという感覚は，かなり残ることが今までの事例を通してわかっていただけるだろう．それは，パーソン・センタード・ケアでいうところの，「共にあること」のニーズを満たす行為である．逆にこれをせず，筆者の失敗例のように輪からはずされた，と本人が感じると，いわゆる BPSD とよばれている結果となって私たちを苦しめることになるだろう．

4) 私たちこそ，彼らから受容されるように努力すべき

❋ 私たちが認知症の人をどう受け容れるか，という議論があるが，今まで述べたような事例から私が思うことは，私たちこそ，彼らに**信頼され，受け容れていただける**ように心を砕くべきだろう．そのためには，彼らのアイデンティティを尊重し，一見会話ができないような人であっても，「共にあること」のニーズを満たすために，話しかけ，相手に，自分は無視されていないと感じてもらうための努力を続けるべきだろう．本人が私たちを受け容れなければ，本人の気持ちは語られることはない．そして，本当の気持ちは，やはり，本人が示してくれる以外に知る方法はない．

❋ そのためには，認知症と診断された時期にこそ，多くの会話をかわすことが重要だと思う．しかし，実際には，認知症になると，どうせ話しても覚えていないとか，難聴などを理由に，家族でさえも，本人に話しかけることが減る．医療者である私たちも，記憶障害の軽重にかかわらず，積極的に会話をかわし，その人の人生観を知る努力をすべきだろう．そして，通常は，カルテには現病歴という欄しかないかもしれないが，今後は，「本人の語った人生歴・人生観」というような欄も必要になってくるかもしれない．そうすれば，本人との会話がほとんど不能になったときでも，語りかけ，相手の反応を得る手がかりがつかめるかもしれない．

B 具体的な意思決定支援の方法と実際

1) 認知症におけるエンド・オブ・ライフ・ケア

❋ エンド・オブ・ライフ・ケアとは，「診断名，健康状態，年齢にかかわらず，差し迫った死，あるいはいつかは来る死について考える人が，生が終わるときまで最善の生を生きることができるように支援すること」[1]と考えられている．

❋ エンド・オブ・ライフ・ケアの特徴は，①その人のライフ（生活や人生）に焦点を当てる，②患者・家族・医療スタッフが死を意識したときから始まる，③

患者・家族・医療スタッフがともに治療の選択にかかわる，④患者・家族・医療スタッフが共に多様な療養・看取りの場の選択を考える，⑤QOLを最期まで最大限に保ち，その人にとってのよい死を迎えられるようにすることを家族（大切な人）と共に目標にする，である[1]．疾患や年齢は限定されず，高齢者や認知症も対象となる．

* 認知症におけるエンド・オブ・ライフ・ケアは，認知症の長い経過を本人と家族がどのように過ごしていきたいか，そのために今をどう生きるのか，最善の治療，ケアとは何かを共に考え支援し続けることである．

2) 発症前から始めるアドバンス・ケア・プランニング

* エンド・オブ・ライフ・ケアを支える重要な考え方として，**アドバンス・ケア・プランニング**（advance care planning：ACP）がある．ACPとは，「将来の意思決定能力の低下に備えて，今後の治療・ケア・療養に関する意向，代理意思決定者などについて患者・家族・医療者があらかじめ話しあうプロセス」[2]としている．つまり，認知症が進行し，本人の意思決定能力の低下に先立って，共に話しあうコミュニケーションのプロセスである．

* ACPを効果的に実践するためには，認知症の発症前から日常的に家族の間で「**自分はどう生きたいか，最期はどう迎えたいか**」について話しあっておくことが大切である．そのためには，老いや認知症は他人ごとではないこと，ACPの必要性や意義を普及していく必要がある．発症前から話しあいができる風土をつくっていくことは，認知症になっても，本人の意思が尊重され，よりよく生きていくことにつながる．

* 認知症は，進行性であり根治が困難である．そして，進行に伴い本人が自分の意思を表示することが困難になる．しかし，認知症のなかでももっとも多いアルツハイマー型認知症は，スロープを降りるようにゆっくりと進行する．それは，発症から数年は，本人と家族が話しあう時間がとれるということ，よりよい生活を送ることがより容易になるということも意味する．

3) 本人の意向に沿った最期のためのアドバンス・ディレクティブ

* **アドバンス・ディレクティブ**（advance directive：AD）とは，「将来自らの判断能力が失われた事態を想定して，自分に行われる医療行為への意向について医師へ事前に意思表示をすること（もしくは指示書そのもの）」[2]と定義される．ADは，代理意思決定者の選定と終末期の望みの指定を含んでいる．日本において，ADは法的な効力はもっていない．

* 最近では，自分にもしものことがあったときに家族が困らないように，延命治

療の希望，葬儀のこと，遺言などを記載する**エンディングノート**などが書店などに並ぶようになった．医療機関では，終末期医療の**事前指示書**を作成しているところも増えている．しかし，単なる相談や書類を作る作業ではなく，患者とケア提供者が話しあうプロセス，つまり患者が家族（代理意思決定者）や医療者と，気がかりや療養・ケアの目標など包括的に話しあうこと自体の重要性が認識されるようになっている[2]．ADを書くことの障壁には，ADの書式に在宅高齢者の書きたいことが含まれていないことや，ADによって早すぎる治療の放棄がなされることへの懸念やおそれを抱いていることが指摘されており，書式に従って書いて残すADの限界であるともいえる[3]．また，日本では，死は悲しいもので，死について話題にすることは避ける傾向があるのが現状である．

Column

日本における事前指示書の現状

厚生労働省「人生の最終段階における医療に関する意識調査報告書」[4]〔2014（平成26）年3月〕では，人生の最終段階における医療について家族と話しあったことがある者の割合は，一般国民の41.5%であり，事前指示書をあらかじめ作成しておくことについては，一般国民の69.7%が賛成している．この結果からは，終末期に関する関心や事前の意思表示についての国民の意識の高さが伺える．しかし，実際に事前指示書を作成している者は，一般国民の3.2%である．意識の高さに反して，実際の作成者は少ない．

4) 認知症のステージに応じた意思決定支援

a) 少しでも早く受診につながるような支援

* 認知症の初期，最初に**異変に気づくのは本人**であるといわれている．本人は，何とか日常生活はできるものの「何かがおかしい」「年のせいだろうか」「疲れやすい」などの目に見えない不安や恐怖を自覚し，「馬鹿になったような気がする」「頭がぼけてきた」と話すことがある．周囲の家族は，「年だからしかたがない」と思い，異変に気付くのは，もう少し時間が経過し，日常生活に支障が出てきてからのことが多い．本人の言葉に真剣に耳を傾け，不安な思いを抱いている時期に受診することができると，より長く本人の望む生活を継続できる．
* 早期受診・早期診断につなげるために認知症についての正しい知識，早期診断の意義を普及していく必要がある．治らない**認知症を早期診断する意味**の1つには，本人が自分の意思を表示することが困難になる前に，今後どのように生きていきたいのかの意向を示す時間を確保できることである．そして，本人の

意向が認知症の進行に伴う**意思決定**の場面で生かされることに意味がある．

b）診断直後　──本人・家族の不安が軽減できるような支援

❋ 病院の受診にいたるまでには，認知症ではないだろうかと**不安**を抱えながらさまざまな**葛藤**や道のりがあっただろうことを医療者は理解する必要がある．そして，診断直後，本人・家族は「何が悪かったのか」「やはりそうだったか」と落胆し，先のことを考える余裕などはない．一方，これまでの理解できない言動は病気のためだったことがわかり安堵することもある．

❋ 本人・家族が認知症を抱えながら長い経過を少しでも安心して過ごせるようにするためには，**診断直後の支援**が重要である．しかし，限られた時間での外来診療では，病気に関する詳細な説明やさまざまな相談に対応することはむずかしい．そのため，介護相談外来や認知症看護外来など，**継続的に支援する場**が必要である．まずは，これからのことを一緒に考え，継続的にサポートすることを伝え，信頼関係を築いていく努力が大切である．本人・家族にとって，将来のことや今後の不安に対して，**いつでも相談できる人の存在**があることが支えになるだろう．個別にゆっくりと話しあうことができる場は，ACPの実践に必要である．

c）軽度の時期　──認知症を正しく理解し将来に備えることができるような支援

❋ 軽度の時期は，これから病気はどのように進行するのかなど**認知症を正しく理解し将来をイメージ**できるように支援する．たとえば，個別支援のほかに本人・家族などを対象にした「**認知症教室**」の開催などがある．本人・家族の認知症の理解が深まることにより，今起こっていることを冷静に判断でき，その家族なりの介護を工夫することができる．

❋ 軽度の時期に直面する課題と意思決定が必要な内容には，**金銭管理や薬の管理**など日常生活を送るうえで困難になっていることを誰がどのようにサポートするか，仕事や趣味などの社会活動はどうするか，**一人暮らしの場合には火の元**などの**安全の確保**をどうするか，**介護保険の申請**はどうするか，などがある．そして，支援するうえで大切なことは，認知症だからできないという思い込みをせず，本人の望む生活ができるようにするためにはどのように工夫するかを検討することである．

❋ また，本人が**自分の将来**についてどうしたいかをより明確に表示できるのは，軽度の時期である．将来，身の回りのことが自分でできなくなったとき，そして口から食べることができなくなったとき，どのような選択肢があり，どうしたいかを，家族，医療者が共に話しあうことが重要である．

❋ 本人は「他人の世話にはなりたくない」「家族に迷惑をかけたくない」と話すことが多い．しかし，実際には生活の不自由さを誰かに補ってもらわなくてはな

らない．だからこそ，本人との合意形成を重ねながら早い時期から介護サービスを利用するなど，家族ではない**第三者との関係を築いておける**ように支援することが必要である．

d）中等度の時期 ──本人の意思を尊重し，家族ががんばり過ぎないような支援

* 中等度の時期は，日常生活にさまざまな障害が出て，**介護の負担が増大**し，家族は在宅での生活が継続できるかどうか悩むことが増える．本人にとってもつらい時期であり，自分の意思を上手く伝えられない，わかってもらえないことが不安や混乱につながることがある．**意思表示が困難**であるからこそ，かかわる人がわかろうと努力すること，思いを汲みとろうとする姿勢が重要である．そして，**本人が理解できるように伝える工夫**をする必要がある．
* 家族への支援では，家族が自由に悩みや思いを表出できる機会をもち，家族の語りを傾聴する．本人の状態，介護の大変さ，自分の思いなどを語ることで，家族自身が現状を整理しつつ解決の糸口を見出せることがある．
* 本人の意思を尊重するあまり，家族が介護に疲弊し**限界までがんばってしまう**ことがある．そのような場合には，本人・家族が共倒れしてしまうようでは本人の望む生き方の実現はできないことを伝え，本人・家族にとって今の最善を共に話しあうことが必要となる．たとえば，介護サービス利用の頻度，ショートステイの利用，入所，入院を視野に入れた検討をすることも必要である．

e）重度の時期 ──本人・家族の揺れ動く不安への支援

* 重度になるとADLが低下し，**ほとんどの日常生活に介助が必要**となる．嚥下困難が進み経口摂取量が少なくなってくる．意思疎通が困難になり，非言語的コミュニケーションを駆使しながら，本人の思いを汲みとり，最善のケアを考え提供することが必要である．
* 家族は，人工的水分・栄養補給法（artificial hydration and nutrition：AHN）を行うかどうかを検討し答えを出さなくてはならない時期でもある．AHNの導入をめぐっては，適切な支援をするために「高齢者ケアの意思決定プロセスに関するガイドライン」が策定されている．
* 本人が元気なころ「食べられなくなったとき，チューブでの栄養はしないでほしい」と意思表示していても，認知症が進行し，一生懸命食べようとする本人を目の前にして，気持ちが揺れることも多い．本人の意思が，元気なころと今も同じなのかどうかは誰にもわからない．だからこそ，医療者は家族とのていねいな対話を繰り返し，本人のこれまでの生き方を振り返り，**意思決定を支えていく必要**がある．医療的な話しあいだけにならないように，本人のこれまでの人生，大切にしてきた価値観などを回想し話しあえるように支援する．
* 家族は，どのような選択をしても「これでいいのだろうか」「やはりああしてお

けばよかった，こうすればよかった」と少なからず後悔は残るだろう．医療者としては，「これでよかった」と思ってもらえるように**本人にとって最善のケアを提供する**ことが大切なのではないだろうか．

Column

事前指示書をどのように考え支援するのか

　認知症が進行し意思決定ができなくなったとき，本人の意思をどのように考えればよいのだろうか．人は死の寸前まで，精一杯生きようとする．本当に今，目の前の人は，ずっと以前の考えと変わっていないのだろうか．斎藤によると「病気になった後，健康だったときの自分に支配されなければならないのだろうか，健康だったころの私の目には，病気になったときの私に見えるものとはまったく別の世界しか見えない」と説明している[5]．元気だったころ，終末期の自分の状態はイメージできないだろう．今，事前指示書を書きなおすことができたらどんな答えを出すのかは，推測できないし，誰にもわからない．しかし，医療者は，そのような曖昧な状況から逃げずに常に誠意と謙虚さをもって，本人，家族と向きあうことが大切だと思う．

f）看取り ——家族の心の準備への支援

* 最期まで本人の意向が尊重され，最善の生を生きるとは，どのようなことだろうか．一人ひとりの意向は異なるだろうが，根底にあることは，認知症になっても**最期まで1人の人として尊重**されることである．認知症の長い経過の最期のときを苦痛がなく，気持ちのよい環境で心地よく過ごすことは誰もが望むことであろう．認知症の人とかかわる者ができることは，日々のケアをていねいに実践することである．

* また，家族にとって**死を看取る**ということの重荷を理解し支援することも必要である．最期まで穏やかにとはいっても，死が近づいてくると苦しそうに見える情景を家族はイメージできない．これからどのような状態になって死を迎えるのか，家族には何ができるのかを，できるだけ**具体的に説明する**ことが重要である．たとえば，パンフレットなどを活用するとほかの家族も目を通すことができる．医療者は，家族の健康を気遣い，心の準備を少しずつ促しながら，程よい距離感を保ち，**本人・家族に寄り添い支援する**．家族がこれまでのそのときどきの最善を悩みながら歩いてきた道のりを称え，**最期まで最善なケアを提供する**ことが，医療者にできる唯一のことである．

事例 7 本人が元気だったころの意向を尊重した看取りの実際

G氏，70歳，男性．アルツハイマー型認知症．

　60歳のときアルツハイマー型認知症と診断された．在宅介護が困難になり68歳のとき入院．認知症の進行のため，嚥下能力が低下し食べることができなくなった．今後の意向を妻に確認したところ，「積極的な治療を望んだら怒られると思います．（G氏は）元気なころ，絶対に何もしてほしくないと言っていましたので，このままでいいです．娘たちも一緒に聞いていましたので気持ちは同じです」とぶれることなく話した．2人の娘も迷うことなくG氏と妻の意向を尊重した．

　医療者はその意向を尊重し，残された日々を本人の苦痛がなく，気持ちよく過ごせることを目標にケアを実施した．「これでいいですよね」と話す妻へ「いいと思います」と伝えた．妻は，面会時にはG氏の手をさすりながら思い出話をしていた．そしてG氏は家族に見守られ，静かに眠るように最期のときを迎えた．

　それからしばらくして，妻は，「家で介護しているときは大変でした．本人は，ずっと家に居たかったかもしれませんが，そうしたらあのような穏やかな最期はなかったように思います．本人も満足していると思います，ほっとしました」と話した．

第Ⅱ章　認知症の進行（ステージ）に応じた意思決定支援

● 引用文献
1) 長江弘子：エンド・オブ・ライフケアをめぐる言葉の整理．看護実践にいかすエンド・オブ・ライフケア，p.7-8，日本看護協会，2014
2) 長江弘子：アドバンス・ケア・プランニングと臨床倫理．看護実践にいかすエンド・オブ・ライフケア，p.38-39，日本看護協会，2014
3) 長江弘子：アドバンス・ケア・プランニングにおける看護師の役割．看護実践にいかすエンド・オブ・ライフケア，p.48，日本看護協会，2014
4) 厚生労働省：人生の最終段階における医療に関する意識調査報告書，終末期医療に関する意識調査等検討会，2015　http://www.mhlw.go.jp/bunya/iryou/zaitaku/dl/h260425-02.pdf（2016年8月1日検索）
5) 斎藤正彦：おわりに．家族の認知症に気づいて支える本，p.98-99，小学館，2013

● 参考文献
1) クリスティーン・ブライデン：私は私になっていく　痴呆とダンスを（馬込久美子ほか編），クリエイツかもがわ，2005

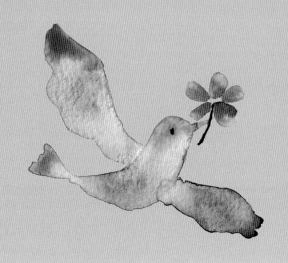

第 III 章

軽度認知症と共に生きる人を支える

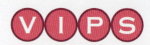

1 体験を理解する

✓ Essence

- 軽度の人は新しい出来事を記憶できにくくなり，その不安の原因も忘れてしまうことから，常に漠然とした不安が心の中に残ってしまう．それまでできていた日常生活上のことができなくなり，何かおかしいと感じている．
- 自分が自分でなくなるような不安から，自尊感情を喪失して，抑うつの状態，生きる意欲の低下などが起こり，睡眠障害なども引き起こしやすい．これらの状態が繰り返されるとさらに感情の不安定やイライラ，怒りっぽくなる状態も引き起こされる．

✻ 軽度認知症の人は，今まで簡単にできたことがむずかしくなるなど，「今までと違う，何かがおかしい」「頭に霧がかかったようだ」と感じ，**不安**や**恐怖**を抱くようになる．診断前の段階では生活上の失敗から「自分が自分でなくなる」不安を常に抱いている．

✻ さらに診断後には，自分が生きていく価値のある人間なのかと**苦悩**を感じている人がほとんどである．認知症の診断の直後はさらに絶望を感じ，生きていく意欲も喪失する人も多い．このような場合に，家族や周囲が否定したり，理解しない態度や行動をとることによって**絶望感が怒りに変わり**，激しく声をあげるなどの行動を示す人もいる．

✻ 認知症なのではないかと長く悩み続けた人や，認知症という障害を受け入れる準備のある人は，認知症と診断された後，周囲の人からの適切な支援を受けることで認知症と共に積極的に生きようとすることができる場合もある．しかし，認知症の症状が進行し，状態も変化しやすいために，認知症の人の心もさまざまに揺らいで変化する．医療者は認知症の人が現在どのような心の状態にあるか，家族と共に見守り，話しあいをする必要がある．

A 軽度認知症をもつH氏のストーリーから考えてみよう

> **事例 8** 認知症の診断後，不安な気持ちから社交的に生きるようにしたH氏

H氏，80歳代，女性．軽度アルツハイマー型認知症，ADLは自立，介護保険未申請．

生活歴

子育てが落ち着いてから70歳まで生け花の先生をして生活していた．70歳を機に先生の仕事を辞め，家事に専念するようになった．元来はあまり多くの人と一緒にいることは好まず，1人でいることが好きであった．

子どもは2人，それぞれ世帯をもって暮らしている．現在は夫と二人暮らしである．夫は元会社員で，定年後，趣味の家庭園芸や木工工芸を楽しんでいる．

既往歴・現病歴と治療

高血圧・糖尿病で内服治療中である．

食事が上手く作れなかったり，冷蔵庫に残りものを入れたまま捨てることができないなどの生活上の支障が出てきた．夫が何度も注意すると，怒り出して自宅に閉じこもるという状況であった．

知人に紹介されてもの忘れ外来を受診したところ，本人は「自分の頭はどうにかなってしまった」「何かがおかしい」と訴えた．検査の結果，アルツハイマー型認知症と診断された．

検査後は，「認知症って何もわからなくなる病気でしょう．どうしたらいいの」「なんで私が認知症なの」と言い，黙りこむことが多くなった．

看護師が家族に本人の不安な気持ちを理解すること，家族のかかわりが重要なことを話し，そしてH氏の行動を否定しないこと，H氏の不安な気持ちを理解するようなかかわりが認知症の進行を抑制することを話した．

その後，H氏はホッとした表情をして「認知症になっても大丈夫なんだね」という言葉を口にするようになった．しかし，急に見知らぬ人にも話しかけたりするなど，以前の寡黙な性格と少し違ってきた様子を家族が心配し，再度，もの忘れ外来を受診した．

B パーソン・センタード・モデルを用いて H氏の心を理解しよう

1) 脳の障害（NI）

* アルツハイマー型認知症による記憶障害の症状から，約束を忘れた経験がある．若いときから車の運転をしていたが，新調した車の使い方がわからなかったりする．これらの記憶の障害の経験から「車の運転も忘れるかもしれない」と漠然とした不安を抱いている．

2) 身体の健康状態（H）

* ADL は自立して生活している．80歳代であるため骨粗鬆症による円背など老化による変化はあるが，疼痛はない．高血圧・糖尿病といった病気はあるが，内服でコントロールできている．

3) 生活歴（B）

* 母親としての役目を務めながら，生け花の先生をしていた．老後は夫婦2人で暮らしながら，おのおのの人生を楽しんでいる．

4) 性格傾向（P）

* 自立心が強く，生け花の先生をしていた頃は，あまり多くの人と一緒にいることは好まず，1人でいることが好きであった．認知症診断後は，もの忘れを人に支援してもらわなければならないために，周囲の人に自分から話しかけるように努力している．

5) 社会心理（SP）

* 生け花の先生として人前に立ち，自信をもって生活してきた．認知症の診断を受けたころは，約束の時間を忘れたり，買い物を忘れるなどの記憶の障害が起きていた．自分の思いと家族の思いとの食い違いが起こることがあり，もの忘れによって生活上に支障はあるが，周囲に迷惑をかけてはいけないと強く思っている．

C 解説

* H氏はもの忘れがあるために，以前のように家事ができなくなった．そしてそのことを家族には申し訳ないと思っていた．家族や周囲の人はH氏を見守っていたため，もの忘れを直接指摘することはなかった．しかし，家族や周囲の人との関係にギクシャクしたものを感じはじめ，家族にも見捨てられてしまうと思い，自分から周囲とうまくやっていきたいと考え，社交的にふるまっている様子が伺える．
* 高齢者にとって家族とのかかわりは重要であり，社会心理の部分に該当する．とくに怒りを増強させるのは，本人の行動や言動に対する**家族からの否定，失敗を責めたり**，**一方的な励ましや無視**といったかかわりである．認知症の人にとっては自分を否定されたように感じ，絶望や苦悩を与えてしまう（図Ⅲ-1）．
* H氏はもの忘れ外来に初期から受診しており，家族のかかわりは正しい．しかし，H氏は自立心が強く，潜在的な意識のなかで「このままでは家族や周囲の

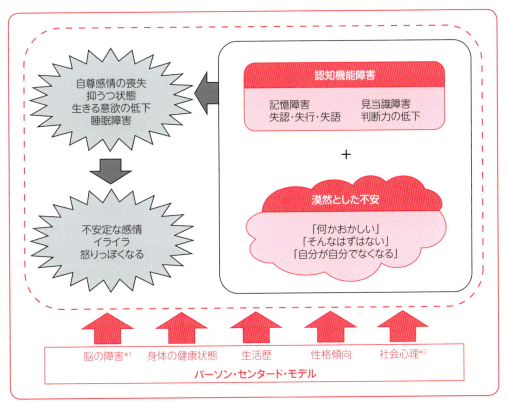

図Ⅲ-1 軽度認知症の人の心とその関連要因
*1 脳の障害：記憶障害による生活上の失敗．
*2 社会心理：失敗に対する指摘や否定．

人から見放されてしまうのでは」という漠然とした不安があった．そのため周囲に迷惑をかけないように，さらには周囲の人からいつでも援助が受けられるように，自ら積極的に話しかけるという行動を行っている．このような対処行動も過剰になるとストレスとなることもあるため，H氏の表情や行動から経過を見守る必要がある．

* 認知症の人が家族と共に，認知症に向きあい不安を少なく穏やかに過ごすことが重要である．また，家族と周囲の人はそれぞれが自分の生活を大切にしながら，ありのままのH氏を受け止める意識が必要である．
* 軽度認知症の人は図Ⅲ-1に示すように，自尊感情を喪失して，抑うつの状態，生きる意欲の低下などが起こり，睡眠障害なども引き起こしやすい．これらの状態が繰り返されるとさらに感情の不安定やイライラ，怒りっぽくなる状態も引き起こされる．これらの状況は，パーソン・センタード・モデルの5つの要素の影響を受けている．H氏のように，周囲の人から適切な支援を受けて，苦悩を経て生活の中で起こり得るさまざまな支障や困難を乗り越えようと努力する人も多い．しかし，先回りして一方的に手助けしてしまうことは，軽度認知症の人にとっては「他人から何もできない，わからないと思われている」と感じられ，自尊心を失うことにつながる場合もある．軽度認知症の人の気持ちを理解しない，安易で一方的な支援は尊厳を脅かす行為（PD）になってしまう可能性もある．したがって，時間がかかっても，上手くできなくても，本人の「自分でやりたい」という気持ちを尊重し，温かく見守り，今回は失敗したけれど一緒に考えていきましょうという姿勢が重要である．
* **家族**も，本人がそれまでできたことができなくなるためにさまざまな**不安を抱えており**，もの忘れの**変化の気付き**やとまどい，**困惑**を抱えている．家族が混乱状況にあることは認知症の人の認知機能にも影響を与えることが報告[1]されており，**家族も含めて認知症の人を共に支援**することが重要である．また，家族が認知症を受け入れることができたとしても，誰かに援助してほしいけれどその方法がわからなかったり，援助の方法を伝えることができない場合もある．
* 認知症の発症に伴い，認知症の人の心は傷つきやすくなっている．認知機能の変化に伴って起こりうるさまざまな障害に対処するために，本人と家族と共にケアする人，される人の壁を乗り越えて一緒に認知症に向きあう姿勢とかかわりが必要とされる．

●引用文献
1) 竹内志保美ほか：痴呆専門外来患者の家族の介護と痴呆の受容．老年精医誌 **15**(5)：527-537，2004

●参考文献
・平澤秀人：図説 認知症高齢者の心がわかる本，講談社，2010
・杉山孝博：認知症の人のつらい気持ちがわかる本，講談社，2012

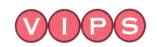

2 行動や言動の意味を理解して，パーソン・センタード・ケアを実践する

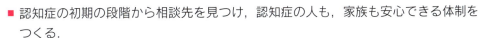

- 認知症の初期の段階から相談先を見つけ，認知症の人も，家族も安心できる体制をつくる．
- これまでのその人が暮らしてきたコミュニティーや人間関係，生活が継続し，社会に参加できるように援助する．
- 認知症の人の語りからも，その人の世界を理解する．

A 軽度認知症の人が生きる世界

1) 脳の障害（NI）

V：人々の価値を認める

- ✻ 軽度認知症の人は，これまでの正常な自己と，障害が進行しつつある自己との両方を自覚しながら生活しているのではないだろうか[1]．短期記憶障害や見当識障害が見られはじめ，生活に障害が出てくることにより，周囲が認知症の発症に気付くことが多い．認知症の人本人は自分の記憶や見当識をはじめとする認知機能の低下に気が付かず，いわゆる「病識がない」人として認識されやすい．

- ✻ しかし，自分の経験を語ることができる認知症の人々のインタビューや手記，メモなどからは，自分自身の変化に気が付き，なんとか対処しようとする苦悩やこれまでの生活を維持しようとする闘いの後が見られる．電車に乗ることはできても，乗っているうちにどこに行こうとしていたのか思い出すことができない，忘れないようにメモをしていたはずだがそのメモがどこにあるのか思い出すことができない．――認知症という未知の体験の入り口に立つその人の不安や絶望は，目の前に続くと思われた人生の旅路が突然崩れ去るような経験ではないだろうか．

- ✻ その人に私たち看護職ができるケアとしては，認知症になっても**あなたはあなたであり**，これからも**人生を積み重ねて行くことができる**ことや，障害されて

いる機能があったとしても，まだまだできることや，獲得できる能力もあることを伝えることである．

I：個人の独自性を尊重する

* 認知機能の低下により生活障害が出現してくると，介護保険制度や市町村が提供するサービスなどを検討することもある．しかし，本人が興味を示さなかったり，デイサービスなどで外に出ることや訪問介護のヘルパーが家に来ることを嫌がり利用に結びつきにくいことは軽度認知症の人ではよくあることである．

* その理由は先述のように，**自分の認知機能低下を認めたくないという思いや，人に失敗を見られたくないという思い**があるからである．そのため，うまくサービスにつながらないこともある．また，新しい環境に適応することは認知症の人にとってはとても苦労が伴うため，**慣れ親しんだ環境から出たくない**ということもある．

* そのようなときは，昔からの友人がいるところに誘ったり，何回かその事業所の職員と顔を合わせ馴染みの関係を築くなどして，遊びにいくつもりで外に出てもらうこともある．

* サービス内容がその人の自立度にあっていないと退屈してしまい，「次はいかなくてもよい」という発言につながることもある．軽度認知症の人の場合は，まだまだできることがたくさんあるので，一方的に介護を受ける立場ではなく，食事の用意や畑仕事，裁縫など元々得意だったことをアクティビティーに取り入れることで，お手伝いをしていただくという名目で通う人もいる．

* このとき，あなたがいてくれて本当に嬉しい，助かっている，という気持ちを態度や声に出して伝えることが重要である．

P：その人の視点に立つ

* 自分の人生に突然現れた認知症という病いと向きあわざるをえないことに対する，怒りや不安，おそれ，人生の意味への問いといった感情が存在することを理解し，**言語的・非言語的に共感する姿勢**を示し，ありのままの感情や思いの表出を**受け止める用意があることを伝えていく**．

S：相互に支えあう社会心理を提供する

* 認知症になったとしてもこれからの人生を豊かにするための**資源**がさまざまにあることを伝えることや，認知症の人をケアするうえで必要な**知識やコミュニケーション方法**（認知症になってもまったくわからない人になるわけではないこと，叱責や発言を否定することは症状をより悪化させること，など），**社会資源の活用方法**を家族介護者に伝えていくことも，認知症の人をとりまく環境を

よい状態にするためには重要なことである.
- 軽度の時期の認知症の人や家族は，誰にも相談できずにいることがある．日常生活動作が自立していて要介護認定がされない人であっても，認知症は進行していく疾患であるため，**相談先は見つけておいたほうがよい**と本人や家族にアドバイスをする．この時期の相談は家族の心のケアにつながり，家族が穏やかに過ごせることは認知症の人にとってもよい影響を与える．
- 具体的な相談先として一般的なものは，地域包括支援センターや認知症初期支援チーム，認知症疾患医療センターなどになる．各都道府県や市町村で利用可能なこれらの資源を病院の看護職でも把握し，情報提供することが重要である．また，コールセンターや家族会があることも情報提供しておくと，家族支援にもつながる．

2) 身体の健康状態（H）

V：人々の価値を認める

- 体の不調を感じたとき，人はその不調の部位や程度，継続している期間を記憶し，正確に医療従事者や家族など周囲の人々に伝えることができる．しかし，認知症の人では不調を感じ，周囲に伝えようとするがうまく言葉にできないため，**不調が無視されたり，症状が軽視される**ことがある．
- ある認知症の男性が「へんてこだ，へんてこだ」と言葉を繰り返し，落ち着かない様子だったため，全身のアセスメントをすると腹部の膨満があり，排泄の状況を確認すると排尿が半日みられていなかった．間欠導尿を実施すると大量に排尿があり，表情も安堵した様子であった．
- 軽度認知症の人の場合はその人なりの表現で体調不良を訴えることができるため，看護職は真摯にその訴えを受け止め，ていねいにフィジカルアセスメントを実施する必要がある．

I：個人の独自性を尊重する

- 老年期にある人は，健康志向の高まりもあり独自の健康維持方法をもっていることも多い．健康によいといわれるサプリメントや食事を取り入れ，運動もしている人もいるため，認知症になっても必要なものは継続できるようにかかわる．
- 適度な有酸素運動は認知症の予防や進行を遅らせる効果もあるとされているが[2]，認知症になると，**外に出ることが億劫になったり家族が止めてしまう**こともある．
- 老人会や近所づきあいがある人では，友人の協力を得られるよう説明をしたうえでゲートボールやグランドゴルフ，ウォーキングなどに誘ってもらうなど，

地域の資源を活用していく．

P：その人の視点に立つ

* 高齢になり**難聴**や**老眼**になることにより，認知症になった，悪化したと周囲の人が感じてしまうことがある．難聴により**コミュニケーション**がうまくとれないことから，のけ者にされているように感じたり，悪口を言われていると感じ**被害妄想**に発展してしまうこともある．
* 可能であれば専門医を受診し，補聴器を調整する，耳垢がたまり聞こえにくくなっていないか観察を行い，必要時除去するなどの援助も行う．
* 筆談やカードを用いて視覚的にコミュニケーションを行う方法が有効な場合もあるが，レビー小体型認知症では視覚障害があったり脳血管性認知症では半側空間無視など視野に問題がある場合もあるため，その人の機能に合わせたコミュニケーション方法を認知症の人本人との相互作用のなかで検討することが重要である．
* 言葉がうまく伝わらなくても，**表情**や**タッチング**でわかろうとしていることを伝えることも，認知症の人の安心感につながる．

S：相互に支えあう社会心理を提供する

* アルツハイマー型認知症の場合，認知症の初期であれば身体機能には大きな障害はなく，いわゆる日常生活動作（ADL）は自立していることが多い．
* それに比べて手段的日常生活動作（instrumental activities of daily living：IADL）は障害されていることが多い[3]．その原因として，IADLの評価項目の1つである食事の準備などは，複雑な工程を含むため，認知機能の低下によりその工程の一部分でも遂行できない状態となると，食事の準備が1人ではできなくなってしまう．
* IADLの障害により，これまで通りの生活が送れなくなることによる問題も生じるが，健康状態にも影響を与える．持病があった場合，もっとも直接的に軽度認知症の健康状態に影響を与える項目は**服薬管理のセルフケア**である．
* たとえば，これまで糖尿病の持病があったが，自分でインスリン注射や内服管理を行うことができていた人が，その服用を忘れてしまい高血糖状態となることや，過剰な投与により低血糖となることは，深刻な健康状態の悪化を招く．
* 前述の通り，食事の準備ができなくなることにより，**低栄養状態**となることや，同じ食品（簡単にとれる菓子パンやインスタント食品など）を食べ続けることによる栄養の偏りやカロリー過多の食事による**2次的な健康障害**につながりやすいことも視野に入れておく必要がある．
* 地域で暮らす軽度認知症の人の場合，一見ADLが自立しているために，このようなIADLの障害には家族やかかりつけの医療機関でも気付かれず，健康状

態が悪化した時点で問題が発覚することも多い．元々慢性的な疾患を持病に持ち，かつ，認知症を発症した人に対しては，疾患に対する**セルフケア能力をIADLのレベルで評価**し，必要に応じて**援助体制を整える**ことが求められる．実際に行う支援の例としては，服薬管理に関しては，一人暮らしの人や家族の協力が得にくい人の場合は大きな見やすいカレンダーに内服薬を貼付したり，配薬を自動で管理する機械を活用する方法もある．

* 軽度認知症では，先述したようにADLが自立しているため介護サービスに結びつきにくいが，服薬管理に対して訪問看護の導入や在宅訪問服薬指導の活用などを検討する．声かけがあれば忘れずに服薬ができる人であれば，訪問介護や小規模多機能型居宅介護の事業者が行う配食サービスを利用し，配達時に声かけを依頼するなどして**服薬のコンプライアンス**を向上させる．同時に**栄養管理，安否確認**もできるため，自宅での生活を継続させる大きな支えとなる．
* 地域で生活する認知症の人の生活機能の障害や社会的困難さを評価し，多職種間で共有するツールが開発されている（図Ⅲ-2）．

3) 生活歴（B）

V：人々の価値を認める

* 軽度認知症の人の場合，**自分の生活歴**や**価値観**，**死生観**を語ることは十分に可能である．認知症が重度になってから家族に生活歴を聴取することがあるが，離れて暮らす子どもは年をとってからの親の生活ぶりはあまりよく知らないことがある．
* そこで，"エンディングノート"や"自分史"などは，その人の大切なものを他者に伝えるためのツールとしても活用できるのではないかと考える．できれば認知症の人が1人で行うのではなく，**家族と語りながら記載**を進められると，お互いの理解が深まると考える．
* 記載を勧める際は「認知症でわからなくなる前に書きましょう」というのは疾患の告知や受容の状況によってはよりショックを与えてしまうので，「急に具合が悪くなっても困らないように準備しておきましょう」といった声かけで記載を勧めてみる．

I：個人の独自性を尊重する

* 生活歴には，出身地や職業，家族歴といったライフレビューだけでなく，**生活習慣や好み**も含まれる．少しずつ自分好みの生活を送ることが困難になっていったとしても，家族やケアを行う人々がその人の生活歴を大切にし，認知症が重度になっても**継続**できるように介護者へ伝えることができれば，その人らしく生きることのヒントになる．

2 行動や言動の意味を理解して，パーソン・センタード・ケアを実践する

The Dementia Assessment Sheet for Community-based Integrated Care System-21 items (DASC-21)

記入日　　年　　月　　日

ご本人の氏名：	生年月日：　　年　月　日（　歳）	男・女	独居・同居
本人以外の情報提供者氏名：	（本人との続柄：　　）記入者氏名：	（所属・職種：　　）	

		1点	2点	3点	4点	評価項目		備考欄
A	もの忘れが多いと感じますか	1. 感じない	2. 少し感じる	3. 感じる	4. とても感じる	導入の質問（採点せず）		
B	1年前と比べて，もの忘れが増えたと感じますか	1. 感じない	2. 少し感じる	3. 感じる	4. とても感じる			
1	財布や鍵など，物を置いた場所がわからなくなることがありますか	1. まったくない	2. ときどきある	3. 頻繁にある	4. いつもそうだ	記憶	近時記憶	
2	5分前に聞いた話を思い出せないことがありますか	1. まったくない	2. ときどきある	3. 頻繁にある	4. いつもそうだ			
3	自分の生年月日がわからなくなることがありますか	1. まったくない	2. ときどきある	3. 頻繁にある	4. いつもそうだ		遠隔記憶	
4	今日が何月何日かわからないときがありますか	1. まったくない	2. ときどきある	3. 頻繁にある	4. いつもそうだ	見当識	時間	
5	自分のいる場所がどこだかわからなくなることはありますか	1. まったくない	2. ときどきある	3. 頻繁にある	4. いつもそうだ		場所	
6	道に迷って家に帰ってこられなくなることはありますか	1. まったくない	2. ときどきある	3. 頻繁にある	4. いつもそうだ		道順	
7	電気やガスや水道が止まってしまったときに，自分で適切に対処できますか	1. 問題なくできる	2. だいたいできる	3. あまりできない	4. まったくできない	問題解決判断力	問題解決	
8	一日の計画を自分で立てることができますか	1. 問題なくできる	2. だいたいできる	3. あまりできない	4. まったくできない			
9	季節や状況に合った服を自分で選ぶことができますか	1. 問題なくできる	2. だいたいできる	3. あまりできない	4. まったくできない		社会的判断力	
10	一人で買い物はできますか	1. 問題なくできる	2. だいたいできる	3. あまりできない	4. まったくできない	家庭外のIADL	買い物	
11	バスや電車，自家用車などを使って一人で外出できますか	1. 問題なくできる	2. だいたいできる	3. あまりできない	4. まったくできない		交通機関	
12	貯金の出し入れや，家賃や公共料金の支払いは一人でできますか	1. 問題なくできる	2. だいたいできる	3. あまりできない	4. まったくできない		金銭管理	
13	電話をかけることができますか	1. 問題なくできる	2. だいたいできる	3. あまりできない	4. まったくできない	家庭内のIADL	電話	
14	自分で食事の準備はできますか	1. 問題なくできる	2. だいたいできる	3. あまりできない	4. まったくできない		食事の準備	
15	自分で，薬を決まった時間に決まった分量を飲むことはできますか	1. 問題なくできる	2. だいたいできる	3. あまりできない	4. まったくできない		服薬管理	
16	入浴は一人でできますか	1. 問題なくできる	2. 見守りや声がけを要する	3. 一部介助を要する	4. 全介助を要する	身体的ADL①	入浴	
17	着替えは一人でできますか	1. 問題なくできる	2. 見守りや声がけを要する	3. 一部介助を要する	4. 全介助を要する		着替え	
18	トイレは一人でできますか	1. 問題なくできる	2. 見守りや声がけを要する	3. 一部介助を要する	4. 全介助を要する		排泄	
19	身だしなみを整えることは一人でできますか	1. 問題なくできる	2. 見守りや声がけを要する	3. 一部介助を要する	4. 全介助を要する	身体的ADL②	整容	
20	食事は一人でできますか	1. 問題なくできる	2. 見守りや声がけを要する	3. 一部介助を要する	4. 全介助を要する		食事	
21	家のなかでの移動は一人でできますか	1. 問題なくできる	2. 見守りや声がけを要する	3. 一部介助を要する	4. 全介助を要する		移動	

DASC 21：（1～21項目まで）の合計点　　　　点/84点

地域包括ケアシステムにおける認知症アセスメント（DASC-21）©粟田主一　東京都健康長寿医療センター研究所

図Ⅲ-2　地域包括ケアシステムにおける認知症アセスメントシート（DASC-21）
［認知症アセスメント普及・開発センター：dasc.jp http://dasc.jp/（2017年4月6日検索）より］

P：その人の視点に立つ

* 認知症の中核症状である見当識障害のなかでも，**時間の見当識**は軽度の段階で障害されやすいといわれる．中等度に進行するうちに場所の見当識も障害されてくるため，認知症の人は不安や落ち着かなさを感じるとされる．
* 認知症の人の見当識を保つために，今いる場所や日時を尋ねて現実の認識を強化するリアリティオリエンテーションが有効とされる．
* 朝にコーヒーを入れることが習慣の人に対しては「朝なのでコーヒーを飲みましょう」といった声かけで時間の見当識を強化したり，スポーツが好きな人では「夏の甲子園がはじまりましたね」「大相撲の春場所がはじまりましたね，テレビで見てみましょうか」といった声かけで季節の見当識につながる．
* さらに，これらの会話は見当識への影響だけでなく，生活や行事の思い出話を引き出し，過去を回想することで楽しい気持ちや明るさを取り戻す機会にもなるため，日々のかかわりのなかに取り入れたい．
* 身体や生活機能は低下しても，その人が積み重ねてきた人生が消えてしまうわけではないが，他者からは見えにくくなってしまう（図Ⅲ-3）．もし，認知症看護に苦手意識がある人がいるとしたら，目の前にいる認知症の人にこれまで積み重ねてきた人生が存在していることを忘れてしまっているのかもしれない．反対に，認知症の人によい状態でいてもらうことができる人は，認知症の人の**人生の物語**に興味をもち，本人や家族から**積極的に思い出を語ってもらう**

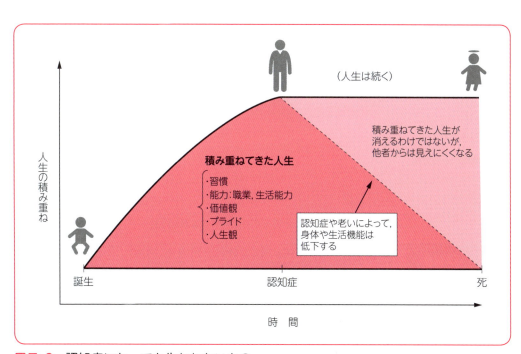

図Ⅲ-3 認知症になっても失われないもの

機会をもつだろうし，現在の認知症の人の行動を過去の習慣や職業と結びつけて**行動のもつ意味を解釈**できると考える．

* 認知症の人の人生のすべてを知ることはできないが，映画や読書などを通じていろいろな人生を知ることや，認知症の人の語りを聞くことにより，想像力を養うことも大切ではないだろうか．

S：相互に支えあう社会心理を提供する

* 記憶はいくつかに種類や性質が分類される（図Ⅲ-4）．認知症による記憶障害があっても，**手続き記憶や遠隔記憶は比較的保たれる**とされる．つまり，認知症の人の生活歴にあった環境設定や援助方法があれば，とくに軽度の段階では自立した生活が継続できる可能性は高い．

* 住み慣れた家で生活していたときは食事や排泄など自立していたのに，入院や子どもの家への転居に伴いこれまでできていたことができなくなるのは，手続き記憶や遠隔記憶を頼りになんとか生活していた認知症の人の生活のヒントがなくなってしまったために引き起こされる反応である．できるだけ，過ごす環境の急激な変化を避けることが望ましいが，やむをえない状況の場合でもこれまでの**生活が継続できるような配慮**が求められる．

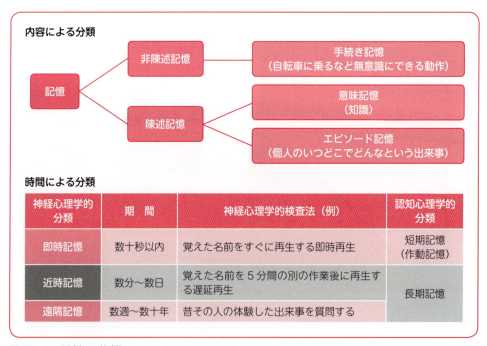

図Ⅲ-4 記憶の分類
[山口晴保：認知症状：記憶障害．認知症の正しい理解と包括的医療・ケアのポイント（山口晴保編），p.67-71，協同医書出版社，2010より引用]

✱ たとえば，夜間トイレの場所が分からず，排泄が間に合わないことがあるといったエピソードがある場合，睡眠はベッドでとっていたのか，布団だったのか，トイレは洋式なのか和式だったのか，寝室とトイレの位置関係はどうだったのか……，などを配慮し，設(しつら)いを整える．そうすることで排泄動作の自立が保たれるだけでなく，転倒による外傷のリスクを軽減させ，認知症の人の自尊心を傷つけることもないというよい循環につながる．

4) 性格傾向（P）

V：人々の価値を認める

✱ 認知症の人が中核症状である記憶障害によりどこに財布を置いたか忘れてしまい「財布がない！」と思った場面で，全員が「誰かに盗られた」と思うだろうか．認知症ではほとんどの人が記憶障害を呈するが，全員が自分のものをとられたと訴えるわけではない．

✱ 財布がないという出来事に対する不安感や切迫感には程度の差があり，「困ったなあ」や「母ちゃん（父ちゃん）が持ってるんだろう」程度にしか思わない人もいれば，「私が財布をなくすはずがない，誰かが盗ったに違いない」と周囲に敵意を抱く人もいる．

✱ 後者の場合は，元々の性格や人となりがしっかりと金銭の管理をしたい，約束はきちんと守りたいと考え，行動していた人であり，忘れてしまう自分自身を受け止めることはとても苦痛であるだろうし，受け止めきれない可能性もある．その場合，自分ではない誰かが財布をもっていった，隠したという結論をもつことで自尊心を保とうとしていることが考えられる．元々のその人の性格を考慮すると，「財布をなくしたのはあなただ」という事実を突きつけるのは当然有効ではなく，「あなたのようなしっかりした人が財布をなくすわけがない」と本人の思いに共感し，十分にその思いが保障されたところで「一緒に探しましょう」と探してみることが有効である．

✱ 認知症の人は財布をなくしたことではなく，財布をなくした自分が許せないのかもしれない．一緒に探さずに「ここにありましたよ」と財布だけを渡すと，「やっぱりこの人が盗ったんだ」とより誤解を大きくしてしまうことも多いため，一緒に探すというのがポイントである．何度も財布を盗ったと義母に責められていたお嫁さんは家の中の何ヵ所にも財布を置いて置き，何度でも一緒に探したそうだ．見つかったときは必ず「お義母さんがお財布をなくすわけがないですよ」と一言伝えるようにしていたそうだ．

I：個人の独自性を尊重する

✱ 忘れてしまう不安や失敗をおそれることより，認知症の人は同じことを何度も

尋ねたり，同じ行動をとったりすることがある．同じことを聞かれた場合，最初はきちんと答えていても，何度も繰り返すうちにさっきも言ったのにと態度に出てしまうこともあるかもしれないが，そのような思いは認知症の人にも伝わってしまう．何度も同じことを聞く背景を会話をしながら探り，本当は何を望んでいるのかをアセスメントする．

* 夕方に家に帰りたいという訴えをする人の場合，その人の世界では家で世話をしなければならない子どもや親がいるといった理由があり，その世界に沿って話をありのまま受け入れる．夕方に帰ろうと思うきっかけとしては，本人の要因だけでなく，帰り支度をするスタッフのざわめきや夕食前の空腹感から「食事の用意をしなければ」という思いに駆られるといった環境から受ける影響も考慮し，夕方に気分転換ができるアクティビティーを提供したり，軽食を提供するなどくつろげるように配慮する．

P：その人の視点に立つ

* 認知症の人は，記憶障害などによって出来事は忘れてしまうが，**相手の態度や表情にはとても敏感**である．相手が自分の訴えを真実としてきちんと聞いてくれているかどうかは，いくら言葉で理解していることを伝えても本当に聞こうとしていなければ**不信感**につながり，より行動が激しくなってしまうことがある．

* 相手にしっかり聞いてもらっているという満足感をもってもらうには，何かをしながら話を聞くのではなく，いったん椅子などに腰を下ろししっかりと向きあうことが安心感につながる．その際に，相手の話を掘り下げることが効果的なこともあるが，興味をもてる別の話題に少しずつ移っていき楽しい会話を提供することも，気分が変わって笑顔につながることもある．

S：相互に支えあう社会心理を提供する

* 認知症の人とその家族が体験する**喪失**は，死別体験とは異なり，ポーリン・ボス（Pauline Boss）によれば「曖昧な喪失」と表現される．つまり，姿かたちはそこにあるけれど今までの自分の親，配偶者の人物像とは異なる人になってしまったように感じる．明確な別れの場面はないが，家族を失ってしまったような喪失感を喪失感と意識できない状態のまま生活を続けることにより，家族自身も認知症となった家族と向きあうことを時に拒絶したり，家族の関係性が崩れてしまうことも起こりうる．

* 今までの家族と違って感じることは決して特別なことではなく，これまでの家族の役割を大切にしながらも新しい関係性を再構築していけるよう，家族に対して傾聴や受容的な態度を示しながら促していく必要がある（表Ⅲ-1）．

表Ⅲ-1 認知症の人と家族の心理プロセス

受け入れる過程	本人	家族
①衝撃,戸惑い,否定	今はいつでなぜここにいるのかといった感覚が曖昧になり,慣れ親しんできた環境が心象的によそよそしく感じられる.「私」という存在感覚を支えている「基本的なつながり感」を喪失.この「つながり感」を保とうと必死に努力する	健康な親・配偶者イメージを喪失.本人の記憶の中に生きる自分の大切な部分をもぎ取られ,埋め合わせようのない欠落感が生まれる.打ち消そうとする気持ちが働き,間違いを正したり叱咤激励や訓練を中心とした関わりになる.恥じる気持ちや社会的疎外への不安も生じ,病を受け止めきれない
②混乱,怒り	生活上の障害が顕著となり,それまで担っていた役割を喪失していく.「わからない人」と思われ,環境や家族とのつながりが薄れる「蚊帳の外体験」をする.「自分は不要だ」という感覚を蓄積した末に「何か魂胆がある」「大切な物を盗もうとしている」という確信に転じることもある	介護のために自分の時間,空間,そして社会的役割まで制限されたり失われたりする.それまで自分が築き上げたアイデンティティの喪失につながり,自尊心も低くなりやすい.最も孤独を深める時期
③あきらめ,居直り	必死の対処を試みるが,次第に現実生活を営むことは困難に.無理をして「現実」にしがみつくと強い不安を生じる.BPSDとよばれる認知症の行動・心理症状はその不安を回避し自尊心を支えようとする,または苦痛を最小限にとどめようとする強い心理作用の結果ともいえる	本人の行動を正常に戻そうとする試行錯誤は,何も効果がないと気づき,あきらめの境地に.自分の内面や本人への対応が介護にどう影響するかが経験的にわかり,要領をつかむ.本人の疾患や内面の理解も深めていく

[扇澤史子ほか:家族介護者の認知症を受け止める心理プロセスと介護負担感,介護肯定感との関連性についての文献的考察.上智大学心理学年報 **34**:73-87,2010より引用]

5) 社会心理(SP)

Ⅴ:人々の価値を認める

* 今まで好んで行っていた趣味活動や仕事に興味を示さなくなったり,集中力が続かなくなったりする背景には,「前のようにうまくできない」という自信がもてない状況や「失敗するかもしれない」というおそれから引き起こされている可能性がある.また,家族も今までできていたことができなくなることに対して「なぜできないんだ」と認知症の人を責めたり,また認知症かもしれないという疑いを晴らしたい思いから「(今までやっていたことを)もっとやらないとダメになっちゃうよ」と,これまでの姿であり続けることを期待すると,本人にとってプレッシャーとなることがある.

* 認知症の人の何もしたくないという気持ちや不安な思いを受け止め,集中力が続かなくなるのは認知症の人によくみられる状態であることを認識し,何か活動を勧める場合には本人の集中の持続時間に合わせて長時間にならない活動を

企画する．
* たとえば，音楽療法のセッションや，催し物への参加も気分転換や楽しい時間を過ごすためには重要であるが，本人の負担とならない程度の参加を検討することや，たくさん，長時間参加しなくても本人にとっては効果があるのだと家族に説明する．

I：個人の独自性を尊重する

* 大勢の人に囲まれているから社会とつながりをもてるというわけではない．周りにどれだけ人がいても心からコミュニケーションをとろうとしなければ，認知症の人は孤独を感じてしまう．
* 家族と同居していても家族から邪魔者扱いやのけものにされていると感じると，その人の孤独感は独居の高齢者よりも強まるともされる．騒音や人のざわめきが認知症の人にとって混乱を招くこともあるので，一対一のコミュニケーションが効果的な場合もある．
* また，お気に入りのスタッフがいる場合もあり，まずそのスタッフから信頼関係を築き，ほかのスタッフや利用者とも徐々に関係性を築きながら，その場所が馴染みの場所となることで，認知症になっても新しい人間関係を築くことができる．

P：その人の視点に立つ

* 軽度認知症の人の視点に立つときに拠り所となるのは本人の言葉であると考える．軽度認知症の人へのインタビューや自記式回答による研究も多く行われるようになっており，その語りから認知症の人の視点を知ることがたくさんある．
* 落ち着いて語ることができる環境で疲労や混乱を招かないように配慮しながら，何に悩み，困り，何が助けになっているのか，認知症の人の言葉を真摯に受け止めケアに反映させる．
* 最近では認知症の人自身が体験を講演したり，執筆することも増えている．

S：相互に支えあう社会心理を提供する

* 習字や絵を描くことが得意な人では，自分で作品を仕上げることは困難となってきていても，監督や先生として指導をしてもらうことによる参加を促すことはできる．その際にとても大切になることは，作品を完成度を上げることや仕上げることではなく，教えていただいたことへの感謝の言葉を伝えることや，エラーが起こらないようなきめ細かい配慮をすることである．
* これは山口らが提唱する脳活性化リハビリテーションの，①快刺激で笑顔になる，②ほめることでやる気が出る，③コミュニケーションで安心する，④役割を演じることで生きがいが生まれる，⑤誤りを避ける学習で正しい方法を習得

する，という原則であり[4]，認知症の人の脳活性に効果があるとされている．趣味や学習活動のとき以外にも日々のケアのなかでも重要なポイントとして，家族やかかわる専門職が共通認識をもち，接していくことが認知症の人が安心して生活することにつながる．

✻ また，これは認知症をもつ人の**心理的ニーズ**[5]である「くつろぎ（脅かされることがなく安心して活動ができる）」「自分が自分であること（認知症になってもこれまでの経験や趣味を生かし，楽しさや達成感を感じることができる）」「たずさわること（役割をもち，感謝される．ケアを受けるだけの立場ではなく，教えたりやってあげる立場になることができる）」，いろいろな活動にさまざまな方法で参加することによる他者との交流をもつことができることにより「愛着，結びつき」「共にあること」といったニーズを満たすことにつながると考える．

● 引用文献

1) McKhann GM et al：The diagnosis of dementia due to Alzheimer's disease：recommendations from the National Institute on Aging-Alzheimer's Association workgroups on diagnostic guidelines for Alzheimer's disease. Alzheimers Dement **7**(3)：263-269, 2011
2) Wang J et al：Moderate consumption of Cabernet Sauvignon attenuates A β neuropathology in a mouse model of Alzheimer's disease. FASEB J **20**(13)：2313-2320, 2006
3) Lawton MP et al：Self-maintaining and instrumental activities of daily living. Gerontologist **9**(3)：179-186, 1969
4) 山口晴保：認知症状：記憶障害．認知症の正しい理解と包括的医療・ケアのポイント（山口晴保編），p.67-71，協同医書出版社，2010
5) 鈴木みずえ：パーソン・センタード・ケアと認知症ケアマッピング（DCM）の現状と研究の方向性．認知症ケアマッピングを用いたパーソン・センタード・ケア実践報告集（鈴木みずえ編），p.2，クオリティケア，2009

3 健康障害を予防し，支援する

> ### ✓ Essence
> - 認知症の初期では生活のなかでいろいろな失敗体験が増え，自信を喪失しはじめる．
> - 助けを呼ぶことに躊躇するため，自尊心を傷つけないようにしながら信頼関係を構築していくことが大切である．
> - 認知症ではなく，長い人生を生き抜いてきた1人の人として，その人の視点に立ってケアを行うことが大切である．

❋ 老年期になると，個人差はあるが生理的な変化が少しずつ現れ"衰え"はじめる．高齢者は自らの"衰え"を日々感じながら，それを否定したい気持ちも同時に抱く．また，身体的な"衰え"を"知恵"で補って環境に適応しながら日常生活を送るようになる．

❋ しかし，認知機能の低下が徐々に起きはじめると，日常生活のなかで工夫ができにくくなり，身体への負荷がかかりやすい．軽度認知症の高齢者は，日々の生活のなかで**"失敗体験"**（鍋を焦げつかせる，電子レンジの中に入れたまま取り出すのを忘れる，など）を繰り返す．また，繰り返す"失敗体験"で，**自信を少しずつなくしながらもそのことを他者に知られることに対して恥やおそれ**の感情が先立ち，素直に他者へ助けを求めたがらなくなる．周囲の人が本人の身体的変調に気が付いたときには，高齢者の病状はすでに重篤で，入院しなければならないことがある．

❋ 急性期病院で高齢者のケアを行う場合，病状の悪化の兆しを早期に発見するほかに，どのような状況下で入院になったのか，その**経緯を把握する**ことが重要である．それは，同じような入院を繰り返さないよう退院後の生活を整えるために必要だからである．

A 脱水

❋ 認知症の人は，**気が付かないうちに脱水になる**．たとえば，5月の連休に朝から畑仕事を行っていた高齢者が，午後に脱水で救急搬送されたことがあった．

搬送されてきたときの高齢者の服装は，朝の肌寒さ対策のために長袖のシャツとセーターにエプロンと風除けのカッパを着用していた．日が高くなって気温も上昇してきたが，徐々に上がった気温に気が付かないまま汗をかいて畑仕事を続けていたことが脱水の原因であった．大好きな畑仕事はできたが，気温に合わせて**服を脱ぐ**，**適宜水分をとるという行動**がとれていれば，このような状況にはいたらなかった．

* また，冬季にコタツにこもりお茶を飲まないため脱水になった高齢者もいた．本人の理由は「のどは渇かなかった．寒いからおしっこに何度も通わなくてもいいように飲まなかった」というものであった．尿失禁は，高齢者の自尊心を傷つける大きな要因である．**排泄回数を減らし**，**失敗をしないようにという高齢者も多い．また，脱水によって低ナトリウム血症（一般に 120 mEq/L 以下）になると意識障害やせん妄を発症することも多い．脱水で入院した高齢者が混乱状況に陥ったとき，"認知症"と決めつけず，電解質異常による意識障害をまず疑う必要がある．

* 何となく活気がない，居眠りが多い，口唇や舌の乾燥，舌のもつれ，皮膚の乾燥や皮膚の弾力の低下，発熱，歩行時のふらつき，頻脈や血圧低下などが見られたときには，すでに入院の対象となってしまう．そのような最悪の事態を避けるための対策として，水分の補給状況を観察し，本人が飲みやすいものをこまめに勧めることが大切である．

* 脱水は口腔内の環境を悪化させ口内炎や肺炎などの感染リスクも高めるため，**口腔ケア**を行うことは合併症予防のために重要である．頭痛や全身倦怠感などの主訴がないかの確認を何度も行うことは，**のどの渇きや暑さを感じにくい高齢者が脱水や熱中症を繰り返さないようにするために行う退院指導にもつながる．また，自宅では適宜エアコンなどで**室内温度を調整する**ことを周囲の人を含めて指導することが大切である．

Column

脱水のメカニズム

　発熱や水分摂取量の低下，発汗などによって細胞外液が少なくなると，細胞内液から補正し循環を保とうとする．高齢者の身体の特徴は，筋肉量の減少により細胞内液量が低下するため，体液量は成人の体液量に比べて約10％少なくなる（体重の約50％に落ちる）．また，腎における尿濃縮機能が弱まることやナトリウム保持機能の低下により尿量は増加する．そして，視床下部にある渇中枢の感受性も低下するため，口渇感が起こりにくくなり水分をとりにくくなる．以上のことより，高齢者は容易に脱水を起こす．さらに，高血圧や心不全などの循環器疾患に罹患し利尿薬を服用していることも多いため，水分摂取量には気を付ける必要がある．

B 慢性心不全

* 慢性心不全の悪化は，ナトリウムによって循環血液量を増すことでうっ血を起こす．**肺うっ血によって労作時息切れや痰の増加**が現れる．重症になると，水平臥床によって呼吸困難となり起坐位やファウラー位によって還流する血液量を減らさないと呼吸が楽にならない状況になる．肺うっ血が長期間続くと，肺の毛細血管静水圧が上昇し液体成分が漏れ出し，**肺水腫**を引き起こす．呼吸器系の異常は**低酸素状態**を引き起こすため，高齢者の**疲労を増大**させるだけでなく，せん妄の直接的な原因になる．

* 高齢者が慢性心不全で入院した場合，呼吸苦による**安静保持困難**や**睡眠障害**が持続し徐々にせん妄状態になっていくことが多い．慢性心不全では，ACE阻害薬（血管拡張薬）による薬物治療が中心となる．治療効果の観察には，呼吸苦や易疲労感などの主訴の減少や呼吸回数やSpO_2，体重の増減，下肢の周計などの客観的データが重要となる．また，呼吸苦による不眠やせん妄状態のときにベンゾジアゼピン系の睡眠薬を服用してもらうと，**呼吸抑制**が引き起こされることでかえってせん妄状態を悪化させてしまう場合があることを覚えておく必要がある．

* 慢性心不全の悪化を防ぐためには，自己管理能力の向上が重要である．軽度認知症の初期では，意識を集中し知覚を維持する機能が徐々に障害されるため，服薬や生活習慣の指導や説明に対して，口頭だけでは理解することが難しくなる．また，指導や説明を記憶にとどめられないため，新しい生活習慣が身につきにくい．記憶障害から起こりうる問題は，口渇が激しく水分をとったこと自体を忘れ再びお茶を飲んでしまう，内服したかどうかを忘れるなどが挙げられる．結果として，服薬の中断や水分・塩分制限が守れず心不全の増悪を繰り返すことになる．

* このようなことを起こさないためには，見やすくわかりやすいパンフレットを利用した指導や在宅での家族指導のほか，訪問看護や通所型介護サービスの利用による身体観察を行い，在宅生活のサポートを行うことが大切である．

* 家族への指導では，日々の起床後の排尿直後の体重測定や食生活指導を行うが，塩分の制限（軽症：7g以下/日，重症：3g以下/日）では，すべてのおかずを同じような薄味にするのではなく部分的に本来好きな濃い味にしてあとは薄味にする，出汁や香辛料を利用する，醤油をメレンゲ状に泡立てることで味覚を感じやすくし全体に使う醤油の量を減らす，などの**食生活上での工夫**を家族に具体的に伝えることが大切である．

C うつ病

1) 一般的な老年期のうつ病

* 老年期のうつ病では，遺伝的要因の関与が減少し，身体疾患への罹患や脳血管障害の合併など**器質的要因**の関与する割合が増加してくるといわれている[1]．高齢者のうつ病では，全身倦怠感，頭重感，めまい，肩こり，食欲低下，不眠を訴えることなど身体的愁訴が繰り返し現れやすいため，**介護者が疲弊する**場合もある．しかし，繰り返す訴えに対して「またか」と心気的な訴えとして対応することは，本人の**不安や焦燥をさらに強め自殺に結びつく**こともあるため注意が必要である．また，心気的な訴えの背景に，身体疾患を合併している場合もあるため，本人からていねいに訴えを聴くこととバイタルサインや体重の変化などの**身体的変化の観察**を怠ってはならない．

* 抗うつ薬による治療では，潜在性脳梗塞を合併する高齢者うつ病患者では，潜在性脳梗塞を伴わない患者に比べてせん妄や薬剤性パーキンソニズムなどの中枢神経系副作用が出現しやすいといわれている[1]．また，最近では高齢者の不眠治療薬に副作用の少ないラメルテオン（ロゼレム®）がよく用いられるようになってきたが，フルボキサミンマレイン酸塩（ルボックス®，デプロメール®）との併用は作用が強く発現してしまうため注意が必要である．

2) 認知症とうつ症状

* パーキンソン病やレビー小体型認知症は，ドパミン系神経細胞の変性と脱落のほかに，ノルアドレナリン系（青斑核），セロトニン系（背側縫線核），アセチルコリン系（マイネルと基底核）の神経細胞の変性や脱落によって早期からうつ症状を呈しやすい（**表Ⅲ-2**）．少量の三環系抗うつ薬の内服によって錯乱状態や椎体外路障害が起きた場合，パーキンソン病やレビー小体型認知症を疑う必要がある．また，仮性認知症は，アルツハイマー型認知症への移行の頻度が高いともいわれている．

* このようなうつ症状に対するケアは，ストレスの除去や睡眠をとることである．とくに，アルツハイマー型認知症の初期では，認知機能の低下に対する不安から混乱や自信を喪失することがあるため，支持的に対応を行うことが大切となる．

表 Ⅲ-2　アルツハイマー型認知症とうつ病性仮性認知症の鑑別点

	アルツハイマー型認知症	うつ病性仮性認知症
発症と進行	緩徐に発症，年単位で進行	比較的急速に発症，週〜月単位で進行
持続	年単位	数ヵ月単位
症状の訴え	自覚なし〜深刻味がない	強調する
思考や答え方	他罰的	自責的・否定的
記憶障害	ADL障害の程度に一致して出現 最近の記憶障害が強い	軽いわりにADL障害が強い 最近の記憶障害と古い記憶障害に差がない
失見当	ADL障害の程度に一致して出現	軽いわりにADLの障害が強く，不釣り合い
気分	比較的に安定	動揺性
睡眠	あまり障害されない	障害される．しばしば早朝覚醒
日内変動	なし	あり（午前に強い）

[池田研二：ATDとうつ病性仮性認知症の鑑別点．認知症などの器質性疾患の前触れとしてのうつ病・うつ状態（樋口輝彦監），p.39，医薬ジャーナル社，2016より許諾を得て転載]

3) アパシーとうつ状態

* アパシーとは，動機づけの障害に位置し，自発性・発動性の低下，情動の平板化，無関心，社会性の減退などをいう．アパシーは，前頭前野の領域損傷で起こり，アルツハイマー型認知症，レビー小体型認知症，前頭側頭型認知症などに現れる．うつ状態のように活動性の低下，活気のなさ，精神運動遅滞，疲労，興味や喜びの喪失といった共通の症状を併せもつために，うつ状態と間違えられることもある．抗うつ薬でふらつきや転倒などを起こしたり，アパシー症状を悪化させることもある．抗うつ薬の内服開始時は，症状の悪化がないかを観察することが重要である．アパシーでは睡眠障害や食欲不振などは現れず，感情は平板で深刻味がないことが抑うつ状態との相違点である．

4) 抑うつ症状とせん妄

* 活動低下型のせん妄は，一見静かで臥床していることが多くなるため抑うつ症状と間違えられることがある．理由として，**活動低下型のせん妄**の病態生理について，「脳幹網様体賦活系の機能低下による意識障害に加えて，より広範な大脳機能の低下が想定される」[2]といわれているからである．ケアにあたるときには，バイタルサインの変化や体重の増減などの身体面の観察のほか，処方されている内服薬などに変化はなかったかなどの確認が重要になってくる．
* 高齢者のなかには，せん妄が現れたときにスタッフから受けたケア内容や言わ

れたことなどを覚えていることがある．せん妄から回復した後，自信を喪失し傷ついた心のまま過ごし抑うつ状態に追い込まれる場合もある．せん妄のケアに入るときにていねいな言葉遣いを用いることは基本であるが，回復した後も高齢者本人や家族の気持ちをていねいに聴き，つらい気持ちをわかろうとする姿勢を示すことが大切である．

D 慢性硬膜下血腫

* 軽度の頭部の外傷などによって硬膜下に微少な出血が起こり，硬膜下に外膜と内膜の被膜が形成される．外膜は肉芽組織でできており血管に富み，容易に出血する．破綻した血管は修復されず出血を繰り返し徐々に血腫が大きくなる．また，血腫内の線溶系活性が亢進しているため，血液は凝固しにくく再出血が起こると考えられている[3]．
* 血腫は経時的に大きくなるため，**軽い頭痛症状**の後に徐々に**認知機能障害**が現れることがあるほかに，**歩行障害や片麻痺，尿失禁**をきたすようになる．治療すれば症状は改善するが，長期間放置すれば脳ヘルニアを起こし**意識障害**が高度となってしまう．
* 軽い頭部の外傷の既往があるアルコール多飲者や高齢者に多いが，外傷以外に抗凝固薬の内服やがんの硬膜転移でも発症する．高齢者で認知障害のある場合は，「認知症」と誤診される場合もあるため，本人以外にも軽い外傷の既往を確認することが望ましい．

E 脳血管障害

* 高齢者に多い脳血管障害としては，ラクナ梗塞と皮質下出血が挙げられる．ラクナ梗塞は，軽度の運動障害，しびれなどの感覚障害，構音障害などの神経症状は呈するが，意識障害や失語，失行，失認などの皮質症状はみられない．一般的には軽症の脳梗塞である．基礎疾患に高血圧があり，穿通枝領域の小さな梗塞で1回の発作の予後は一般に良好だが，繰り返す，または多発すると血管性認知症やパーキンソン（Parkinson）症候群などを呈することがある[4]．ラクナ梗塞の場合，血圧の管理や脱水の予防が再発防止には重要である．
* 皮質下出血の場合は，高血圧の既往がない場合が過半数を占める．高齢者では，脳表の小・中動脈にアミロイドタンパクが沈着し，血管壁の脆弱化が起きる．アミロイドタンパクの沈着が高度になると血管の破綻が生じ脳表部の出血（皮質下出血）をきたす．また，てんかんで発症，あるいはてんかんを後遺症と

して残す場合も少なくない[5]．アミロイドタンパクの沈着の関係から，アルツハイマー型認知症に高率に合併する．

* 脳血管障害は突然の症状の出現となるが，緊急性と病巣の予測を迅速に行う必要がある．閉眼したまま手掌を上にして両上肢を前方に挙上したとき，患側が回内しながら徐々に下に落ちるバレー（Barré）徴候は，意識の確認と同時に麻痺の観察を行える．また，図Ⅲ-5に示した瞳孔の大きさや偏位の有無など病巣との関連性を知っておくことは，早期診断と治療につながるため重要な観察項目である．

F 正常圧水頭症

* 正常圧水頭症には，原因疾患がはっきりしている続発性正常圧水頭症と原因疾

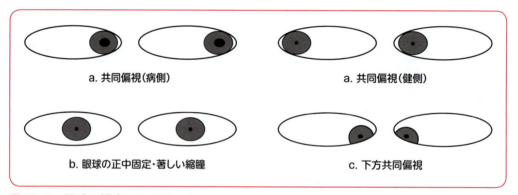

図Ⅲ-5 眼球の観察でわかること

a. 共同偏視
　脳梗塞や脳出血（被殻出血）による大脳病変，病側への共同偏視が起こる．被殻出血の場合，意識障害・感覚障害と片麻痺（病巣と対側）・対側同名性半盲・運動性失語（優位半球）・失行，失認（劣位半球），けいれんなどの症状が出る．
　小脳出血の場合は，健側への共同偏位と縮瞳が起こる．発症時には意識障害はない．運動失調（病側）があるが四肢の麻痺症状はない．激しい頭痛とめまい，嘔吐を繰り返す．

b. 眼球の正中固定・著しい縮瞳
　橋出血によって起こる．頭位変換眼球反射の消失と著しい縮瞳はあるが対光反射はある．そのほか，意識障害・四肢麻痺・感覚障害（両側～対側）・呼吸障害・嘔吐の症状があり，急速に悪化することがある．痙攣の症状はない．

c. 下方共同偏視
　視床出血によって起こる．意識障害・縮瞳と対光反射の消失または減弱・失語・感覚異常の症状が出る．片麻痺（対側）の症状は内包障害時に出る．

[塩尻俊明：カラーイラスト図解手軽にとれる神経所見，p.12-14，文光堂，2011／塩川芳昭：脳出血のまとめ．病気が見えるvol.7脳・神経（医療情報科学研究所編），p.92-105，メディックメディア，2016／川並透：眼位，眼瞼，瞳孔，眼球運動などの異常．病気が見えるvol.7脳・神経（医療情報科学研究所編），p.462，メディックメディア，2016を参考に筆者作成]

患がはっきりしない特発性正常圧水頭症がある．続発性正常圧水頭症は，くも膜下出血，頭部外傷，髄膜炎などの後，数週から数ヵ月経過した後に起こる．特発性正常圧水頭症は，60〜70歳代の人に起こる．

✻ 精神活動の低下は，認知症と間違えられることもあるため注意が必要である．正常圧水頭症でもっとも出現頻度が高い歩行障害は，歩幅の減少，足の挙上低下，すり足やすくみ足歩行である．また，歩行速度は遅く不安定となり，両足を開いて歩くなど特徴的な歩行が出はじめる．そのまま気が付かず進行していくと，もの忘れや自発性の低下，日常生活動作に支障をきたし出す．重症になると，尿失禁が目立ち，しだいに起き上がれなくなり無動性無言に近い状態になる．

✻ 認知機能が急に衰えた場合には認知症の悪化と決めつけず，既往歴や歩行状態の変化などの観察を行い，早期に医師の診察を受けることを考慮すべきである．

●引用文献
1) 山脇成人：高齢者の気分障害．老年精神医学講座―各論（日本老年精神医学会編），第2版，p.133-151，ワールドプランニング，2004
2) 和田健：せん妄の病態．せん妄の臨床―リアルワールド・プラクティス，p.32，新興医学出版社，2012
3) 森本雅徳：慢性硬膜下血腫（血腫内容物は固まりにくい　慢性硬膜下血腫の内容物）．病気が見える vol.7 脳・神経（医療情報科学研究所編），p.454-455，メディックメディア，2016
4) 田中耕太郎：脳梗塞（ラクナ梗塞）．病気が見える vol.7 脳・神経（医療情報科学研究所編），p.74-75，メディックメディア，2016
5) 塩川芳昭：脳出血（皮質下出血による症状）．病気が見える vol.7 脳・神経（医療情報科学研究所編），p.102-103，メディックメディア，2016

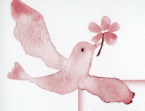
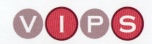

4 暮らしを支える

> ✓ **Essence**
> - 軽度認知症の人が住み慣れた地域で自分らしく暮らし続けるためには，住民を含んだネットワークの形成による支援体制の構築が必要である．
> - 地域包括ケア体制下で，軽度認知症の人の看取りまでを支えるキーパーソンは看護職である．

A 地域包括ケアシステムにおける軽度認知症の人の支援

❋ もの忘れがあっても，日常生活に支障がなく，身体的には問題がない軽度認知症の人は，一般の人と同じように地域で日常生活を送っている．医療機関へ入院，あるいは施設へ入所してはいないし，自宅での手助けも必要ないため，いずれのサービスを受けるわけでもなく，医療機関や福祉関係機関の専門職とつながりをもたない人が多い．

❋ 厚生労働省によれば，認知症の前段階の**軽度認知障害**（mild cognitive impairment：MCI）と推計される人は2012年で約400万人[1]，年間10～15％が認知症に移行するとされる．よって，地域包括ケアシステム[2]における軽度認知症の人への早期対応は，重要である．

❋ 国は，認知症高齢者や独居高齢者の増加を見越し，団塊の世代が後期高齢者となる2025年を目処に，地域包括ケアシステムの構築を，また，同じく2025年を目指して「認知症施策推進5か年計画」（オレンジプラン）を改め，「認知症施策推進総合戦略～認知症高齢者などにやさしい地域づくりに向けて～」（**新オレンジプラン**）を策定した．

❋ 地域包括ケアシステムと新オレンジプランの詳細は，**第Ⅶ章3**（☞p.196）に譲ることにするが，地域で暮らす軽度認知症の人と家族にとって，この地域包括ケアシステムの構築と新オレンジプランの実現は，まさに支援の柱である．そして，軽度認知症の人への支援の多くは，**地域づくりにつながるもの**であり，支援者の多くを家族や地域住民が担うことになると考える．つまり，軽度認知症の人や家族の困りごとをいかに**地域のニーズ**として吸い上げ，地域住民

を含めたネットワークを形成して支援体制を構築するかが，重要なカギとなる．
❋そこで，地域で暮らす軽度認知症の人の支援のポイントを，以下の事例を基に，「1）妥協を許さない人権の尊重と対等性の意識」「2）地域で支えるためのニーズの把握」「3）地域のケア拠点の育成」の3つの視点で述べることとする．

> **事例 9** 認知症になったI氏を地域で支えるネットワーク
>
> I氏，77歳，女性．アルツハイマー型認知症．
>
> 　70歳のときに夫を亡くし，それ以来一人暮らしをしている．2年前までは，医療機関にかかることもなく，シルバーカーを使用して1km先の公民館での老人会に友人と参加したり，買い物に出かけたりしていた．ある日の老人会で，I氏の勘違いがきっかけで，友人とちょっとした口論になり，それ以来老人会に参加しなくなった．
>
> 　今年に入って，I氏宅の郵便受けの新聞や郵便物が数日分放置され，外出するI氏の身なりがだらしなくなった．時折I氏宅を訪れる隣人は，出し忘れたごみが玄関に置いてあるのを見つけ，ごみの日に声をかけ，一緒にごみを分別して出すようになった．回覧板も声をかけて渡し，回すようにしている．I氏は，隣人の訪問を快く受け入れており，問題はない．隣町に嫁いだ娘が土日に来訪して，重たい物の買い物や，家事を手伝っている．
>
> 　I氏の隣人は，I氏のことを気にかけて声をかけているが，先のことを考えると不安になっていた．認知症が進行して夜中に火事を起こすかもしれない，孤独死するかもしれない，押し売りにあっているかもしれない，などあれこれ考えて眠れない夜もあった．娘に，専門的な医療機関への受診を勧めたいが，他人から"認知症"だと言われたくないだろうと切り出せずにいた．
>
> 　町内の集まりごとの際に，同じ隣保班（隣組）の住民に自分の心配を話したところ，「それは大変」と地域包括支援センターへ民生児童委員と一緒に相談に行くことになった．そこで，娘が同居できないのであれば，入所か入院させるなどなんとかして欲しいと訴えた．
>
> 　相談を受けた地域包括支援センター（I氏を知る看護職）は，I氏の状況把握と今後の支援を検討するために，3日後に娘，隣人，民生児童委員と話しあいの機会をもった．娘は同居が困難であること，入院や入所などの環境の変化はI氏へのダメージが大きく，本人も望んでいないため得策ではないことが確認された．そこで，認知症は誰にでも起こり得る病気であり，I氏を地域で支えることは地域の財産になるとして，地域でできることを出しあった．
>
> 　数回の話しあいの結果，認知症専門医への受診，週末の生活支援，宅食サービスの利用（娘），介護保険の申請（包括），ゴミ出しと回覧板のお手伝いと安否確認（隣人1回/5日），郵便物の取り込み（夕刊の配達者1回/日），老人会と町内会への参加の働きかけ（民生児童委員2回/月），買い物の見守り（スーパー1回/週），夜間の見守り（自治会役員で交代して1回/日）となり，互いに緊急時の連絡先を確認した．

第Ⅲ章　軽度認知症と共に生きる人を支える

1) 妥協を許さない人権の尊重と対等性の意識

* I氏の隣人は，I氏の見守りをさりげなく行い，専門的な医療機関を受診したほうがよいという重要なことに気付いてはいるが，関係が悪くなることをおそれ，顔見知りのご家族に対して"認知症のこと"を切り出せずにいた．善意の隣人であるが，気がかりが膨らむと，安心を得るために，また，I氏にとっても最善の対処であるとして，I氏の入院や入所を望み，結果として軽度認知症の人を地域から排除することを考えてしまった．

* I氏の意向を確認していないことから，住民に欠けているのは，"人権の尊重"の視点である．しかし，事例のような人権の尊重に対する意識の低さは，やむをえないものでもある．なぜならば，社会福祉の領域において，人権の尊重を根幹としながら，長い間措置というしくみで対象者を選別して収容し，保護するという救済が施策の中心であったからである．それは結果として，対象者を地域社会から遠ざけてしまった．今後，"住み慣れた地域で自分らしい暮らしを人生の最期まで続ける"という地域包括ケアシステムの目的を達成するためには，いかなる人も地域から排除することを考えるべきではない．

* 軽度認知症の人を支える際に，今，私たち専門職や住民に求められていることは，軽度認知症の人の**自己選択・自己決定**や**主体性**および**意向**などを徹底して**尊重し，尊厳を支える**，というぶれない姿勢である．そして，その姿勢の前提には，対等な関係性を意識することが重要である．支援する側もいずれ支援される側となることや，認知症は誰にも起こり得る疾患であり，自分のこととして受け止めることができる想像力もまた，必要である．

2) 地域で支えるためのニーズの把握

* 軽度認知症の人や家族の困りごとを地域のニーズとして吸い上げるには，たとえば，I氏の隣人の気がかりを，些細なこととして放置せず，目や耳を向けることから始まる．地域包括支援センターの専門職もまた，自分にも起こり得る困りごととして隣人の気がかりを受け止め解消するために，まずは正確な情報収集をする．情報収集先は，I氏と娘，隣人などの当事者だけでなく，I氏が住む地域のキーパーソンである民生児童委員や自治会長，老人会の会長や新聞配達者，郵便局員，買い物先など，I氏にかかわる人すべてにおよぶ．足を運んでの情報収集を積み重ね，地域の困りごとに真摯に向きあうことにより，住民ネットワークの形成が期待できる．

* 次の段階では，地域の気になる情報が自然に集まる機会を作ることを考える．たとえば，現在取り組まれている地域ケア会議を活用して地域の困りごとを吸い上げる場を設けることや，「3）地域のケア拠点の育成」で述べる地域のケア

拠点を育成し，そこに情報が集まるようにして連携を図ることも一案である．
* I氏がもつ個別の問題を地域のニーズとして，早い段階で察知して介入できるような体制は，軽度認知症の人や家族，そしてその地域の住民を支えるうえで重要な機能である．そのような地域ができれば，誰もが安心して住み続けることができると考えられる．

3) 地域のケア拠点の育成

* **地域包括ケアシステム**では，30分以内に必要なサービスが提供できる範囲として**日常生活圏域（中学校区）**を設定しているが，その圏域内に**地域ケア拠点**を作ることが必須である．そこは，その圏域の住民誰もが，もちろん軽度認知症の人も立ち寄ることができる場であり，もし，暮らしや健康，介護に関することで聞きたいことができたらいち早く相談に行ける場であり，「2）地域で支えるためのニーズの把握」で述べたような地域の困りごとが自然に集まる場になりうる拠点である．

* 筆者は，地域のケア拠点として，地域密着型サービスがもっとも適していると考えている[3]．なぜならば，**地域密着型サービス**は，地域との結びつきを重視することが運営の原則であり，運営推進会議を設置することで，すでに地域との接点をもつからである．運営推進会議の構成メンバーは事務所の職員のほか，利用者，利用者の家族，地域住民の代表者，管轄の地域包括支援センターの職員，行政職員，そのほか知見を有する者である．地域住民の代表者は，多くの場合，民生児童委員や自治会長，介護相談員，事業所のボランティアなどである．運営推進会議において，事業所の活動状況を報告し，評価を受けるとともに，住民の要望，助言などを聞いており，おおむね2ヵ月に1回以上の開催が運営基準に定められている．

* 地域密着型サービス以外では，**まちの保健室や高齢者サロン，認知症カフェ**なども，地域ケアの拠点として機能することが期待される（☞**p.209**）．住民主体のサロンやカフェ，公民館活動などが，地域ケアの拠点として機能するには，地域包括支援センターなどの**専門職**による**継続した介入**が望ましい．立ち上げ時には密に介入し，軌道に乗ると住民に任せる場合もあるが，多くは高齢の住民がリーダーとして運営しているために，住民の力量は安定していない．住民活動の負担が，一部の住民に偏らないよう，世代交代の時期も視野に入れながら，住民の相談役や運営の手助けなど，**側面的で教育的な継続した介入が必要**である．

B 軽度認知症の人を支える看護職の役割
── 事例9の場合

* 軽度認知症の人を支えるにあたり，I氏の事例を基に看護職の役割を整理した．看護職の強みは，専門職・非専門職，医療職・福祉職とも連携・協働体制を構築できる点にある．

1) 医療につなげる

* 軽度認知症の人は，医療機関やサービスにつながっていない場合がある．治療可能な認知症の可能性もあり，**早期の医療機関への受診**が望ましく，認知症専門外来とともに各都道府県に設置されている認知症疾患医療センターへの受診を検討したい．**認知症疾患医療センター**は，医師，精神保健福祉士，臨床心理士を配置し，保健医療・介護機関などと連携を図りながら，鑑別診断，急性期治療，専門医療相談，研修などを行い，認知症疾患の保健医療水準の向上を図ることを目的[4)]に2008年に事業化された．

* 軽度認知症の人に認知症専門外来への受診を勧めると，抵抗があって受診しないことがある．その場合，認知症疾患医療センターに相談すると，専門医療相談員が受診に向けて戦略を家族と一緒に練ったり，自宅訪問により状況を把握して直接受診を勧奨したり，行動・心理症状（BPSDとよばれる症状）への対応方法なども教えてくれる．ケアマネジャーや地域包括支援センターとの協働もある．そのほか，軽度認知症の人の初期対応には，「認知症初期集中支援チーム」（新オレンジプラン）の活用も期待される．

* このように，看護職の役割の1つには，認知症専門外来および認知症疾患医療センターなどの医療機関や「認知症初期集中支援チーム」を活用できるようにつなげることが挙げられる．その際，認知症の症状および生活機能の的確なアセスメント，I氏や家族の意向などの情報の提供が必要である．医療機関でのフォローが始まった後の**医療との連携**や**チームで情報を共有**できるような体制づくりもまた看護職の役割である．

2) 地域の資源につなげる

* I氏の事例において，しばらく自宅での暮らしが継続される場合，認知症の進行を予防するためにも，活動や参加の場としての地域の資源につなげることを考える．そのためには，地域の資源を把握し，I氏に応じた資源とのマッチングを検討する．食を確保し，市町村の地域支援事業，サロンや認知症カフェなどに関する情報提供や参加に向けての働きかけを行う．I氏と一緒に活動でき

る顔見知りの人も心がけて探したい．
* I氏の場合のインフォーマルな資源には，隣人による安否確認やゴミ出し，新聞配達者や買い物先での**見守り**などが考えられる．適切な資源がなければ，資源の開発を視野に入れ，**認知症サポーターの活用**や，**ボランティアの発掘，養成，組織化**に向けての検討を行う．
* 看護職は，専門性を活かしてI氏の個別の状況を的確にアセスメントし，I氏に合った生活支援と介護予防の一体的提供を目指し，地域の適切な資源につなげる．

3) 地域密着型サービスにつなげる

* I氏の事例において，介護保険につなげることができたら，小規模多機能型居宅介護の利用を検討し，自宅での暮らしを極力継続したい．
* **小規模多機能型居宅介護**の理念は，「在宅で365日24時間の安心を提供する：切れ目のない在宅サービスの提供」[5]であり，通いを中心とし，状態や希望に応じて，随時訪問や宿泊を柔軟に組み合わせて支援し，住み慣れた自宅での暮らしの継続を目指している．3つのサービスを1つの窓口で環境を変えずに利用できるために，リロケーションダメージを最小限に抑えることができる．また，包括報酬のため，利用頻度が高い場合は利用価値が高い．
* さらに，小規模多機能型居宅介護は，介護職主体の事業所であるが，看護職の配置基準があるため，**看取りまでを視野に入れる**ことができ，2015年には看取り連携体制加算が設けられた．看護職は人数が少なく，目立つ存在ではないが，緊急時の判断や対応，医師との連絡調整，職員教育において専門性を発揮し，事業所のケアの質の向上だけでなく，介護職の力量も向上させている．2012年に創設された**看護小規模多機能型居宅介護**では，まさに重度者への直接的な看護を可能とし，医療と連携しての看取りに十分対応できていると考えられる．看護小規模多機能型居宅介護や医療との連携体制が構築できている事業所が充実し，地域のケア拠点としての機能を果たすことができれば，認知症の人は最期まで地域で暮らすことの実現が期待できる．

4) 究極の個別ケア

* 軽度認知症の人が，安心してその人らしく地域で暮らすためには，本人・家族，住民，関係する専門職との協働により，**その人独自のチームで支援する**ことが重要である．チームで支援する際には，専門職に限らず，その人ともっとも関係ができている人が**キーパーソン**となって，情報共有しながら究極の個別ケアを実践して欲しい．**究極の個別ケア**とは，今，目の前の認知症の人と家族だけに通用する，たった1つの認知症ケアである．

C 地域包括ケア体制下の軽度認知症の人の予防から看取りまでを支えるキーパーソン

❊これまで述べてきたように，軽度認知症の人を支えるキーパーソンには，看護職がもっとも適している．理由としては，以下を実践することが可能であることが挙げられる．

- 認知症の症状と生活機能の的確なアセスメントに基づく医療と生活の両方を見通した支援
- 予防から看取りまでの直接的・間接的な支援
- 療養者・家族や住民と関係機関の専門職協働のマネジメント
- 専門職・非専門職を問わないネットワークの構築による地域づくり
- 住民および専門職への教育的支援

❊よって，看護職は，自分たちに寄せられる期待を自覚し，専門職としてあるいは一住民として役割を果たすことを考えたいものである．

● 引用文献
1) 厚生労働省：認知症施策推進総合戦略（新オレンジプラン）〜認知症高齢者等にやさしい地域づくりに向けて〜，2015
2) 厚生労働省：地域包括ケアシステム，2013 http://www.mhlw.go.jp/stf/seisakunitsuite/bunya/hukushi_kaigo/kaigo_koureisha/chiiki-houkatsu/（2017年3月17日検索）
3) 永田千鶴：地域密着型サービスが地域包括ケアシステムで果たす機能と看護職の役割．日老看会誌 **21**(1)：5-9，2016
4) 厚生労働省：認知症疾患医療センター運営事業実施要綱について．平成20年3月31日障発第0331009号
5) 高齢者介護研究会：2015年の高齢者介護〜高齢者の尊厳を支えるケアの確立に向けて〜，2003 http://www.mhlw.go.jp/topics/kaigo/kentou/15kourei/3.html （2017年3月17日検索）

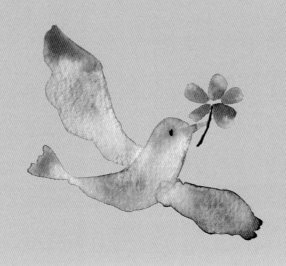

第 Ⅳ 章

中等度認知症と共に生きる人を支える

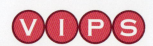

1 体験を理解する

- 中等度認知症の人では，記憶障害がさらに進み，先ほど言ったことなどもすぐに忘れることも多いために，何もできない状態になることへの不安と恐怖，居心地の悪さと孤独を感じている．
- たとえば，記憶の障害のために物をどこかに置き忘れてしまった場合，そのことを家族が追及すると，「私は知らない．誰かが持っていった」，さらには「あなたが（誰かが）盗んだ」などのいわゆる妄想に発展することがある．
- 不安や孤独などから自分の居場所がない，安心できる場所に戻りたい，役割を担い居場所のある場所に戻りたいと感じている心理的な状況を，認知症の人は「家に帰りたい」という言葉として表現することが多い．

✽ 中等度認知症の人では，記憶障害がさらに進み，先ほど言ったことなどもすぐに忘れることも多い．これは脳の海馬の萎縮などの影響によるものであるが，今後，何もできない状態になるのか，生活ができるのかなどの**不安と恐怖**，失敗を繰り返すことで家庭内でも**居心地の悪さと孤独**を感じている．

✽ 自分が自分でなくなっていることへの強い喪失感や，以前できていたことができなくなることから生じるさまざまな生活の支障やそれに関連した**苦悩**に関しては，家族にさえも話していない人も多い．家族からみると**失敗が多くなる**ことから注意したり，手伝ったりするが，本人は子ども扱いされた，邪魔にされたと受け止めて**感情の抑制ができず**，家族に対して**声を荒立てる**ことも起こる．さらには介護・看護を受け入れない，「家に帰る」と言う，**怒る**，**歩き回る**，などの反応が起こる．

✽ 認知症が進行して，できたことができにくくなり，失敗を繰り返し，家族や周囲の人と**コミュニケーションがとれなくなり**，**孤立して居場所がなくなる**[1]など，さまざまな心理的な要因がその人の感情や行動に影響を与えている．たとえば，記憶の障害のために物をどこかに置き忘れてしまった場合，それを家族が追及すると，「私は知らない．誰かが持っていった」，さらには「あなたが（誰かが）盗んだ」などのいわゆる**妄想**に発展することがある．

A 中等度認知症をもつ J 氏のストーリーから考えてみよう

事例 10　入院中も音楽を活用したかかわりを用いて穏やかに生活できるようになった J 氏

J 氏，70 歳代，女性．中等度アルツハイマー型認知症．

生活歴

元音楽教師．子育てのために退職後は家でピアノ教室を開いていた．買い物は夫と行き，家事はほぼ夫がしている．落ち着かなくなったときには，近くの公園への散歩やドライブすると落ち着いていた．

価値や信念など個別の特徴

子ども好きで社交的，しっかり者で友人も多い．公園などを散歩すると，笑顔で子どもに話しかけるなどの行動がみられる．

既往歴・現病歴と治療

何度も同じことを家族に聞いたり，慣れない場所で道に迷うことから，8 年前，心療内科を受診し，認知症の入り口と言われた．心理検査時に 5 つの物品記銘の検査に対して，ひどく怒り，それ以来病院へは行きたがらなくなった．

6 年前，J 氏の母親の入院中に顔なじみとなった看護師が問診をとることで，受診が可能となりアルツハイマー型認知症と診断され，ドネペジル・抑肝散の内服が開始となる．J 氏は「何もできないわ，私……できなくなってるの．身体は動かせるけど，（頭を触りながら）ここがね……ダメになっちゃってるの．そのうちもっとわからなくなる気がする」と受診時に看護師に話し，家では「もうやめたい」や，「死んでしまいたい」「迷惑をかけるから出て行きたい」と言う頻度が多くなっていた．認知症の進行とともに悲観的な言動は減っていったが，家でも「何もすることがない」「帰りたい」と言いながら歩き回る行動が多くなった．

現在，介護保険制度：要介護 3，認知症高齢者自立度：Ⅲa である．3 年前から小規模多機能施設にてデイサービス，ショートステイを利用している．

腹痛の訴えがあり，総胆管結石・胆嚢胆石にて消化器内科に入院した．内視鏡的逆行性胆道膵管造影（以下：ERCP）にて砕石予定での入院であったが，「帰るわ」と言って，病室からエレベーターまで何度か向かった．

B パーソン・センタード・モデルを用いて J 氏の心を理解しよう

1）脳の障害（NI）

✻ 認知症による**短期記憶**のために，入院しているという状況の説明を受けても，

5分も経てば忘れてしまう．家でも「何もすることがない」などと言いながら部屋のあちこちを歩き回る，外へ出かけようするなどの行動がみられた．
* 周囲の人の表情や言動などから"安心できる人"と"安心できない人"を認識し，繰り返しかかわると"会ったことがある人"と認識できる．
* 「帰るわ」と言って歩き出すたびに，しばらく付き添って，エレベーターまで行きそうになったときには，さりげなく声をかけ部屋へ誘導する．苗字ではなく名前で呼ばれることを好むので，呼び止めるときには名前で呼んで寄り添うと，J氏は「帰る」と言いながらも，自ら看護師と手をつなぎ，部屋への誘導に応じた．

2) 身体の健康状態（H）

* 自発的な痛みの訴えはないが，上腹部圧痛がある．痛みなどの**身体的な苦痛を言語的にうまく表現できない**傾向にあるため，J氏の表情や動きから捉えて鎮痛薬を積極的に使用し，苦痛の除去に努めた．

3) 生活歴（B）

* 音楽教師で，家でピアノ教室を開いていた経験があり，音楽や歌が好きなどの情報があった．数名の決まった看護師が担当となり，本人が好きな名前で呼ぶことや好きな音楽を流すことで，「帰るわ」と言って病室からエレベーターまで向かう行動は少なくなって，自分の歌を聞かせてくれるようになった．

4) 性格傾向（P）

* しっかり者で友人も多く，笑顔で子どもに話しかけるなどの社交的な面があった．ほかの入院患者からも「歌が上手ですね」と声がかかり，話をするようになって穏やかな表情で過ごせる時間が増えた．

5) 社会心理（SP）

* 本人から帰るという言葉が聞かれるときには，不安な気持ちの表れと考えられる．看護師が一緒に寄り添い，「ご自宅に帰ってご主人にお会いしたいのですか？」と，病院に慣れず夫に会いたいという本人の**気持ちを受け止める**ようにした．
* さらに本人が好きな音楽を流して，「歌が上手だと伺いました．聴かせていただけませんか？」と，歌を**お願いする**ような声かけをした．

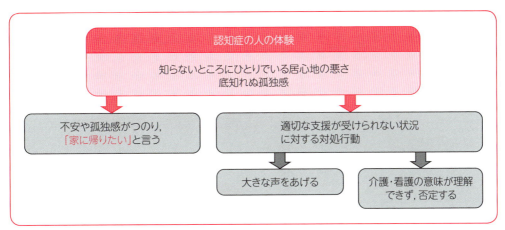

図Ⅳ-1 中等度認知症の人の体験と「家に帰りたい」という言葉の関係

C 解説

* 病院に入院している認知症の人は，病院や入院の意味も理解できず，何をされるかわからず緊張の連続である．さらにJ氏は胆石による痛みや不快感もあり，言葉でそれを説明できない状況にある．病院には自分の居場所がない，さらには家族など親しい人から引き離されたという苦痛を感じており，安心できる場所に戻りたい，親しい家族に会いたいと思うのは当然である．

* 認知症の人はその気持ちをうまく表現できず，「家に帰りたい」という言葉として表現することが多い（図Ⅳ-1）．さらに家で過ごしている認知症の人からも「家に帰りたい」という言葉が聞かれることもある．記憶障害に加えて現在の家の中での居心地の悪さや孤独感などの影響から，自分が家族から必要とされ，家族の中で重要な役割を担って輝いていた時代に戻りたいのである．したがって「家に帰りたい」という言葉は，中度認知症の人にとっては本来の居場所で自分を心から必要とし，頼りにしてくれる人といたいという心からの叫びでもある．このような症状をいわゆるBPSDとよばれる症状としてレッテルを貼り，向精神薬を投与することがある．しかし，向精神薬を投与すると副作用による転倒や誤嚥などによって生命予後が悪化するという報告[2]もあり，ケアも含めた非薬物的アプローチの重要性が指摘されている[3]．

* 中等度の認知症の人に起こりやすい**介護・看護が受け入れられない状況**は，本人に対する**説明や合意**が得られないままに処置やケアを進めてしまうことが大きな原因となっている．

* このとき，いわゆる認知症の症状と社会心理などに関係してさまざまな反応が起こりやすい．これらの反応には，パーソン・センタード・モデルの5つの要因

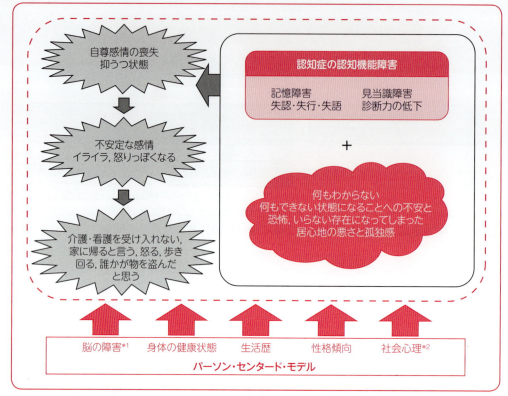

図Ⅳ-2　中等度認知症の人の心とその関連要因
*¹ 脳の障害：認知機能の低下から，現在の自分の状況や周囲の状況を理解することができない．
*² 社会心理：周囲の人と馴染みの関係を築くことができない．親しい人や家族と会うことができない．

からの影響を検討すると明らかになる（図Ⅳ-2）．すなわち，認知症の人の孤独感や不安に対する適切な支援がされていないなどのケア不足も絡んで起こっている．それぞれの認知機能のレベルや障害に合わせて，認知症の人にとって**わかりやすい言葉や説明**など，その人にあった工夫が必要とされる．

＊認知症の人は大きな声をあげたり，看護を拒否する行動を示すことがある．看護師自身が援助者として中等度認知症の人に受け入れてもらうためには，温かく思いやりに満ちたかかわりが何より重要になる．

● 引用文献

1) 高橋幸男：精神科における認知症医療の課題と展望　認知症の人のメンタルヘルスと地域生活支援．老年精医誌 **25**(7)：731-737，2014
2) Arai H et al：Mortality risk in current and new antipsychotic Alzheimer's disease users：Large scale Japanese study. Alzheimers Dement. **12**(7)：823-830，2016
3) 平成27年度厚生労働科学研究費補助金（厚生労働科学特別研究事業）認知症に対するかかりつけ医の向精神薬使用の適正化に関する調査研究班作成．かかりつけ医のためのBPSDに対する向精神薬使用ガイドライン（第2版）http://www.rounen.org/（2017年5月23日検索）

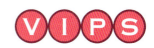

2 行動や言動の意味を理解して，パーソン・センタード・ケアを実践する

✓ Essence

- 中等度に進行した認知症の人ではさまざまな日常生活のしにくさが出現してくる．
- 家から出て行って戻らなくなる，介護者に対して大きな声をあげるといった活動性の高い状態が目立ち，介護者の負担感も高まりやすい．
- ニーズをしっかりと捉え，その人らしさを保てるよう援助を行う．

* 中等度の認知症の人の世界を理解しながら，具体的にどのような援助が介護者には求められるかについて，パーソン・センタード・モデルにてVIPSの視点で述べる．

A 歩き回る，家から出て行って戻らなくなる

1) 脳の障害（NI）

I：個人の独自性を尊重する

- * 歩き回ることや家から出て行って戻らなくなる要因には認知症の人のそれぞれに理由があり，個別の理由を探りニーズを満たすようかかわりながら，行動を見守ることが大切である．
- * **記憶障害**や**見当識障害**以外に，歩き回ることや家から出ていく行動の原因となる脳の障害としては，前頭側頭型認知症による**常同行動**とよばれる，同じ行動を繰り返す（繰り返さずにはいられない）といった特徴的な症状が原因の場合もある．
- * 筆者が経験した事例では，前頭側頭型認知症の人で在宅で生活をされていたが，決まった時間になると家から出ていき，決まったルートを何時間もかけて歩くが，必ず自宅には帰ってくることができていた．これは，場所がどこかわからなかったり，帰る道順がわからずに歩き続ける事例とは異なり，"歩く"という行動自体が目的であることも多く，行く手を阻むと非常に嫌がられることが多い．そのため，実施するケアとしては，**歩くコースの把握**（踏切や大きな道路の横断箇所はないか）と，**付き添い**を行う．
- * 付き添いを行う場合は，前方をふさぐようなことはせず，横に並んで寄り添う

ことが重要である．付き添いが困難であったり，危険な箇所が歩行ルートとなっている場合には，**歩行ルートの軌道修正**を根気強く行う．これは，室内で歩き回る場合にも有効であり，無理にルートを変えようとするのは逆効果であることが多いため，歩くこと以外に興味を示すことがないかを探り，それを示すことで歩行ルートを変更し，日課に組み入れていく．たとえば，きれい好きな人であればほうきや塵取りを持ってもらい，掃除を手伝ってもらいたい旨を伝え，場所を示しながら一緒に進むことで新たなルートとして認識してもらえることがある．

P：その人の視点に立つ

* 認知症が中等度になることにより，時間の見当識に加えて**場所の見当識も障害**されるようになる．「今がいつなのか」ということがわからなくなるだけでなく，「ここがどこなのか」ということもわからなくなってくる．そのことで認知症の人は今いる場所に落ち着きのなさや居心地の悪さを感じ，「ここにいてもよいのだろうか」や「（家にいても）家に帰らなければ」とくつろぎを求めて歩き回ることや家を出て行ってしまうことがある．
* さらに記憶障害も伴う場合では，家から出て行ったときに帰る道がわからなくなり，道を尋ねることもできず，異変を感じた通りすがりの人や警察などに気がついてもらえるまで歩き続けることになる．このような場合，ここがどこであるのか，なぜここにいるのかをわかりやすく繰り返し伝える**リアリティオリエンテーション**を行うことや，一緒に周辺を散歩をしてみることも場所の認識を高めることにつながり，また，いつでも外に出ることができるという安心感にもつながることがある．

2） 身体の健康状態（H）

P：その人の視点に立つ

* 認知症の人が，"歩き回る"に加えて何度も"立ち上がる"といった光景はよくみられるのではないだろうか．この場合は，**身体的な不快感や苦痛**を伴っている場合も多い．
* まず，考えられる身体的な不快感の原因としては**排泄**に関連したものがある．尿意や便意を感じていても，トイレの場所がわからず，また介護者にそれを伝えることもできず行動を繰り返したりすることがある．また，何度もトイレに行っているように見えていても，排尿障害による残尿があったり，尿切迫感により頻回に尿意を感じている可能性もあるので，本当にすっきりと出ているのか観察をしていくことが大切である．同様に排便に関しても，高齢者の場合は腸の蠕動運動や直腸反射が低下しやすく，排便があったといってもごく少量で直腸内にたくさん便塊が残っている場合があり，それが腹部膨満感や不快感と

なって歩き回っている場合もある．そのため，排尿や排便のパターンや排泄量を記録する排便・排尿日誌を活用して，**排泄のアセスメント**を行いその人にあったタイミングでトイレに誘導することや，排便をスムーズにする食品（発酵食品，乳製品，食物繊維，オリゴ糖）を日常的に摂取できるよう援助を行う．腹部を優しく"の"の字にマッサージすることも腸蠕動運動が低下している高齢者には有効なこともある．それでも排便がみられないときは，下剤を使用することもあるが，下剤の使用自体が腹部不快を招き認知症の人の行動変化につながる．直腸内に便が溜まっている状態では下剤の内服よりも坐薬を用いた方がすっきりと排便できることも多い．

* 立ち上がる，歩き回るというのはどこかに行きたいという場合もあるが，"座っていることが苦痛"という場合もある．歩き回ることが多い人は，活動量が多いことによりやせ形となることもあり，また加齢による筋肉量の低下により，殿部や大腿部がやせ，椅子に座っていることが苦痛となっているかもしれない．**栄養状態の確認**とともに，殿部や背部，腰部といった**皮膚トラブルの起こりやすい部位を観察**し，椅子の座り心地が悪いようであればクッション（褥瘡予防用に販売されているものもある）を用いる，座り姿勢が崩れないように体の大きさにあった椅子や車いすを選択する，など快適に過ごせるように調整する．室温が寒すぎたり暑すぎたりしていないか**環境への配慮**も忘れてはならない．

* 夜間覚醒して活動的になる人に対して日中に覚醒や活動を促すケアはよく行われているが，時として日中ずっと車いすに座ったままデイルームで過ごすようなことはないだろうか．認知症の人は高齢であったり，**刺激を過敏に受けやすく**心身ともに**疲労を蓄積**しやすい．**活動と休息のバランス**に気を配り，適度な午睡や横になる時間を日中設けることで休息を得ることにより，その後の活動の質を高め，夜間の頻尿にも効果があるとされ[1]良好な夜間の睡眠につながる．

3) 生活歴（B）

I：個人の独自性を尊重する

* もともとの**活動量**や，**生活リズム**を把握していく．以前から活動的であった人は，認知症になってからも活動的であり，その行動には理由があることが多い．
* 昼夜逆転しているという申し送りがあった人では，よくよく生活歴を聞いてみると，とても早寝で午前3時や4時に起きだして，家事をしたり畑仕事をしたりしていたという生活歴があり，その人にとってはあたり前の行動であることがある．
* 誰よりも早く起きて，家族のために仕事をすることが，その人にとって誇りであり役割であったということを理解し，とくに危険を伴わない場合であれば，見守りつつ過ごしてもらうこともケアではないだろうか．

4) 性格傾向（P）

P：その人の視点に立つ

- 自宅や慣れ親しんだ場所であっても，このような行動が出現するが，とくに入院や施設の利用に伴う**環境の変化**は認知症の人にとっては**混乱**を引き起こしやすく，ここではないどこかに行こうとして行動していることがみられる．そのような場合は今いる場が安全・安心な場所であることを理解してもらう必要がある．
- その際に言葉による説明をすることはもちろんであるが，言語的なコミュニケーションだけではうまく伝わらず，「騙そうとしている」と受け取られ，余計に関係性を悪化させることにつながりかねない．非言語的な**相手を受け入れようとする態度**（笑顔，タッチング，そばに寄り添う，相手の行動を妨げない）で接し，また声の調子も強い口調や早口は避け，ゆっくりと口元を見てもらいながら「あなたに話しかけています」という思いをしっかりと発信しながらコミュニケーションをとることが必要である．
- 最初は受け入れられないことも多いが，美味しそうなお茶やお菓子を用意して「一緒に食べませんか？」と誘ったりすることで，少しずつ「ここにいてもいいかな」と思ってもらえるようになるのではないだろうか．

S：相互に支えあう社会心理を提供する

- 生活歴の要素も含むが，歩き回ったり，動き回ろうとする行動には，「動かなければ寝たきりになる」という，健康信条からくる行動の場合もある．
- 介護者が，歩き回って疲労が見える人に「少し休みませんか」と伝えると，「足がきかなくなったら終わりだから」とつぶやいたため，その人が歩き続ける意味がわかったという場面もある．
- 認知機能が低下すると，自身の体力や身体機能にあった活動量を見定めることも困難となるため，筆者らは本人と話しあい，日課表を作成して適度な休息を取りながら，身体機能を維持するための活動の予定をわかりやすく表示し（**図Ⅳ-3**），スタッフ間での共有も行い声かけを実施した．

5) 社会心理（SP）—命を守る地域のネットワーク

V：人々の価値を認める

- 認知症の人が家から出て行ってしまい，行方不明になる件数は，平成28年では届け出があったものだけでも15,432件にのぼっている[2]．
- 予防と早期発見が何より認知症の人の命を守るために大切であり，警察や公的機関だけではなく，**地域住民を巻き込んでの見守り体制**が重要である．そのため，認知症施策の一環として各自治体を中心に，徘徊・見守りSOSネットワー

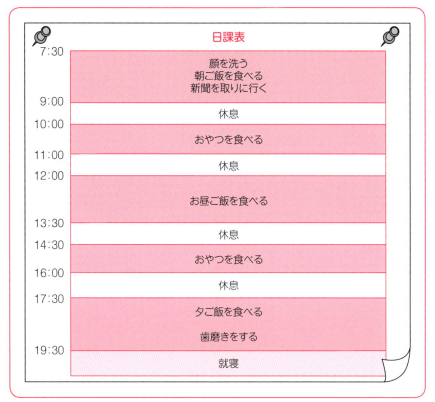

図Ⅳ-3　特別養護老人ホームでのある入居者の日課表

ク事業のような地域住民への参加を呼びかける取り組みが推進されてきている．
* 自分たちが住む地域の取り組みについて知っておくことや，必要な方には登録を進めるなど，いざというときの命綱として活用をしていくことも大切である．
* 病院や施設などでは，認知症の人の行方がわからなくなってしまったときの対応や連絡・捜索経路を明示し，定期的な訓練を行う．

B　介護者に対して大きな声をあげる，拒否する（攻撃的）行動や発言がある

1）脳の障害（NI）

V：人々の価値を認める

* 脳の病変が前頭前野に起こっている場合は，少しのストレスもうまくコントロールできにくくなることから怒りっぽくなったりする．前頭側頭型認知症では理由が不明なまま易怒的となることもあり，ケアの質により怒りが生じているわけではないことを家族・介護者に伝え，自分を責めないよう説明する[3]．

* 脳の障害により，怒りやすくなったり，些細（ささい）な刺激にも反応しやすくなることを介護者は理解し，認知症の人にとって不快に感じる刺激は何なのかアセスメントし，可能な限りそれらの刺激を避けるように援助する．認知機能の低下により日常生活を送るうえで生じるミスや生活のしにくさを叱責することなく，できる方法を一緒に探す．たとえば，趣味の手芸や習字などが自分ではできなくなっても，監督や指導担当として集まりに参加してもらうなどを企画する．

2）身体の健康状態（H）

P：その人の視点に立つ

* 身体的な要因としては，感覚器の機能の加齢による衰えも要因となっていることもある．
* 先日筆者が見かけた光景では，病院の待合所で数人の高齢者がテレビを観ながら送迎のバスを待っていた．係の人が来て，大きな声で背後から数人の名前を呼んだがその場にいた人たちは誰も返事をしなかった．「誰もいないのかな」と係りの人も筆者も思っていたが，一人ひとりの前に立ってしっかりと呼びかけたところ，全員がその場にいたことが明らかになった（図Ⅳ-4）．
* 年齢を重ねることにより，外部からの刺激や働きかけは届きにくくなっているのである．難聴により耳がよく聞こえないことは，私たちが発している言葉がしっかり相手に届かないままケアを始めている可能性がある．さらに老眼や白内障，緑内障により目がよく見えないことは，私たちが何者か，何をしようとしているのかわからず，不安を強くさせる．こちらが「伝えた」ではなく，相手が「わかった，認識した」ということが認知症の人とのコミュニケーションでは重要である．
* しっかりとコミュニケーションをとるためのコツとして，下記が挙げられる．

「話しかける」ための5つのステップ

①「あなた」を認識してもらう
　相手の視界に入る，笑顔を向ける
②目を合わせる
　鼻と鼻の高さ，視力やパーソナルスペースに配慮する
③話しかける
　名前を呼ぶ，やさしくゆっくり，短い文章，身振り手振りを加える
④許可をとる
⑤わかろうとする
　できれば，マスクは外す

［大誠会認知症サポートチーム：認知症の人とのコミュニケーション．楽になる認知症ケアのコツ（山口晴保ほか編），p.30-35，技術評論社，2015より引用］

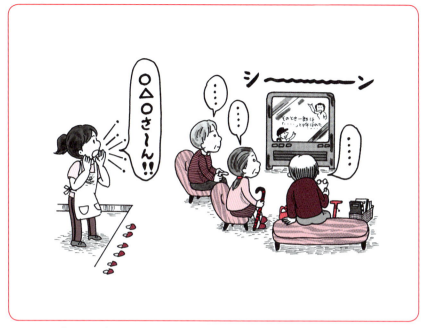

図Ⅳ-4 「あなた」を認識してもらってから声をかけましょう

* 介助者がしっかりと伝える技術を身につけることによって認知症の人との信頼関係を築くことができ，穏やかに生活援助や治療を受けることができると考える．

3) 生活歴（B）

I：個人の独自性を尊重する

* これまでどのような仕事や社会的地位だったのか，男性なのか女性なのかによっても行動は異なる．
* 会社を経営していたり，人に教える仕事をしているなど社会的地位があった人などは，そのときの役職の名前で呼ばれることで冷静さを取り戻すこともある．
* また，亭主関白であった人では女性より男性がケアを行ったほうがうまくいくときもあるが，人それぞれの場合も多い．そのため，その人と合うスタッフが誰なのかをケアを交代しながら見極め，ケアを受け入れてもらえるスタッフが見つかったら，その人だけに任せるのではなく，受け入れられる要因はどこにあるのかアセスメントし皆で共有していくことも大切である．
* さらに，生活歴を知ることは介護者にとっても拠り所となる．認知症になって今苦しんでいる目の前の人は以前どんなことで笑い，楽しみ，暮らしていたのかを知ることによって，今の苦しみを理解することにつながるように感じる．家族の写真に加えて，本人の以前の写真も部屋に置いてもらうよう依頼する．

4) 性格傾向（P）

I：個人の独自性を尊重する

* ここで確認しておかなければならないことは，認知症の人が攻撃的な行動をすることは必ずしも性格傾向に由来するわけではないということではないだろうか．
* 確かに年齢を重ねることにより，頑固な人はより頑固になったり，穏やかな人はより穏やかになったりするが，認知機能の低下による不安や拠り所のなさはどんな人にとってもつらい状況であり，自分を守ろうとして**他者からの刺激や働きかけに過敏**になることはやむをえないことである．
* 「元から怒ってばかりの人ではない」と考え，なぜその行動をするのかをその人の性格のせいにせずに探究する姿勢が求められる．

5) 社会心理（SP）

S：相互に支えあう社会心理を提供する

* 認知症の人の世界に対し周囲の環境（物理的，人的ともに）が大きな影響を与えることは理解されたと思うが，認知症の人が介護者に向ける**攻撃的な**言動は何らかの私たちへ送るサインであり，私たち介護者との相互作用のなかで作り出されている可能性があることを理解してかかわることが重要である．
* 私たちが相手にとって良かれと思って行う援助（食事をゆっくりと自分の力で食べようと思っていたのに，食事をとることが大変だろうと思い介助で早く食べさせようとする．髪を整えようと櫛を入れたが，からまりが強く痛みがあった，など）が時として認知症の人には苦痛やおそれとなり，介護者を攻撃すべき対象とみなしてしまうこともある．
* 食事の進んでいない人がいても，安易に介助をするのではなく食べやすい器や自助具を取り入れたり，許可をとってから必要なところを介助する．整容についても，痛みを感じないように髪がからまる前にこまめにとかす，お気に入りの髪型に整えるといったかかわりをもち，髭なども伸びきってから剃ると痛みを感じるので日課に取り入れて毎日こまめに髭剃りをするなど，あたり前の日常が継続できるよう援助することでケアを受けることに安心感を抱いてもらえる．

C　入浴しない，着替えない

* 認知症の人をケアするなかで，入浴や着替えがうまくできないことはよくみられる．認知症の人の世界を理解したうえで，具体的にどのような援助が必要なのか考えたい．

1) 脳の障害（NI）

V：人々の価値を認める

* 中等度の認知症では，入浴に誘うと「さっき入ったから大丈夫です」や「うちで入るから大丈夫です」と断られることがある．また，浴室までは来ることができても，脱衣所で衣類を脱ぐときや，浴室に入ろうとする段階になって，大きな声をあげたり，入り口を手でつかんで離さず，身動きが取れなくなってしまうことがしばしばみられる．

* これらの原因として，記憶障害によりいつから入浴していないかを忘れている可能性や，言葉の理解能力が低下していることにより，入浴という言葉が理解できていないまま浴室に連れて来られ，また，見当識障害により浴室であることが理解できないまま，本人としてはいきなり服を脱がされたという感覚に陥っている可能性がある．

* 筆者が経験した入浴ができなかった男性の事例では，入浴を勧めるきっかけとして言葉だけでなく，髭剃りを見せて，剃る動作を職員がしたり，浴室に銭湯や温泉を連想させる暖簾（のれん）を浴室の入り口にかけるなどして，視覚的にも入浴につながるような働きかけを行った．また，同性の職員が声かけをすることで入浴がスムーズにできることもある（図Ⅳ-5）．

* 着衣失行や気候に合った衣類を選ぶことが困難になることもあるが，すべてをこちらで用意して，介助を行おうとすると，なぜ着替えをしなければならないのか理解ができず，着替えができなくなることがある．その際は，一緒に何に

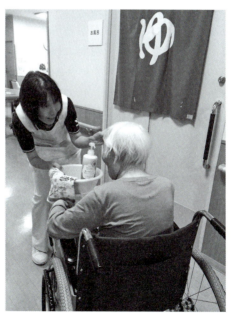

図Ⅳ-5　入浴を想起させる工夫

着替えるかを相談しながら服を選ぶことや，次に着る服の順番を示すことで，本人が納得しながら適切に着替えができるようになることもある．

2) 身体の健康状態（H）

P：その人の視点に立つ

* 入浴や着替えを嫌がる原因として，痛みの存在があることが報告されている[4]．関節拘縮やしびれのある四肢に不用意に触れることや関節を無理に動かすことで痛みが生じ，脱衣や体を洗われることに抵抗を示していることが考えられる．衣類の工夫や，痛みのない側から脱衣を行うなど，苦痛を最小限にしていくことが入浴に対する嫌なイメージを持たないためにも重要である．
* また，るい痩が著明な人やリウマチを持病とする人は，**寒冷による刺激をより苦痛**に感じることも考慮しなければならない．あたり前の基礎技術であるが，脱衣所や浴室を暖かくしておくことや，湯温を確かめてから体にシャワーをかけること，好みの湯加減を把握しておくことも入浴を心地よいものと思ってもらうことにつながる．

3) 生活歴（B）

I：個人の独自性を尊重する

* 入浴や清潔に関する**習慣**も，これまでの生活から影響を受ける．病院や施設では入浴や着替えは，施設側が決めた曜日や時間，かつ日中に実施されることが多い．しかし，お風呂は夕方や夜に入る習慣であった人が多いのではないだろうか．可能な範囲で本人が希望する時間に入浴できると，夜間も睡眠がしっかりとれた事例もあり，個別に検討してみることも1つの方法である．また，湯船にゆっくりとつかりたい人や，カラスの行水と昔から言われていたという人もおり，その習慣に合わせて個別にケアができることも望ましい．入浴を連想する品物についても，珍しいケースではあるが，たわしで全身をこすらないと入った気がしないような人さえいるが，取り入れられるものは積極的に取り入れたい．高齢の人では，四季折々の行事を大切にしてきた人も多く，菖蒲湯やゆず湯など季節を感じられる行事風呂も楽しみの1つとして提供すると，コミュニケーションにもなり，入浴につながりやすい．
* 習慣として，湯上りの一杯を楽しみにしていた人もいる．そのような人の場合は，入浴後の水分補給にノンアルコールビールを用意することもある．病院の場合はハードルが高いかもしれないが，入浴後の"アイス"や"牛乳"など，可能な範囲で入浴後に楽しみが待っていることを伝えながら，入浴が楽しみになる工夫をしてみてはいかがだろうか．

4) 性格傾向（P）

I：個人の独自性を尊重する

* 入浴や着替えは，恥ずかしさを伴いやすく，ましてや異性の介護者に裸を見られたくないというのはあたり前の感情である．
* 女性の場合，男性の職員が入浴を介助することを嫌がることが多いが，男性でも女性に介助されることに抵抗感を抱く人もいる．亭主関白だった人の場合，男性が対応したほうが，対等な関係性を本人が認めやすく，提案を受け入れてくれる場合がある．
* 筆者の施設では基本的に個浴として，家庭的な湯船に介助者と入居者が一対一で入浴することができるようになっている．このような環境は，大勢で一気に入浴をする場合に比べ，個人の特性に合わせた入浴が配慮でき，また，認知症の人にとっても他者からの雑音などの刺激を受けず，待たされることもないため，メリットが大きい．しかし，女性どうしの場合は，1人で入浴するより仲のよい人と女性どうしで入浴したいという場合もあり，「じゃ，みんなでお風呂いただきましょう」と伝えると，スムーズに入浴につながる場合もある．

5) 社会心理（SP）

S：相互に支えあう社会心理を提供する

* どのようなケアを行う場合も同様であるが，何をこれから行うのか，きちんと認識してもらいながらケアを進めていくことが，入浴でも基本であり，もっとも重要なことである．先述の通り，言葉だけでなく，目に見える情報から入浴することを連想してもらったり，体感的に湯や湯気の温かさに触れて，心地よさから入浴する気持ちを思い出してもらうなども1つの方法である．
* また，入浴は，流れ作業のように機能分化で行うよりも，可能であれば認知症の人をよく知る介護者が，入浴の準備から，浴室への誘導，入浴の実施など一連のケアを継続して行うことができる体制が望ましいと考える．

●引用文献

1) 日本排尿機能学会：生活指導，行動療法．夜間頻尿診療ガイドライン，p.49-50，ワイリー・パブリック・ジャパン，2016
2) 警察庁生活安全局生活安全企画課：平成28年中における行方不明者の状況，2017
   http://www.npa.go.jp/safetylife/seianki/fumei/H28yukuehumeisya.pdf（2017年7月7日検索）
3) 山口晴保：BPSDと生活障害各論．紙とペンでできる認知症診療術―笑顔の生活を支えよう，p.204-205，協同医書出版社，2016
4) 牧野恵美ほか：入浴時に認知症高齢者に出現するBPSDと影響する環境要因の分析．日本認知症ケア学会誌 **15**(3)：677-687，2016

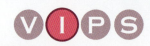

3 健康障害を予防し，支援する

- 中等度認知症の人がケアを拒むのには，「恥ずかしい」という気持ちや「自分自身を人はどう見ているか」を敏感に感じ取っている背景があることを心にとめてかかわる．
- 中等度認知症の人の行動に対して，安易に「認知症の行動と心理症状」と決めつけて介入してはならない．
- 中等度認知症では排泄障害など個人の尊厳にかかわる障害が起こるため，高齢者の繊細な感情に配慮しながらかかわることが重要である．

✻ 中等度認知症になると，**記憶障害**のほか**空間認知障害**や**実行機能障害**，**注意障害**などの中核症状によって判断を誤り，日常生活上の行動に支障が目立ちはじめる．徐々に"ごまかし"が上手くできなくなり，周囲の人からさまざまな日常生活上の支援を受ける必要性が出てくる．

✻ しかし，中等度認知症になると，援助する人のペースを速く感じて状況判断がさらにできなくなり戸惑い，「迷惑をかけている」「恥ずかしい」「怖い」などの感情が出やすくなる．そのために，時として支援をかたくなに拒む．

✻ このような時期に起き得る"拒む"行為を，認知症の行動と心理症状（BPSD）として安易に決めつけケア介入を行うと，高齢者はさらに心を閉ざして支援を拒むこととなりやすい．認知症が進行しても「他者が自分のことをどのように見ているのか」について敏感に感じ取っているため，**不信感**や**挫折・絶望感**も生まれやすい．認知症の進行に伴って"心が傷つきやすい"状況は増えるため，高齢者の行動をコントロールするようなかかわり方は避けなければならない．

✻ 看護師は，認知症の症状が進行していく高齢者の**繊細な感情に配慮**しながらかかわることが，この時期の健康障害の予防と支援を行ううえで重要となる．

A 排泄障害

✻ 加齢によって身体機能や認知機能が衰えてくると，排泄行動が自立して行えなくなり，他者に頼らなければならない．排泄行動を他者に頼ることを，誰でも

「恥ずかしい」と思うのはごく普通の感情である．そう考えると，中等度認知症の高齢者が排泄援助を拒むのは，認知症の行動と心理症状（BPSD）ではなく「恥ずかしい」というあたり前の感情をストレートに表しているものと考えることができる．

✻ 援助を受け入れるためには，「現実的に自分ではできない」ということを判断し「恥ずかしい」という気持ちを抑えて「身を委ねる」ことができなければならない．ところが，認知機能が低下してくると，「現実的に自分ではできない」という判断ができずに排泄行動を"失敗"し，それでも「恥ずかしい」気持ちはあるので「後でなんとかしよう」と汚れた下着を隠すなどその場を取り繕う．しかし，介護者が見つけて指摘しても，下着を汚したことやそれを隠したこと自体を忘れてしまっているので，「私ではない！そんなことしていない！」とトラブルになる．

✻ 判断力の低下や記憶障害があっても，羞恥心や怒りなど人が本来もつ感情は失っていないということを理解しかかわることが重要である．つまり，認知症の人が毎回排泄援助を受けていたとしても，援助に慣れているのは介助する側であって，介助される側は「毎回初めてのこと」で慣れるはずもなく「恥ずかしい」と感じて他者の援助を拒むのである．ズボンや下着を下ろす前に，少しでも本人に恥ずかしい思いをさせないようにバスタオルなどで下半身をおおうなどの配慮が排泄ケアのポイントにもなる．

1） 機能性尿失禁

a） 認知機能面の影響

✻ 排尿障害のタイプには，腹圧性尿失禁，切迫性尿失禁，溢流性尿失禁，頻尿，機能性尿失禁，などがある．認知症の進行に伴う失禁は，「場所がわからない」「トイレの使用方法がわからない」「衣服の着脱がわからない」「尿意の訴えがうまくできない」などの**認知機能面から影響を受ける機能性尿失禁**である．

✻ 「場所がわからない」場合，トイレの表示の高さが本人の視線より高くて気がつきにくい位置に設置されていたり，表示自体がわかりにくい，ドアと壁の色が同色系またはほかのドアの色やデザインと同じで見分けがつかないなどがないか，ハード面の見直しや工夫を考える必要がある．さらに，ドアノブ自体のデザインが，引き戸かドア式で押すのか引くのかわからないなど，細かい観察も必要になる．「見た目がよい」と「わかりやすく使いやすい」はまったく別物である．また，トイレから部屋に戻れないなど場所自体が覚えられずに迷う場合，病室ベッドからトイレまで床にテープを貼ることでそれを頼りに往復を可能にする場合もあるので，その人に合わせた表示の工夫を考えることが重要である．

✻ 「トイレの使用方法がわからない」場合，立つ位置や方向がわからない，座る位置がずれる，水を流すなどの後始末がわからない，などが考えられる．立つ位

置や方向と座る位置については，床に足の形や矢印のペイントなどの視覚でわかるようにすることが解決につながる場合もある．また，洋式トイレで腰掛ける動作は，重心が後ろに傾くため倒れるような怖さを覚える人もいるため，便座の周囲に手すりを設置してバランスをとりながら座れるように環境を整えることが必要である．

＊衣類の着脱については，失禁するからと尿取りパッドやマジックテープ式の紙おむつを予防的につけても，外してそのまま排尿することもある．歩行できるのであれば，必要以上に尿取りパッドなどはつけず，着脱しやすいゴム式のズボンやパンツ式の紙パンツにして自分で排尿しやすくする工夫が大切である．また，落ち着かずに動き回る行動が目立ち始めたりしきりに衣類を触る，脱衣し始めることなどがあれば，単に「落ち着かない」「転倒リスクが高い」などとアセスメントはせずに，さりげなくトイレ誘導を行うほうがケアとしては有効である．

b）運動機能面の影響

＊機能性尿失禁には，運動機能の問題で起きる場合もある．下肢筋力やバランス能力，体力の低下によって長い距離が歩けないなどの廃用症候群は，転倒による骨折や変形性膝関節症やパーキンソン症状，リウマチや心不全，呼吸器疾患などの慢性疾患が原因で起きる．このような場合には，筋力低下を防ぐためのリハビリや歩行補助具の利用，簡易型手すりの設置による歩行バランスのサポートや体力に合わせてポータブルトイレの設置などその人の生活に合わせた環境調整がカギとなる．

2）その他の尿失禁

＊以上の認知機能面や運動機能面の2種類の機能性尿失禁をベースに，ほかの種類の尿失禁が合併している場合が多い．たとえば，**腹圧性尿失禁**は骨盤底筋群の筋力低下が原因の蓄尿障害で，女性に多い．くしゃみや運動などで腹圧がかかると尿漏れが起きるが，認知機能の低下によって着替え方や着替えの準備，汚れた衣類の後始末ができなくなり生活に支障をきたす．肛門や腟を5秒間強くしめるような骨盤底筋群を鍛える運動を行うことが予防には有効であるが，中等度認知症の人にはイメージしにくい運動である．"きをつけ"などの声をかけた直立姿勢の運動がなじみやすく，殿筋から骨盤底筋群の収縮運動もしやすい．この運動は，**切迫性尿失禁**にも有効である．頻尿や切迫性尿失禁は，膀胱に尿をためる機能が衰え容量自体も小さくなってきているため，なるべく尿意をがまんし膀胱に尿をためていく練習を行うことや，抗コリン薬などの薬剤使用が治療方法に有効である．しかし抗コリン薬の副作用には記憶障害など認知機能の低下を起こすことがあるため，服用時には高齢者の判断力の低下などが

悪化していないか観察していく必要がある．

* **過活動膀胱**は，とかく，頻尿は膀胱炎の初期症状による場合もあるため，頻尿や尿意頻数のほかに排尿痛と混濁尿の症状がないかどうかの観察が重要である．**膀胱炎**の場合は，抗菌薬などの薬剤治療のほかに自浄作用が高まるように水分を多くとることが必要である．また，膀胱炎の多くは大腸菌の単独感染であり，会陰，外陰部から外尿道口を経て膀胱内に侵入したものである．つまり，陰部の清潔保持ができるように，排尿後には毎回温水洗浄便座によるビデを使用した洗浄を行うことが予防になる．さらに，手洗いのほかに爪切りなど手指衛生に気を配ることがケアポイントになる．

* **溢流性尿失禁**は，膀胱内の尿を排尿時に出し切れず残尿が漏れてくる状態のことで，前立腺肥大など尿道の狭窄が原因の場合に起こりやすい．症状としては，尿意を頻繁に感じるが，排尿開始までに時間がかかる，排尿に勢いがなく切れがわるい，残尿感がある，尿が漏れる，などがある．認知症の男性高齢者が，夜間不眠で落ち着かず何度か失禁したというようなエピソードがあるときは，溢流性尿失禁を疑うことが必要である．

* 溢流性尿失禁では紙パンツや下着が尿で汚染されるため，「尿は出ている＝残尿はない」と考えがちであるが，実際は膀胱の容量以上になった尿が膀胱内圧の力で狭窄した尿道を開けて溢れ出た状態なのである．夜間の大失禁は，睡眠によって副交感神経が働いて尿道が少なからず開くために起こる．観察方法は，膀胱内尿量測定装置などの簡易的に超音波で尿量を測定できるものがあれば，それを使用して残尿がないかを確認することが必要である．機械がない場合は，下腹部の張りがないかどうかを手で押さえて確認してみる方法もある．残尿がある場合，下腹部を手で押さえられると不快な感じを訴える場合もあるので，本人の言動や表情も同時に観察するとよい．日中に1時間に1～2回以上トイレに通う，1回尿量が少ないこと，夜間に大量の尿失禁があるなどの排尿日誌による情報でもわかる．

* 入院による環境変化で緊張し，便秘になって直腸の肛門が普段よりも尿道を圧迫している場合も残尿がたまりやすくなるため，排便のコントロールを行っておくことが必要である．そのほか，必要であれば導尿や薬剤治療，男性の場合，前立腺の治療が行われる．

3) 排便障害

* 排便障害は，便失禁，便秘，下痢がある．便失禁は，腹圧がかかったときに出てしまう腹圧性便失禁，下痢などによって急激に催す便意にがまんできなくなる切迫性便失禁，元々便がたくさん溜まった状況で便が溢れ出す溢流性便失禁，場所がわからない，歩けないことで漏れる機能性便失禁，など排尿障害と

* 溢流性便失禁は，毎日排便があるため便秘に気がつきにくい場合がある．硬い宿便が直腸に詰まっているすきまを緩下剤で水分を含んだ便汁のみが通って失禁で確認され，下痢と間違えられる場合もあるため，腹部の触診や聴診などの観察を行うことが重要である．
* 便秘改善には，牛乳や水分の摂取や歩行や坐位のままでの腿上げ運動を行い腸腰筋群の刺激によって腸蠕動を亢進させることや乳酸菌を含んだ食品を勧めていくとよい．また，便意がなくても朝食後など腸蠕動が亢進しやすい時間に毎日トイレに行くことは，習慣性の便秘改善には役立つ．緩下剤については，高齢者に優しい薬剤を選択することはたいへん重要である．麻子仁丸（マシニンガン）の使用によって自然排便が増え BPSD が緩和したという研究[1]が近年発表されているため，参考にされるとよい．

B 疼痛

* 認知症の症状が進行すると，身体の痛みを他者に伝えることが徐々にできなくなってくる．以前，外科病棟で昼夜を問わず「暑い」と言ってパジャマを脱いで裸になってしまう術後3日目の人がいた．看護師は，室内温度の調整を何度も行ったが，脱衣行為は続いていた．しかし，どこが暑いのか？　と尋ねると，「ここ」と言って創部を指差したことがあった．疼痛コントロールの再アセスメント後にケア介入を行うと脱衣行為はなくなった．術後の痛みを「暑い」と表現していたのだ．
* このように，認知症が進行していくなかで手術など身体に大きなストレスが加わると，本来伝えたいことを的確に表現することがさらにむずかしくなっているため，「痛い」という直接的な表現がむずかしくなっていることを理解しケア介入を行う必要がある．
* 疼痛の観察方法は，本人の言葉のほかに声のトーンや大きさ，語尾の強さ，動作時の表情や仕草（しぐさ），呼吸状態や血圧，脈拍，などがある．認知症をもつ高齢者の疼痛に対して，Pain Assessment in Advanced Dementia Scale（PAINAD）[2]などのスケールを用いて観察することで，"声にならない訴え"を探すことが重要である（表Ⅳ-1）．

C 転倒による骨折

* 中等度認知症の転倒による骨折は，認知判断力の低下や加齢による身体機能の

表Ⅳ-1　Pain Assessment in Advanced Dementia Scale（PAINAD）

	0	1	2
呼吸（非発声時）	正常	随時の努力呼吸，短期間の過換気	雑音が多い努力性呼吸，長期の過換気，チェーンストークス呼吸
ネガティブな発声	なし	随時のうめき声，ネガティブで批判的な内容の小声での話	繰り返す困らせる大声，大声でうめき，苦しむ，泣く
顔の表情	微笑んでいる，無表情	悲しい，怯えている，不機嫌な顔	顔面をゆがめている
ボディランゲージ	リラックスしている	緊張している，苦しむ，行ったり来たりする，そわそわする	剛直，握ったこぶし，引き上げた膝，引っ張る，押しのける，殴りかかる
慰めやすさ	慰める必要なし	声かけや接触で気をそらせる，安心する	慰めたり，気をそらしたり，安心させることができない

［平原佐斗司：認知症の緩和ケア．緩和医療学 **11**(2)：36，2009 より引用］

低下が影響している場合が多い．この認知判断力と身体機能は，どちらか一方が低下しても転倒のリスクは高くなる．

* たとえば，入院時にオリエンテーションを受け，「現在の自分の身体状況では，1人で動くのは危険だ」という状況を理解すると，「本当は嫌だけれども，助けを呼ぼう」という判断を行い，ナースコールが押せるのである．しかし，認知症が進行すると，けがをしたこと自体を忘れ，身体能力が低下しているにもかかわらず，「トイレに行こう」と判断を誤って転倒するのである．入院中に「ナースコールを押して介助者を待つ」というのは医療者側から見た常識であっても，中等度認知症の人にとっては，ナースコールを押すことも非日常のことであり常識ではないことを理解しておく必要がある．

* 入院中のベッドサイドにおける転倒・転落は起きないことが望ましいが，予防のために認知症の人を動けなくするような対策は，廃用症候群を起こしさらに転倒リスクを高めてしまうため本末転倒な対策である．「転ばせない，ベッドから落ちない」ではなく，「けがなく転ぶ，けがなくベッドから落ちる」という発想の転換による環境調整が重要である．

* 図Ⅳ-6 に示す転倒・転落防止対策フローチャートは，そのような発想の転換から考案したもので，誰もが短時間で同じように認知判断力と身体機能面の両面についてアセスメントと対策ができるものである[3,4]．

* 注意機能障害の進行は記憶障害と同様で，しだいに生活に支障をきたすようになる．主な認知症の疾患別の注意機能の障害からくる転倒による事故の予防について述べる．

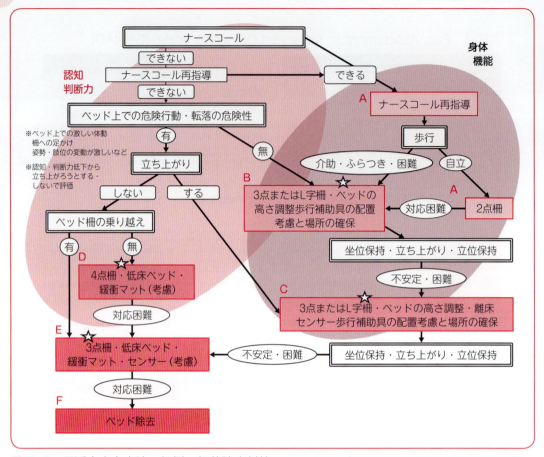

図Ⅳ-6　長浜赤十字病院　転倒・転落防止対策フローチャート
☆坐位保持安定かつ，何かを持てば，立位保持が30秒以上安定→膝関節より5cm高くベッド調整：B
☆坐位保持安定かつ，何かを持っても，立位保持が30秒以下→坐位保持が安定する高さにベッド調整：B
☆B対応の対策で，認知機能が低下している場合→B対応＋離床センサー：C
☆坐位保持不安定または，何かを持っても立位保持が30秒以下または不安定→低床ベッド・緩衝マット：E
☆上肢・下肢・胴・肩の抑制→4点ベッド柵・緩衝マット・ベッドを低く：D
　（4点ベッド柵→身体拘束として扱う）
［堀口幸二ほか：多職種による転倒・転落防止対策フローチャートの作成と実践．患者安全推進ジャーナル2016　別冊，p.89，2016より許諾を得て改変し転載］

1） アルツハイマー型認知症の場合

✱ アルツハイマー型認知症では，注意の選択・維持・分配の3つの機能の障害が現れる．とくに注意の分配機能は，MMSE（Mini Mental State Examination）が24点以上なら障害は認められないが，17点以下でほとんどの者に障害を認めるようになる[5]．注意の選択機能と維持機能の障害が現れはじめると，騒がしい環境下では物事に注意を払い続けることがむずかしくなり，環境に適応するために必要以上に緊張し続けなければならず疲弊しやすい．そのために，周囲に対して同時に注意を払わなければならないことが突然起こると，転倒のリスクは高くなる．

❋ たとえば，歩行中に突然うしろから呼びとめられると，歩行をやめて振り返り，相手を確認し返事をするという，同時にいろいろな注意を払う行動をしなければならない．筋力の低下もありバランスがわるい状況下で振り返る動作を突然とると，慣性の法則で体幹だけが前に進み，足がもつれて転倒を起こしてしまう．認知症の人に声をかける場合は，**前方より相手を確認できる位置から行うこと**や，**作業が一段落するまで待ってから行うこと**が転倒予防には大切である．

2） 前頭側頭型認知症の場合

❋ 前頭側頭型認知症では，注意を維持することが困難になるほかに，物音や新しい刺激に目を奪われてすぐに気がそれるようになるが，そのこと自体で転倒や骨折が起こることは少ない．ただ，周囲に配慮して行動することが困難なため，道を譲る，信号を守る，などの行為ができず交通事故などに遭うリスクは高い．周遊とよばれるパターン化した外出に関して，コースを確認し安全を確認しておくことが事故予防のためには大切である．

3） レビー小体型認知症の場合

❋ レビー小体型認知症の中核症状は，**意識レベルの変動**が特徴的である．意識消失するわけではないが，数分～数時間の間，外界からの刺激に反応しなくなることがある．床がゆがんで見える，影が穴に見えるなどの**視覚認知障害**と**パーキンソン症状**によって，転倒リスクは高くなる．とくに，夜間帯など薄暗い環境では，周囲の状況が見えにくくなり錯視や変形視が起きやすいため，遠近感を確認するために**杖を利用**したり，**部屋を明るくする**などの工夫が必要になる．また，抗精神病薬の使用は，幻視などの中核症状を悪化させるほかパーキンソン症状も強くなり，転倒リスクが高いことを知っておく必要がある．

4） 血管性認知症の場合

❋ 血管性認知症の場合，麻痺やパーキンソン症状などの**運動障害**や視放線の通る部分の梗塞や出血による半盲による**視野狭窄**，右脳の梗塞や出血による**左半側空間無視**などが転倒・転落のリスクを高くする．レビー小体型認知症と同様に，抗精神病薬の使用は，パーキンソン症状の悪化を招く場合もあるため，**歯車現象**や**鉛管現象**が起きていないか，肘関節の屈曲伸展を他動で観察することが必要である．左半側空間無視の場合，ナースコールは右側に設置し，ベッドは右降りにして，下垂足時には右側に手すりを設置すると体幹は安定しやす

第Ⅳ章 中等度認知症と共に生きる人を支える

い．また，麻痺の状況や下肢筋力に合わせ，立位保持が30秒以上安定するようであれば膝関節より5cm高く設定し，逆に立位保持が不安定であるならば，低床ベッドに切り替えて1人では立てない環境に設定することが重要である．

5) そのほか，さまざまな背景

* 転倒し骨折するまでの経緯には，いろいろな背景がある．たとえば，脱水や発熱，心不全など**身体の不調**が転倒の原因になる場合や，**睡眠薬の内服**が原因の場合もある．とくに睡眠薬や抗不安薬は，「以前から服用していた」と入院時に情報を得ていた場合でも，元々内服の量が多く「以前からふらついていた」可能性もある．**独居の場合**では，内服後に本人がどのような状況で睡眠をとっていたのかなど他者の観察した情報がほとんどないため，入院当初の内服時にはよく観察を行う必要がある．これを怠ると，「ほかの疾患や検査で入院したのに夜間に転倒し骨折した」などの事故の危険性を高めてしまう．
* 転倒による骨折で入院になった場合，睡眠薬の服用について，いつからどのような状況で服用するようになったのかなどの情報を得ておくことと，体重の増減がここ1ヵ月の間で急激に起きていないかなどを調べることで，退院後の転倒や骨折の予防につながる．
* また，巻き爪や外反母趾，魚の目などの痛みによって歩行のバランスがわるくなっている場合もあるため，日頃の観察とケアはとくに重要である．
* 転倒によって下肢を骨折した高齢者のなかには，脊柱管の狭窄が原因で下肢の筋力が低下し受傷した場合もあるため，足背の底背屈運動が行えるかなどの観察も必要である．

D 睡眠障害

* 人の睡眠は，睡眠時に急速眼球運動のあるレム睡眠とそれ以外のノンレム睡眠に大別される．ノンレム睡眠は1段階から4段階までの深さがあり，大脳を休ませる睡眠である．高齢者は，ノンレム睡眠の深さが第2段階より深くならず，浅い睡眠となりやすい．見かけ上は眠っているのだが，浅い睡眠のため熟睡感が得られにくくなる．
* **認知症を患うと睡眠覚醒リズムが崩れやすく，昼夜逆転を引き起こすことがある**が，視交叉上核を介したメラトニン合成の調節の障害が認知機能の障害より先に始まっていて，**体内時計の機能低下**が顕在化しやすいためと考えられている[6]．また，脳の海馬は視交叉上核への神経線維連絡をもっていることから，認知症そのものが睡眠覚醒リズムに影響していると考えられている[6]．

✳ 概日リズムを整えるためには，朝日や規則正しい生活，「おはようございます」などさりげなく時間を知らせるリアリティオリエンテーションが有用である．そのほかに，認知症では睡眠時無呼吸症候群の合併も多く，日中の眠気や認知機能の低下やせん妄の原因になることもある．夜間の睡眠状況の観察には，**いびきや寝息などの観察**も大切である．また，快適な睡眠をとるための寝床内気候の快適域は，温度33±1℃，相対湿度50±5％とされている[7]．冷たい布団では，高齢者の筋肉量は少なく基礎代謝が低いため，自らの力で温めることがむずかしく，入眠困難を招きやすい．つまり，快適な睡眠を提供するためには，**布団を適度に温めておくこと**や，入浴や足浴などで**深部体温を上昇させ，睡眠導入時に深部体温が下降する**ように手足を温めておくことが大切である．

✳ 足がむずむずして落ち着かないと訴え不眠になる場合，鉄欠乏が原因の場合もあるため，ビタミンCを多く含む食品とレバーやカツオ，マグロなどの赤身の魚や肉の摂取がよい．ただ，牛乳や乳製品は鉄の吸収を妨げるため，食べ合わせに注意が必要である．アルコールの摂取は，レム睡眠を抑制するため，アルコールの作用がなくなった後半にレム睡眠が反跳的に増加し眠りが浅くなるため睡眠の質がわるくなる．

✳ 睡眠パターンは，一人ひとりの生活スタイルによって異なっているため，「4時に覚醒したから不眠」と短絡的にアセスメントせず，自宅でどのような生活をしていたのかなど，情報を照らし合わせることが不必要な睡眠薬の使用を避けることにつなげられる．睡眠障害がみられる場合には，尿意や疼痛，瘙痒感，心不全の悪化など背景にないか全身状態を観察し，本人が**苦痛に感じている原因の除去**を行うことが不眠の改善につながる．また，**大きな寝言**などが目立つ場合は，レビー小体型認知症の中核症状であるレム睡眠行動障害を疑う必要がある．

● 引用文献
1) 宮崎康之ほか：介護老人保健施設認知症専門病棟における排泄支援．第7回日本プライマリ・ケア連合学会学術大会発表資料
2) 平原佐斗司：認知症の緩和ケア．緩和医療学 **11**(2)：36，2009
3) 堀口幸二ほか：多職種による転倒・転落防止対策フローチャートの作成と実践．患者安全推進ジャーナル 2016 別冊，86-90，2016
4) 赤井信太郎：多職種による転倒・転落防止対策フローチャートの開発と活用．看護技術 **61**(6)：53-59，2015
5) 朝田隆ほか：Alzheimer病と注意障害．専門医のための精神科臨床リュミエール 10（加藤元一郎ほか編），p.133-138，中山書店，2009
6) 平井伸英：Q175 認知症はなぜ昼夜逆転する？ 睡眠とその障害のクリニカルクエスチョン200（松浦雅人編），p.305-306，診断と治療社，2014
7) 白川修二郎：Q13 睡眠中に体動が多い人と少ない人の違いは？ 睡眠とその障害のクリニカルクエスチョン200（松浦雅人編），p.22，診断と治療社，2014

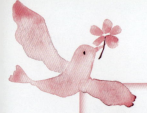
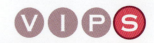

4 暮らしを支える

✓ Essence

- 認知症の人と家族の今までの生活を把握してかかわる必要がある.
- 認知症症状が生活にどう影響しているかを把握し,必要な支援を行う.
- できないところ,わからないところに焦点を当てずに,できるところ,わかるところに焦点を当てることが認知症の人の可能性を広げる.
- 地域で生活している認知症の人が利用できる社会資源を確認し,活用する.

A 本人の強みを活かして支援できた事例

1) K氏が認知症対応型通所介護施設を利用するまでの経過

※ 中等度認知症の人の暮らしを支えるにあたり,気ごころの知れた人や土地勘など,本人の強みを活かした支援を以下の事例をもとに解説していく.

事例 11

K氏,67歳,女性.中等度前頭側頭型認知症.

　K氏は夫と二人暮らしで近所でも美男美女のおしどり夫婦と言われていた.糖尿病があり内服治療をしていた.コントロール良好でほかに病気はなかった.他県に住んでいる一人娘が年に数回孫を連れて遊びに来ていた.自分たちの老後は嫁に行った娘の世話にならずに過ごしたいと思っていた.近所の同年代夫婦を呼んでホームパーティーをするなど明るく世話好きな専業主婦であった.

　K氏は50歳代半ばごろから夫への嫉妬を口にするようになった.

　58歳のとき,「料理の作り方がわからない」と突然台所で泣き出した.家事全般をきちんとこなしてきたK氏が思うようにできずいらだつようになったため,夫は仕事を辞めK氏の家事を手伝うようになった.

　60歳のころ,いちばん仲がよかった隣人の女性と夫の仲を疑って,夫に罵声を浴びせたり物を投げる,叩くなどの暴力が出てきた.夫が帰宅途中に偶然隣人の女性に会い,雨も

降っていたため車に乗せて一緒に帰宅したことがきっかけと思われる．K氏は隣人の女性にも罵声を浴びせたため，夫は隣人夫婦にK氏の言動が認知症によるものらしいと説明した．

夫は，K氏の暴力が強い日には，車の中に泊まったり実家に帰ったりした．K氏は，夫が車で逃げると叫びながら裸足で追いかけ探し回った．夫が翌朝までに帰ってこないと携帯電話で「すぐに帰ってこないと死ぬ」と脅すこともあった．隣人の女性と友人が「地域包括支援センターへ相談したほうがよいのでは？」と夫に進言したが，「家の中のことに口を出すな！」と受け入れられなかった．

親身に相談に乗ってくれた福祉施設職員の勧めで，62歳でやっと「もの忘れ外来」を受診した．アルツハイマー型認知症と診断され，ガランタミン（レミニール®）が処方された．隣人の女性への嫉妬と夫へのしつこい罵声は続いたが，徐々に暴力はなくなった．

64歳，「もう食事の準備ができない．あなたがやって」と言い，夫が家事全般を担うことになった．

65歳，夫婦旅行をする準備中，夫から「荷物を準備しろ！」と叱られたK氏は家を飛び出し市役所へ保護を求めた．夫が迎えに行ったが「帰りたくない」の一点張りのため，地域包括支援センターがかかわり，介護保険申請とショートステイの手配をした．ショートステイの間に介護支援専門員が決まり，認知症対応型通所介護施設（以下：通所介護施設）を利用しながらK氏の気分転換と夫の介護負担軽減を図る方向となった．

1ヵ月後に要介護2の判定が出て，近所にある通所介護施設の週3回の利用を開始した．

* **嫉妬妄想**とよばれる状態は，愛する夫（または妻）がほかの人を愛していると思い込み，妬んだり恨んだりすることである．この思い込みは「違う」と伝えても修正できない．
* K氏の場合，今まで通りに家庭生活を維持したいと思うが，自分の能力の低下により家事などがうまくできないため，「自分は不要な人になるのでは？」「捨てられるのでは？」という不安から出ている．そして，いちばん仲がよかった隣人の女性と夫が浮気をしていると思い込んでいる．

2) K氏が認知症対応型通所介護施設を利用開始したときの状況

* 身体状況は糖尿病のコントロール良好で麻痺拘縮はなく，感覚器の障害もない．散歩も楽しそうにサッサッと歩ける．体操のときは職員の動きを真似ることができず皆と違う動きになるが，楽しそうに身体を動かしている．
* 社交性があり皆と楽しくおしゃべりしたい意欲はあるが，話題が一言ずつ変わるので周りがK氏の会話についていけない．K氏は自分の言わんとする内容が伝わらないため焦ると言葉が出てこない，相手の話に相槌と単語を言うが辻褄が合わない，などがある．ツーカーで通じる友人たちと年齢層が違い，慣れない環境と緊張の連続で混乱しているのかもしれない．K氏が歯を指して「昨日，

行ったの」と言うので「歯医者さん？」と聞くと「違う」と言う．「じゃ～，カラオケ？」と聞くと「そう！　それそれ！」と嬉しそうに笑顔で応えることもある．数字やひらがなが読めるときと読めないときがあり，歌は大好きで，歌詞を見なくても上手に歌える．

✻ 周りの反応に敏感で，言葉が通じず受け入れられていないと感じると，どうしてよいかわからず不安になり，立ったり座ったりウロウロしてしまう．同じ言葉を繰り返したり，怒っていたことを忘れたりといった記憶障害もみられる．

✻ 「手洗いをしましょう」という声かけだけでは，K氏は洗面所に行くがどうするかわからずウロウロする．しかし，「手にシャボンを乗せます」と声かけして石けんをK氏の手に乗せると手をこすり，「水を出します」と水を出すと石けんを洗い流す行為ができるなど，**手続き記憶は残っている**．また，昼食後の片づけで，同じ茶碗を重ねることができないが，1個・1動作ずつ声をかけると重ねることができる．

✻ 介護者の言葉の遣い方で気分が変わる．「トイレに行きましょうか？」と言うと，拒否し不機嫌になるが，「今日はまだ1回もトイレに行ってないですね」と言うと，立ち上がってトイレへ行く．面倒見がよく周りの世話をしていたK氏にとって，わからないことを指摘されたり指示されることで自分を否定され今までのプライドが傷つけられているのかもしれない．

✻ 皆で歌っているとき，音程や歌い方が気に入らないと「ダメダメ！」と皆を注意したり，朝のお迎え時に化粧・髪型が気に入らないと「行かない！」と言って機嫌が悪くなることがある．これらは，自分が得意なこと，自信があることに対してこだわり「きちんとやりたい」という本人の"意欲"とも捉えられる．

✻ ときどき嫉妬妄想が出て，2階を指さし「上に女がいる……．汚い女……」と自宅と施設とが混乱することがある．通所介護施設利用の2週間目のMMSEは7/30点だった．

✻ しかし，夫の詳細な介護記録から，自宅でのK氏には通所介護施設とは違った一面が見えた．嫉妬妄想による気分の変動や家事全般ができないことは同じだったが，今までの生活を継続していた．1人でスーパーへ買い物に行き，目的の品物を買って迷わずに帰宅する．また，通所介護施設から帰宅後，1人で歯科医院を受診し治療して帰宅する．

✻ 明るく面倒見がよく話し好きなK氏は，周りに気遣いができる姉御肌で友人が多く，夫婦で友人とカラオケや飲み会に行ったり，K氏1人で友人とカラオケに行くこともあった．友人はK氏の送り迎えなど面倒を見てくれた．

✻ 若い頃から自分の容姿に自信をもっていたK氏は，髪型・化粧にこだわりが強く，自分が納得いかないと興奮した．夫はK氏が納得いくよう美容院へ何度も行かせたり化粧を納得するまでやらせるなど，K氏を我慢強く見守り対応していた．

B 中等度認知症の人が皆と仲良く活き活きと過ごす課題の明確化とケアのポイント

✽ K氏へのケアの方向性を以下のように考え，具体的にどのように支援するかを検討する．

- 実行機能障害が進行しても，今まで培った生活習慣や手続き記憶を活用して新たな習慣化を目指す．
- 「役に立ちたい，褒められたい」という尊厳欲求を活用する．
- 基礎疾患が認知症の症状に影響することをふまえる．
- 本人の社会資源を活用するとともに，支援するネットワークづくりをする．

1) 行動の理解とケアのポイント

a) 認知症が進行しても生活習慣や手続き記憶を活用してできることを習慣化

✽ 認知症が進行し「手洗いしましょう」と言われても，具体的に動作を頭の中に思い浮かべることができなかったり，「片づけをしましょう」と言われても何をどの順番にどうするのかわからなくなっている．しかし，「手伝いたい，役に立ちたい」という意欲はある．

✽ 皆と楽しく会話したい気持ちはあるが，言いたい言葉が頭に浮かんでこなかったり，言葉を聞いて理解・判断して話す一連の情報処理がスムーズにできず，皆の会話内容が分からずイライラしたり孤立することがある．

✽ 場所の見当識障害により，自宅と通所介護施設を勘違いして，「2階に女がいる……」と夫がいなくても嫉妬妄想が出るときがある．

【ケアプラン】

✽ 手洗いや手伝いについてK氏が専業主婦として培った家事力と手続き記憶を活かし，1動作ずつ声かけ一緒に行いながら習慣化して，声かけでできるようにする．

✽ 夫との絆が強い分，不安も強いため，嫉妬妄想が出ると思われる．職員がK氏の苦痛を共感でき，K氏が孤独を感じないよう表情の観察を密にして早めの対応ができるようになる．

b) 社会資源の活用と支援ネットワーク作り

✽ K氏は明るく世話好きで知らない人にも話しかけるなど社交性に富むことから，新たな仲間づくりができる可能性がある．

✽ また，認知症になったK氏を受け入れ，自宅までの送迎やカラオケでの選曲・食事などの面倒を見てくれる夫婦共通の友人たちがいる．K氏は買い物や受診など近隣のスーパーや医療機関を1人で利用できるなど住み慣れた土地勘もある．

❋ そして，文句を言ったり八つ当たりしてもそばにいてくれ，生活の記録から健康管理まできめ細かに管理し支えてくれる夫がいる．心の支えである夫を尊敬し，いつもそばに居たいと思っている．

【ケアプラン】

❋ 社交性がありおしゃべりが好きなことから，気が合いそうな利用者とゆっくり会話ができるように環境作りと会話の通訳などの支援をして，通所介護施設の中で新たな友達を作る．

❋ 通い慣れた店や医療機関，友人との飲み会やカラオケなど，K氏が今まで培ってきた地域での生活が通所介護施設を利用することでなくならないよう，利用時間の調整をして今の生活を維持する．

❋ また，K氏の言動を受け止め家事全般をこなしている夫が，気分転換でき，介護を継続できるよう，相談や支援をする．

c) "こだわり"を受け止め"得意な出番"に転換

❋ K氏は化粧や髪型服装だけでなくシャンプーや化粧品にもこだわっていたが，認知症発症により"こだわり"が"固執"に変わり，言動・生活に影響を与えている．体の動きは以前と変わらないが，認知症の実行機能障害により化粧する順番やクリームの量や付け方が今まで通りにできないときがある．

❋ 歌も同様で，演歌など得意な歌には音程や歌い方にも固執している．

【ケアプラン】

❋ 固執することは本人の「こうしたい」という意思表示でもあるので尊重する．納得できるよう化粧道具を持参してもらったり，K氏の得意な歌ではK氏1人の出番を作る．

d) 健康管理

❋ 糖尿病があり夫が療養管理をしている．糖尿病のコントロールが不良になると認知症の進行が早まるリスクがある．

【ケアプラン】

❋ 糖尿病があり年齢的にもほかの生活習慣病が加わる可能性があることから，かかりつけ医を中心に夫，介護支援専門員，通所介護施設が情報を共有し連携してK氏の健康管理をする．

2) 3ヵ月後の取り組みの反応・結果

❋ 洗濯物たたみが始まると「手伝う」と自分から参加する．4つ折りはできないが半分折りはでき，洗濯物の干しはできないが1枚ずつ伸ばすことはできる．K氏の明るく素直で前向きな人柄に，周りの利用者ががんばりを褒めてくれる．

- ✱ 友人たちとの付き合いは維持でき，「昨日，カラオケに行った」など皆に報告してくれ，徐々に皆との会話が通じるようになる．演歌を情感こめて歌い拍手喝采を得て，皆から「カラオケの女王」と褒められ喜ぶ．
- ✱ 50歳代～70歳代の仲良し3人組ができ一緒に行動をすることが多くなり，数字やひらがなの読みがわからないときは「教えて」と素直に聞いて一緒にゲームをしている．
- ✱ K氏が通所介護施設で新たな友人たちとおしゃべりし笑い，ときには喧嘩し相互に刺激しあうなかで，表情が豊かになり嫉妬妄想はほとんど出なくなった．
- ✱ 通所介護施設の**認知症カフェ**に夫婦で参加し「**認知症サポーター養成講座**」を受講した．夫はほかの利用者家族とじっくり話すことができた．K氏の利用日に草取りボランティアに来てくれたり認知症カフェにも継続して参加している．

3) K氏らしさが復活してきた要因

a) アセスメントの視点

- ・施設の中だけの様子で判断せず，自宅にいる状況も含めてアセスメントする．
- ・認知症の症状がその人の生活にどのような影響を与えているかを細かに観察し，何がわかってできるのか，どこがわからずできないのか，を見極め，課題を明確にする．
- ・本人・家族の社会資源を活用する．

- ✱ 認知症の人がサービス利用中心の生活になり，趣味や友人との交流を辞めたことで社会参加ができず認知症が進行することもある．認知症の人が築き上げてきた人間関係や土地勘，誇れる実績を大切にするプラン作成が重要である．
- ✱ 認知症の妻が地域から切り離されたため，介護するサラリーマンだった夫がご近所との交流がなくなり地域から孤立することもある．

b) ケアプランの視点

- ・本人が地域の中でどのような生活をしていくのかを見据えて支援を具体化する．
- ・本人の人柄や性格も含めたプラス面をケアプランに活用する．
- ・職員の意思統一は，その人の見方から行う（偏見はケアの足並みを乱す元である）．
- ・本人家族を支えてくれる地域の友人ご近所との関係が切れないよう，本人の土地勘が使えるよう配慮する．

- ✱ 認知症の行動・心理症状は，今までの本人の人格を否定するような症状を呈する場合がある．原因疾患との関連や客観的な情報収集内容も整理分析して，**本人はどんな人物**なのかを共通理解することは，ケアプラン作成の基本である．

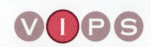

5 身体治療が必要な認知症の人に対するパーソン・センタード・ケアの導入

- 認知症の人は認知機能の障害のため,症状が悪化してからも気付かれないことがある.
- 認知症の人には,入院したことを理解してもらうために,認知機能の障害にあわせたていねいな説明と潜在的なニーズを満たすケアが必要である.
- 身体拘束は,認知症の人の価値を脅かすばかりでなく,興奮,ストレスによる行動やせん妄を引き起こす可能性があるため,別のケア方法を選択する.

A 急性期病院における認知症高齢者の特徴

* 高齢者は加齢による身体機能の変化に加え,疾病や安静による長期臥床が続くことで廃用症候群となる.そして,さまざまな心身の機能低下から要介護状態になりやすい.

* 認知症の人は認知機能障害によって**自覚症状を言語で適切に表現できない**ために症状が悪化してからの緊急入院も多く,入院直後は非常に混乱している.さらには疾患に対して認知機能の障害にあわせた説明がないと,現状が理解できないことからますます**混乱**したり,**せん妄**を引き起こしたりしてしまう.

* また,入院によるさまざまな**環境変化のストレス**から,「家に帰る」と何度も繰り返し言ったり,点滴を抜去してしまったりすることから治療の継続が困難となる.その結果,身体疾患の悪化,ADLの低下,長期入院,認知症の進行などを引き起こす(図IV-7).

B 入院直後の急性混乱状態における看護

* 急性期病院に入院した際には,看護師が認知症の人にまず受け入れてもらうために**自己紹介**が必要になる.入院中は,認知症の人のストレスによる反応や行動に目を奪われがちであるが,まず,最初に相手の名前をきちんと呼んでアイコンタクトをし,急性期病院に入院したことや自分は看護師であること,自分

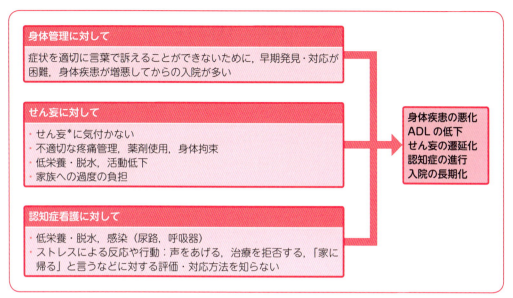

図Ⅳ-7 入院中の認知症看護の課題
*せん妄（低活動）：意欲低下，傾眠，抑うつ

の名前を伝える．
* 認知症の人は入院したことを理解できないために，治療や看護を拒否する，帰りたいと何度も繰り返し言う，などの行動があるため，看護師はその行動を押さえつけたり，治療や看護を実践することを優先してしまいがちである．しかし，病院は安全な場所であり，そこに入院したのだということを何度も繰り返して説明し，認知症の人に理解してもらう必要がある．

C 認知症の人の認知機能障害とその対応策を理解する

* 看護師がアセスメントしなければならないのは，中核症状ともよばれる認知機能障害である（☞p.18）．その症状の1つである**記憶障害**では，過去のことは覚えていたり，印象的なことは断片的に覚えていることもある．
* 認知症と一言でいっても，病型や症状，障害のレベルによって本人のもつ理解や判断の能力が異なり，入院におけるストレスに対する反応の現れ方も異なる．そのため，身体疾患や認知症の種類だけではなく，認知症に関連した記憶障害や実行機能障害，失語・失認・失行などもアセスメントする必要があるが，介護している家族からの情報を得て，できるだけ家庭と同じような**安心した環境での生活**が継続できるようにする．
* 要介護認定を受けている場合は，介護支援専門員から情報を得ると入院までの生活の様子を把握することができる．

D 急性期病院での治療・看護における課題と本人の視点

* 表Ⅳ-2 に急性期病院に入院した認知症の人による治療・看護に抵抗するような行動とその背景にある本人の視点を示した．このように考えていくと，認知症の人が看護師の困難感を引き起こす行動をとる場合，必ず理由があることがわかる．
* 点滴を引き抜くという行動の裏の本人の視点としては，病気であることや入院していることを忘れ，なぜ点滴治療をするのか理解できない，説明されてもすぐ忘れる，などの理由がある．
* 治療・看護に抵抗する行動には，介助の理由がわからない，相手を信頼できないために介助を任せられない，ケアスタッフと馴染みの関係になれない，自分のニーズをうまく表現できない，などの理由がある．したがって，単に身体拘束するのではなく，拘束を行わずに，きちんとその人のニーズや原因をその人の立場で分析して対応する必要がある．
* 点滴を引き抜こうとする場合は，点滴の固定のためのテープが痒かったり，点滴のチューブが気になったりするのかもしれない．見えないようにチューブをできるだけ固定したり，文字が読める場合には点滴台やサイドテーブルに「治療のために点滴中です」と書くことも効果がある．さらに重度の認知症の人の場合には，点滴は大事であることを伝え，点滴部位をやさしくタッチし，「大事な点滴（あるいは注射）です．どうか大事にしてくださいね」と繰り返すことで，引き抜いたり，引っぱったりしてはいけないものであるという認識がで

表Ⅳ-2 急性期病院入院によって引き起こされる認知症の人の特徴的な行動と本人の視点

行動	本人の視点
点滴を引き抜く	・病気であることや入院していることを忘れ，点滴治療をなぜするのか理解できない ・説明されてもすぐ忘れる
治療・看護に抵抗する	・衣服の着脱など介助の理由がわからない ・スタッフを信頼できないために介助を任せられない ・自分のニーズをうまく表現できない
徘徊する，動き回る，そわそわしている，落ち着きがない	・今いる場所や時間などがわからないことに不安を抱いている ・聞き慣れない音や意味不明な会話に不安・孤独を抱いている ・変動するニーズが満たされないことに焦る
「家に帰る」と何度も繰り返し言う	・病気であることや入院していることを忘れてしまう ・家族から離れ不安・孤独を感じる ・病院内で自分の居場所がないと感じる
指示に従わず1人で行動（移乗・トイレ・歩行など）しようとする	・指示された内容を記憶できない，理解できない ・現状の体の状況を理解できない ・変動するニーズが満たされない

き，抜去しなくなる人もいる．落ち着いてもらうためにタッチケアを行うことで，混乱や緊張が緩和されて，治療を受け入れることができる人もいる．
* 点滴を継続していることで苦痛を感じている認知症の人には，本当に24時間の滴下が必要であるのか，医師とも相談し，苦痛を軽減する必要がある．安易な身体拘束や向精神薬の服用は**せん妄を誘発**する．

E 急性期病院に入院中の認知症の人の看護のポイント

* 認知症の人には，自分では訴えられない**潜在的な心理的ニーズ**がある．その人のストレスや行動を緩和するには，潜在的な心理的ニーズを満たすことが必要になる．そのため，認知症の可能性がアセスメントされたら，予防対策をしておくと，せん妄や認知症の悪化，さまざまなストレスに対する反応を引き起こさずに穏やかに過ごすことができるようになる．
* 急性期病院であっても，看護師はこれらの心理的ニーズに対してきちんと対応できれば，治療や看護の困難を回避できる．

1) 心理的ニーズ

* 認知症の人の潜在的な心理的ニーズを満たすことができるように，できるだけ**同じ看護師**がかかわり，親密な人間関係が保てるような情報をケアチームで共有し，認知症の人に理解しやすいコミュニケーションを行う．心理的ニーズが満たされることで，人として周囲に受け入れられたという安心感を得られ，落ち着いた生活を送ることができる．
* とくにケアチームで共有したいのは，以下のような認知症の人を形成している情報である．また，その人の会話の特徴や話すと喜ばれることを把握しておくと，コミュニケーションの際にとても役立つ．

認知症の人を形成している情報
・出身地や育った地域
・自宅での生活の様子と日常生活で大切にしている習慣や日課
・家族との関係性と介護のキーパーソン
・会話の特徴や話すと喜ばれること
・好きなテレビやラジオ，音楽
・苦手で不得意なこと，入院生活でしない方がよいこと
・好きなこと，得意なこと，こだわりのあること，入院生活で続けたいこと
・不安や動揺したときに気分が回復する方法

2) 価値観やこだわりを活かしたケア

* 認知症の人の生活の価値観や生活のこだわり，生活のスタイルなどを本人や家族から情報を得て，急性期においても生活の中にそれを活かせる方法を検討する．自宅での生活の様子は個人差があり，それぞれ独自の生活パターンや日常生活で大切にしている習慣や日課があるため，入院生活においても可能な限り**個人の生活に合わせる**ようにする必要がある．
* たとえば，独特の生活のパターンなどがあればそれを把握して，病棟でもそのパターンをできるだけ再現する．

> 農家で朝は5時に起きて農作業をする習慣のあった人で，早朝1人で着替えようとして転倒した場合．
> ➡病棟で5時に更衣や早朝のモーニングケアを行うことで，早朝，落ち着くようになり，転倒することがなくなった．

3) 記憶障害に対する援助

* 記憶障害の程度をアセスメントするとともに，記憶障害を補う方法を検討する．
* たとえば，紙を貼っておくと文字を理解して行動できる人に対しては，ベッドサイドに「トイレに行くときはこのボタンを押してください」と書いたボードとナースコールをその下に固定してボタンを押しやすくすれば，ナースコールが可能な人もいる．

4) 苦痛や痛みのアセスメントや緩和

* 急性期治療に関しては苦痛や痛みのない方法を選択する．苦痛や痛みがあっても訴えない場合もあるため，表情，行動，バイタルサインなどを観察し，治療に関する苦痛や痛みの時間をできるだけ最小限にする．
* 激しい興奮や歩き回ったりする**過活動の行動**が認知症の症状と思われがちであるが，実は，苦痛や痛みが原因であることが多い．

5) 生活リズム障害

* 生活リズムの障害は，夜間に歩き回る，傾眠のためにふらつくなど，転倒事故の原因になりやすい．生活リズムが整うように，昼間は日光浴をしたり，1日をトータルにとらえ，家族や他者との交流の場面なども作るなどして，**日中の活動性を高める**ことが，生活リズムを整えることにつながる．日中に楽しい時

間や何かに集中できる時間を短時間でも取れるように工夫をすると，夜間，熟眠できることにつながる．

6) 事故予防と身体拘束

❋ 転倒など危険な行動を起こす場合には，その原因を明らかにして，**原因を除去する方法を検討**して行動が安定するように援助する．一時的な安全を優先させて身体拘束を実施すると，興奮や歩き回るなどストレスによって起こる反応や行動を引き起こし，せん妄などによる治療の中断や転倒の危険性が高くなる．

❋ 転倒や危険な行動の原因には，苦痛や痛み，身体疾患の悪化や術後侵襲などの影響が大きい．そのことから，苦痛や痛みの緩和や負担の少ない治療方法を検討するなどで行動が緩和することが多い．

F 急性期病院における認知症の人に対する看護の役割

❋ 緊急入院した認知症の人は，自分がなぜ病院に連れてこられたのかわからず，治療するケアスタッフに恐怖を感じている可能性も高い．したがって，病院が生活の場所，短期間であるが**治療のために生活する場**であることを認識してもらう必要がある．そのためには感情，感覚，時間の共有が必要である．落ち着いて生活する場所であることを理解してもらうために，感情，感覚，時間の共有としてコミュニケーションの工夫はもちろん，タッチケア，音楽など本来の生活環境につながる工夫が必要である（図Ⅳ-8）．

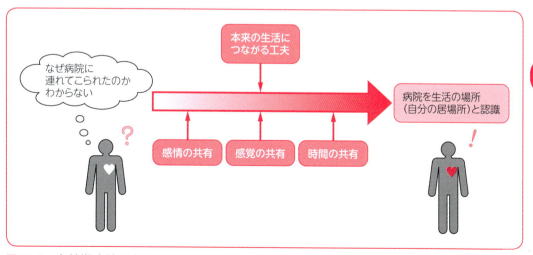

図Ⅳ-8　急性期病院を自分の居場所として認識するまでのプロセス

* さらに，認知症によって生活における活動・休息のバランス，食事，排泄などが障害されやすいので，急性期病院においても実際に適切にされているかをアセスメントしながら，ケアプランを立案する（**図Ⅳ-9**）．**過度な安静**などは生活における活動・休息のバランスを障害することになり，**ストレスを生じる**ことになる．
* **図Ⅳ-10** に示したようにせん妄や認知症のアセスメントを行うが，同時に身体の苦痛がないか，せん妄や認知症の評価を多職種と共有する．コミュニケーションの工夫やできるだけその人と看護師の1対1で時間が取れる工夫ができるように，認知症看護を病棟全体で実践できるケアプランを立案する．
* 近年，院内デイケアや高齢者集団ケアなどで，認知症の人がそれまでしていた趣味や活動を用いたアクティビティケアを実施している病院もある．院内デイケアなどを担当する看護師は，病棟看護師との連携や治療における看護実践との継続看護，退院支援に向けてのADL維持向上，生活リズム障害の予防などが期待されている．
* 地域包括ケアシステムの中でそれぞれの病院の機能や地域連携に合わせ，その人の生活機能を維持し，今後，目指す生活をふまえた看護体制の工夫が期待されている．病棟の担当看護師，医師，院内での認知症ケアチームだけでなく，とくに認知症の人と時間を共有できる看護助手，看護学生，理学療法士・作業療法士，ボランティア，家族とも連携し，さらには院外のケアマネジャーなど介護保険関係スタッフなども含め，早期に**退院支援**を行う必要がある．急性期病院が地域包括ケアシステムの一部としてどのように機能できるか，病院全体のシステムや体制作りが求められている．

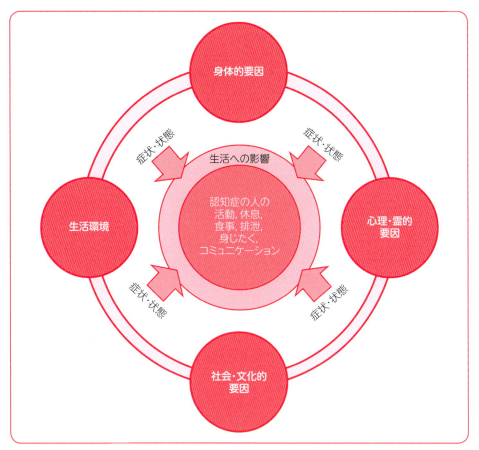

図Ⅳ-9　認知症の人のケアプランに必要な要因
認知症の人のケアプランに必要な要因として生活環境,身体的要因,心理・霊的要因,社会・文化的要因をアセスメントしたうえで,認知症の症状・状態をふまえて活動,休息,食事などのケアプランを立案する.

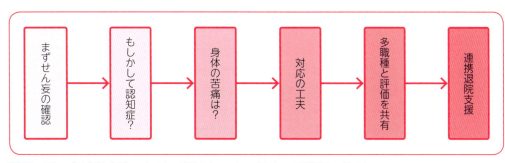

図Ⅳ-10　急性期病院における認知症の人に対する看護師の役割

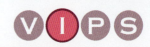

6 身体治療を受ける認知症の人のせん妄ケア

✓ Essence

- せん妄とは二次的に生じる意識障害であり,注意機能障害,認知機能障害を中心とする一時的な症状である.
- 認知症のある人はせん妄を引き起こす可能性が高いが,せん妄を引き起こす要因をコントロールすることで,発症,持続期間の遷延,重症化を予防できる可能性がある.
- 医療施設ではとくに予防,発症時対応,状況に応じた家族への説明を含めた包括的なせん妄ケアを多職種と協働して展開することが望ましい.

❋ せん妄とは,二次的に生じる意識障害であり,**注意機能障害,認知機能障害が中心的な症状**である.**急激に発症し,一時的・可逆的**である.65歳以上の認知症の人の15～20%にせん妄があるという報告もあり,身体合併症を有してその治療を受けるために医療機関に入院する認知症の人のせん妄発症率はさらに高率であると考えられる.

せん妄の診断基準（DSM-5）

A. 注意（指向・集中・維持・転導）と意識の障害.
B. 障害は数時間から数日間のうちの短期間で発症して,通常の注意や意識からの変化があり,1日を通して重症度が変動する傾向がある.
C. 認知における追加的な障害がある（記憶欠損,失見当識,言語障害,知覚障害,視空間認知障害）.
D. 基準AとCにおける障害はもう1つの先行・確定・進行中の神経認知障害によって説明されない.また昏睡のような覚醒度の重度な低下により発症したものではない.
E. 病歴・身体診察・臨床検査所見から,その障害が一般身体疾患,物質中毒または離脱,もしくは毒性物質への曝露といった生理学的結果もしくは多重の病因により引き起こされた証拠がある.

❋ 認知症とせん妄は併存する可能性が非常に高いが,せん妄は直接それを引き起こしている身体内部の要因,環境要因をコントロールすることで症状の回復が期待できる.

❋ 一方,レビー小体型認知症に代表されるように,せん妄の出現が**認知症発症の**

サインの1つとなる場合もある．また認知症と診断されていない高齢者が入院治療によりせん妄となり，それがきっかけで認知症が発見されることもある．

* 認知症の人は，不慣れな環境，治療によるストレスなどで容易に混乱状態になる．せん妄症状の発生には身体的な要因が大きく影響しているため，環境に適応する途中で混乱しているのか，せん妄症状なのか，を見極め，せん妄の要因をアセスメントし要因を減らす必要がある．

A　せん妄

* せん妄は，多臓器不全の症状の1つと解釈される．発症すると合併症の発生につながり，長期的予後が悪い．また入院期間が長期化し，**長期的な認知機能低下を引き起こす**ことが明らかとなっている．
* せん妄の発症は多要因性であり，複数の要因が重複して生じるが，症状は同じであるため，全身状態，薬物，治療処置，環境を体系的にアセスメントし，考えられるせん妄発症要因を低減していく必要がある．そのため，病院でも在宅でも，多職種チームで多角的に要因を検討することが必要である．
* せん妄の発症要因は大きく分けて3種類ある．

> **準備因子**
> 脳の脆弱性があると，せん妄になりやすい．認知症である，高齢である，脳の器質的疾患があるなど，もともと脳にダメージがあれば，ささいなきっかけでせん妄を引き起こす．
>
> **誘発因子**
> 睡眠覚醒リズム障害を引き起こし，せん妄を誘発する因子であり，動くことができない（不動化），刺激が強すぎる（過刺激），刺激がなさすぎる（感覚遮断）などがせん妄の発症を加速させる．
>
> **直接因子**
> この因子単独でせん妄を直接引き起こしうるもので，炎症，薬物，代謝障害，酸素不足，電解質異常などがある．

* せん妄は，**過活動型せん妄**と**活動低下型せん妄**の2つに大きく分類される．過活動型せん妄は落ち着きのない行動，不眠が強く，恐怖，不安，怒りといった感情も強く表出される．そのため，身体合併症の治療とケアの提供に困難をきたしやすい．活動低下型せん妄は傾眠，反応の遅れ，感情の表出のなさ，ぼんやりとした受け答えなどにより，せん妄であることを看過されやすい．
* この2つのタイプは容易に相互に移行し得る．すなわち，活動低下型せん妄が看過され，過活動型せん妄に移行してしまい，治療ケアが困難となるという状況が生じ得る．

B 医療施設におけるせん妄ケアのシステム化

1) せん妄ケアの概観

* 医療施設で治療を受ける患者の60％以上は高齢者であり，そのうちの30％程度が認知症のある人と考えられる．これからの医療施設では，患者として受診・入院した人はせん妄になる，ということを想定した一貫したケアの管理を行う必要がある．せん妄を予測した業務計画を立て，日ごろからせん妄ケアの基本的知識とスキルを医療者が獲得しておくことで，せん妄症状に直面したときに医療者の判断速度が向上し，チームとしての動きが円滑となる．
* せん妄ケアは，**予防，早期発見，早期介入**の3つのアプローチを，せん妄発症のリスクの高い患者に的確に提供できるように，病棟単位で患者の入院時から退院時までしくみを構築しておくことが望ましい．その目的は，身体合併症の治療を効果的かつ効率的に推進すること，生活機能を維持できる限りの体調の回復を推進すること，患者の安全を確保することの3つである．これらの目的に応じて，せん妄ケアのゴールと手順，各職種の役割分担を明確にし，互いに了解しておく．

2) せん妄ケアのゴール

* 身体合併症に伴うせん妄は，前述した通り多臓器不全の徴候の1つであるため，一度発症すれば，体調が回復しない限りせん妄症状がなくなることはない．ただし，予防はある程度可能である．一方，認知症がある場合は，せん妄発症の危険性は高くなる．
* せん妄ケアの第1のゴールは，**せん妄発症を予防する**ことである．第2のゴールは，せん妄が発症したとしても，せん妄の**重症度を増悪**させないこと，およびせん妄の持続期間をできるだけ**長期化**させないこととなる．
* ゴールを達成できたかどうかは，①せん妄症状が出現したのか，②重症化していないか，③遷延していないか，という視点からの評価となるため，普段のその人の認知機能および注意機能がベースラインとなる．認知症の人の普段の状況をよく聞き取り，可能であれば点数化してチームで共有することで，ベースラインが明確となり，せん妄ケアの効果を評価することができる．

3) せん妄予防

* せん妄予防には，「a) 病棟全体で取り組む環境整備」と，「b) 入院時から行うせん妄発症ハイリスク者への予防対策」がある．

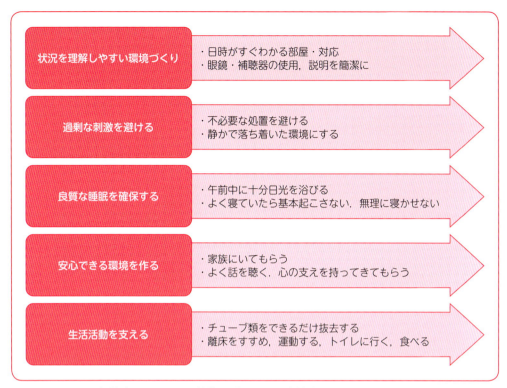

図Ⅳ-11 せん妄発症ハイリスク状態の人への予防対策

a) 病棟全体で取り組む環境整備

＊せん妄を誘発しにくい病棟環境をつくることが重要である．具体的には，心地よい適度な刺激のある，認知機能の低下している人が安心できる環境である．静かで昼は明るく夜は暗く，よいにおいがして，落ち着いて過ごすことのできるスペースがあること，日時と場所の手がかり，季節感や生活感のある空間づくりが基本となる．

b) 入院時から行うせん妄発症ハイリスク者への予防対策

＊認知症の人は，せん妄発症のハイリスク状態であるため，とくに，状況を理解しやすい療養環境を整え，不快で過剰な刺激を避け，良質な睡眠を確保することが重要となる．またできる限り安心できる環境を整えたうえで，それまでの生活リズムをできるだけ崩さないように，生活活動を支えるケアを積極的に提供することが，せん妄の予防対策として効果的である（図Ⅳ-11）．

4) せん妄の早期発見

＊認知症の人が身体合併症のために入院してきたら，入院前の認知機能について

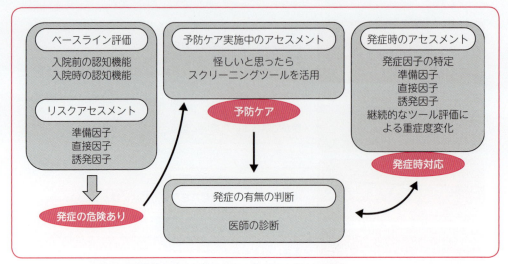

図Ⅳ-12 せん妄の早期発見およびアセスメント・診断の流れ

関係者と家族から細かく情報を収集し，入院当日の認知機能についても評価する．せん妄のリスクのアセスメントを行い，せん妄の発症しやすさについても病棟の看護チームおよび他職種チームで共有する．そのうえで，予防対策を実行しつつ，毎日定期的にせん妄発症の有無についてアセスメントを行い，発症のサインをできるだけ早期に把握し，発症時のケアにつなげる．このプロセスを退院時まで継続し記録する（図Ⅳ-12）．

5）せん妄の早期介入

✻ せん妄発症のサインを把握したら，「a）せん妄の重症化を防ぐ」「b）せん妄の長期化を防ぐ」という2つのゴールを目指し，ケアを提供する．

a）せん妄の重症化を防ぐ

✻ せん妄の重症化を防ぐためには，まず生理学的な状況をアセスメントし**直接的な原因を取り除く**ために，考えられる直接因子を洗い出し，除去できる因子に対して治療ケアを行う．そのうえで，知覚や快適さに影響する誘発因子を特定し，その因子を減らす治療ケアを提供する．たとえば，睡眠を整える，不必要なチューブ類を極力減らし不動化を防ぐ，疼痛を積極的にコントロールする，などである．

✻ 日時や場所などの間違いや，何回も同じことを繰り返し話すなど見当識障害や記憶障害による辻褄の合わない会話が増える可能性があるが，訂正したり，テストしたりせず，現実をわかりやすく伝えること，環境からの手がかりが提供できるようにするなどが重要である．

✻ 興奮が強くなってくる場合，鎮静の適応を医師・薬剤師と検討する場合もあるが，**鎮静はあくまでも対症療法**であり，**最終手段**であることや，鎮静による認

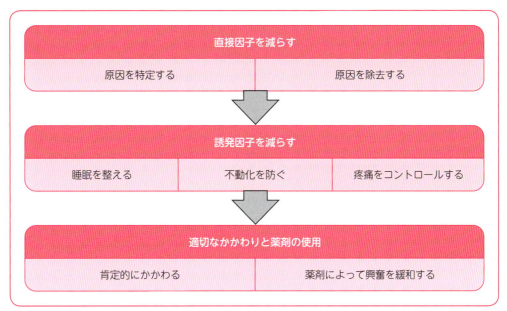

図Ⅳ-13 せん妄の重症化を防ぐ

知機能へのダメージなども考慮する（図Ⅳ-13）．

b）せん妄の長期化を防ぐ

* 一度発症したせん妄は，せん妄を引き起こしている因子が低減されない限りは持続する．長期化を防ぐためには，身体合併症によって引き起こされている体調の悪化から回復するための積極的なケア提供が重要である．
* 十分な栄養と酸素，水分の補給と血流の促進，まとまった睡眠をとることによっての休養を促進する．また不必要な治療，薬剤の影響をアセスメントし，できるだけ減らすこと，そして，適切なタイミングでの心地よい離床を進める．無理に起こしておく，無理に寝かせるなどの対応は，せん妄の長期化につながるため，体調を見極め，認知症の人が「起きてみよう」と思えるような環境調整と身体の回復が必要である（図Ⅳ-14）．

C 入院の経過に応じた家族への説明

* 認知症の人が身体合併症の治療のために一般病院に入院する場合，入院時から継続的に家族や関係者へのせん妄に関する説明が必要となる（図Ⅳ-15）．
* 入院時には，せん妄発症リスクが高いことを伝え，どのような症状になるのかを伝えておくこと，また，いつも使っている眼鏡や補聴器，コミュニケーション方法，好きなこと，嫌いなこと，薬剤など，入院までの生活についての詳細

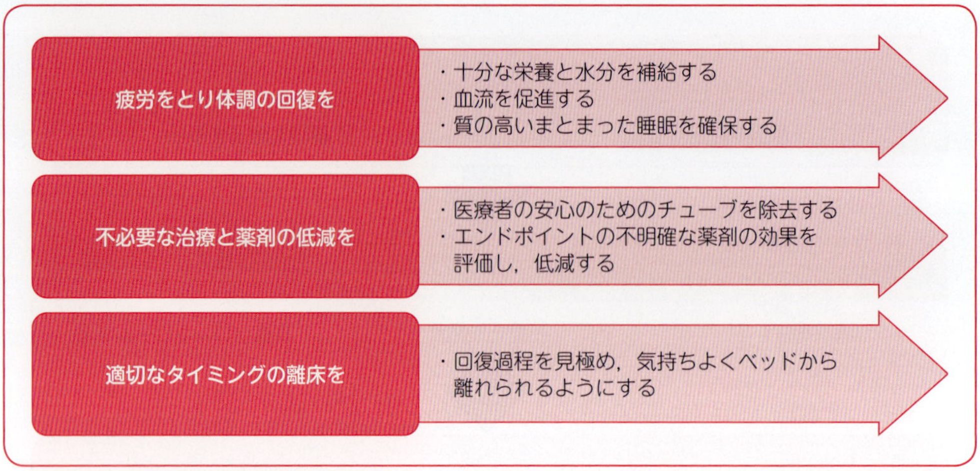

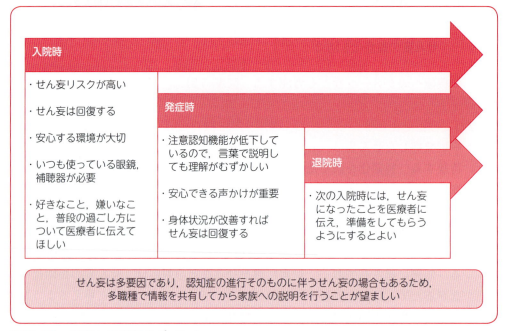

図Ⅳ-14 せん妄の長期化を防ぐ

図Ⅳ-15 家族への説明のポイント
[藤田冬子：せん妄のハイリスク患者さんの家族に何を伝えればよいですか？，どうすればよいか？に答えるせん妄のスタンダードケアQ＆A100（酒井郁子ほか編），p.66，南江堂，2014をもとに筆者作成]

な情報を得ておくことで，せん妄が発症したとしてもコミュニケーションの可能性を確保できる．

＊発症時には，せん妄症状の説明とともに，今後の予測，接し方についての注意点などを家族に伝え，家族がいることで認知症の人が安心するようならそばにいてもらうようにする．

＊退院時には，次の医療機関への入院を想定した家族への説明を行う．

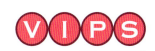

7 病棟での看護管理

Essence

- 急性期病院では個人の価値を低める対応や身体拘束が課題であるが，認知症看護の知識・技術の普及が始まり，改善への道筋が示された．
- 病棟の看護管理者は人材を育成しつつパーソン・センタード・ケアを基盤にケアの方法を変えて身体拘束の縮小から廃止に向かうケアを提供する．

A 急性期病院の現状とパーソン・センタード・ケアに基づいた取り組み

- パーソン・センタード・ケアではパーソンフッドを維持して認知症の人の視点に立つことを提唱しているが[1]，急性期病院では認知症の人の辻褄のあわない言動や興奮し落ちつかない行動に対して，わかろうとしない，レッテルを貼る，無視するなどが少なからず見受けられ，このような対応は個人の価値を低める行為にあたる．

- 治療上必要なラインなどの抜去や転倒転落の予防のために身体拘束を実施し行動を抑制することも，パーソンフッドを損なう行為である．背景には，入院日数の短縮や看護業務の増加による人的資源不足および看護師が認知症看護の十分な知識・技術を習得していないなどが推測される．

- 近年，看護管理者はパーソンフッドを維持することに着目し，いくつかの取り組みを始めている（表Ⅳ-3）．たとえば，急性期病院の認知症の人への課題から認知症の人の特徴や身体症状を判断できる知識学習の促進，せん妄状態をアセスメントした予防対策の実施，認知症看護認定看護師や老人看護専門看護師，医師，薬剤師などでコンサルテーションを受ける認知症サポートチームの活動[2]，日常生活機能の維持やQOLの向上を目指した院内デイケア[3,4]，パーソン・センタード・ケアの理念の普及，などである．

- 2016（平成28）年度の診療報酬改定では認知症ケア加算1および2が新設されたが，看護管理者は認知症の人に対する病棟でのケアの質の向上に取り組み，多職種チームの活動を組織的に推進する役割があるといえる．

表Ⅳ-3　パーソンフッドを維持するための積極的な働きかけ

1．思いやり	10．能力を発揮できるようにすること
2．包み込むこと	11．必要とされる支援をすること
3．リラックスできるペース	12．かかわりを継続できるようにすること
4．尊敬すること	13．共におこなうこと
5．受け入れること	14．個性を認めること
6．喜びあうこと	15．共にあること
7．尊重すること	16．その場の一員として感じられるようにすること
8．誠実であること	17．一緒に楽しむこと
9．共感をもってわかろうとすること	

[ブラッドフォード大学認知症ケア研究グループ：パーソン・センタード・ケア：DCMの価値基盤．DCM（認知症ケアマッピング）理念と実践（第8版）日本語版第1版（認知症介護研究・研修大府センター編），p.26-27，認知症介護研究・研修大府センター，2011より引用]

B　病棟における具体的な看護管理

1）人的資源の活用

- 急性期病院の一般病床は入院基本料に応じた職員数を確保し，重症度，医療・看護必要度や病棟ごとの特徴を考慮した人員配置をしている．その際，認知症の人や高齢者が多い病棟には，**高齢者看護の経験**がある，または**対人関係能力の高い看護師**を配置することが望ましい．さらに療養上の世話や介護が増大するため，**看護補助者**を多く配置するなどの配慮が求められる．**介護福祉士**を意図的に採用し配置するとより効果的である．
- 病棟での人的資源の活用としては，昼夜の逆転を予防するケアの充実や夕方からの帰宅願望による落ち着きのなさに対応するよう，勤務シフトを適宜見直して柔軟に対応するなどの工夫が求められる．病棟リハビリテーションや介護などが馴染みのある職員によって提供されると，認知症の人にとっては安心につながる配慮となる．
- 認知症ケア加算2を算定する病院では，病棟に複数名以上の認知症ケア加算対象研修修了者を配置し，看護計画・実施・評価などの主たる業務を中心となって実施し，ひいては認知症の人のケアの質に反映すると期待される．

2）認知症の人に対する系統的アセスメント力の強化

- 認知症の人は原疾患や治療によって苦痛が生じることが多いが，症状や苦痛をうまく伝えられないなど看護師との意思の疎通にハンディキャップが存在する．
- そのため，看護師は認知症や周辺症状に惑わされることなく身体を系統的にア

セスメントすることが重要である．原疾患だけでなく食事・排泄・活動・睡眠などにおいてもアセスメントして生命にかかわる状況を回避し，退院後の生活が健やかに送れるように適切なケア，指導を行う必要がある．
* パーソン・センタード・モデル（☞p.12）では，個人の脳の障害，身体の健康状態，生活歴，性格，その人を取り巻く社会的環境などの要因が認知症の人の行動や感情に影響すると考えられている[1]．生活歴や性格傾向などを親しい人から聴取できると，認知症の人をより個別に捉えられるであろう．

3) 身体拘束を最小化する取り組み（認知症ケア加算）

* 亀井らによると，老年専門職チームによる介入は高齢者認知症患者群への平均在院日数の減少に有効であるという結果であった[2]．これをもとに2016（平成28）年度診療報酬改定で「身体疾患を有する認知症患者のケアに関する評価」が新設された．ただし，この加算では**身体拘束を実施した日は減算対象**となる．
* 急性期病院で身体拘束を選択してよい要件は，切迫性（利用者本人またはほかの利用者の生命または身体が危険にさらされる可能性が著しく高い場合），非代替性（身体拘束以外に代替する介護方法がないこと），一時性（身体拘束は一時的なものであること）である．しかしながら，認知症の人のケアで病棟看護師が難渋することは，その人が治療を安全に受けられない状況に陥ったとき，身体拘束を選択せざるを得ないという現状である．
* 看護管理者は身体拘束の3要件および手続きを職員に周知し，必要最小限にする必要性を啓発し続けることが重要である．さらに，身体拘束をしている数や状況を日々管理する必要があるので，**看護管理日誌などでデータ管理**できるよう構築しておく．適宜，記録や計画から質的監査ができればより望ましい．
* 身体拘束を実施したときは，時間単位からでも解除に向かうように管理者や認知症看護を推進する看護師を中心に病棟内で働きかけ，病院内に認知症看護認定看護師，老人看護専門看護師や専門医などへコンサルテーションするなど，職場で**身体拘束を考える職場風土を醸成**していく必要があると考える．

● 引用文献
1) ブラッドフォード大学認知症ケア研究グループ：パーソン・センタード・ケア：DCMの価値基盤．DCM（認知症ケアマッピング）理念と実践（第8版）日本語版第1版（認知症介護研究・研修大府センター編），p.24-33，認知症介護研究・研修大府センター，2011
2) 亀井智子ほか：認知症および認知機能低下者を含む高齢入院患者群への老年専門職チームによる介入の在院日数短縮等への有効性：システマティックレビューとメタアナリシス．老年看護学会誌 **20**(2)：23-35，2016
3) 吉村浩美ほか：急性期病院におけるPerson-centred Careを目指した高齢者集団ケアの取り組み．看護研究 **46**(7)：713-722，2013

4) 吉村浩美ほか：急性期病院におけるパーソン・センタード・ケアの取組み，日本早期認知症学会誌 **6**(2)：92，2013
5) 日本看護協会：看護者の倫理綱領．日本看護協会，2003
6) 水野裕：実践パーソン・センタード・ケア 認知症をもつ人たちの支援のために，p.4，ワールドプランニング，2010

Column

パーソンフッドと看護師が従来大切にしてきた「その人らしさ」とは

　看護の対象は人であり，かけがえのない1人の人として尊重する重要性を問うてきた．医中誌で看護文献を「患者中心」「その人らしさ」「全人的」のキーワードで検索すると，「患者中心」の看護116件，「その人らしさ」367件，「全人的」455件であった．1970年代には「患者中心の看護」が散見し，2000年代になると「その人らしさを大切にした看護」や「全人的な看護」といった表現が使われていた．これは看護師たちが対象とする人の人格や尊厳を尊重することを重視してきた表れだと考える．

　『看護者の倫理綱領』[5]の前文では，看護の対象と目的を以下のように示している．『看護はあらゆる年代の個人，家族，集団，地域社会を対象とし，健康の保持増進，疾病の予防，健康の回復，苦痛の緩和を行い，生涯を通してその最期まで，その人らしく生を全うできるように援助を行うことを目的としている』．対象はあらゆる年代の個人から地域社会までも拡大したが，看護はその人の生を支える援助を核としているわけである．

　パーソン・センタード・ケアを日本に紹介した水野は，『認知症の人たちの「その人らしさ」を大切にし，「その人を中心とした認知症ケア」を目指すというのはあくまでも日本における理念であって，もともとのパーソン・センタード・ケアとは異質のものです』と述べている[6]．

　私たちは通常，対象となる人にケアを提供するとかアドボカシーの役割を担うといった表現をするが，看護師である私が認知症の人に対して看護師の役割を果たすという思考が読み取れる．パーソン・センタード・ケアでのパーソンフッドとは，ケアの担い手から受け手への一方通行ではなく，パーソンフッドを尊重し1人の人として周囲に受け入れられているとその人自身が感じられ，ケアする人との交流が生まれることだと思われる．さらによい状態であればお互いや周辺に笑いが生まれるような時と場を共有できれば素敵だと思う．

　パーソン・センタード・ケアの理念，パーソンフッドに語られるケアの奥深さを伝えていくことができれば，個人の価値を低める行為も姿を隠すかもしれない．

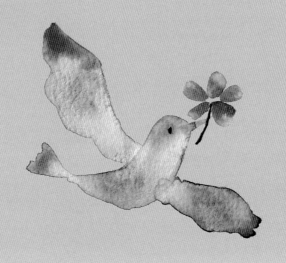

第 V 章

重度認知症と共に生きる人を支える

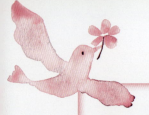
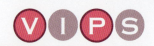

1 体験を理解する

- 重度認知症の人は，認知症の悪化による判断力や集中力，コミュニケーション能力の低下は著しくなるが，一方で快・不快に対する感受性は豊かになる．
- 人との温かい心のつながりをもっている実感，安心感は不安を軽減し，よい状態を維持することにつながる．
- 身体疾患を合併して入院することも多いが，言語的な訴えができないことからアセスメントが十分なされず，予防的な看護や適切な治療が実践されていない可能性も高い．
- 重度認知症の人の病気進行と食事，栄養，排泄，睡眠，活動など基本的な生活が良好であるか，認知症による反応も含めて生活の質の向上に向けた看護が重要であり，合併症の予防も含めて看護師の果たす役割は大きい．

✿ 認知症が重度になると，判断力や集中力が低下し，コミュニケーション能力の低下は著しくなる．日常生活動作も低下しているために，認知症の人が自ら身体を動かしたり，コミュニケーションをとる機会は少なくなる．そのため，一見何も考えていない，コミュニケーションをとりたがらない，感情機能がないようにも見える．しかし，**残された感性はより豊かになっている**[1]．とくに快・不快に対する感受性は豊かになり，人との温かい心のつながりをもっている実感，安心感は不安を軽減し，よい状態を維持することにつながる．

✿ 認知症の人の快・不快の感情は，心身機能やその日の気分にも影響を与えている．そして，心地よい快の感情とゆっくりと話を聞いてくれる相手がいれば，昔のことを話したり，今の気持ちを表現できるときもある．感情や気分に波があり，よいときにはコミュニケーションがとれたり，簡単な会話もできる人もいる．

✿ 感情機能と同時に，身体機能も低下しているので，車いすを使用していたり，寝たきりの状況にいたる．痛みや不快感を訴えることができないために，**看護師の観察やフィジカルアセスメントが重要な時期**でもある．看護師の認知症の人に対するアセスメント能力がその人の生命予後に影響するといっても過言ではない．

A 重度認知症をもつL氏のストーリーから考えてみよう

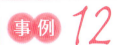

L氏，87歳，女性．重度アルツハイマー型認知症．
ADL：全介助，介護保険制度：要介護度5，障害高齢者自立度：ランクC．
発語はなく言語的コミュニケーションは困難．話しかけると黙って見つめたり，かすかにほほ笑んだりすることはある．

生活歴

26歳で結婚，5年後に夫が病気のため他界した．子どもはいない．その後は，自立した生活をするため保険会社に勤務し，定年まで勤めた．定年後は，近所の書道サークルで長年続けてきた書道を教えたりしながら生活していた．性格は，まじめで几帳面であった．

現病歴と治療

72歳のとき，姪がL氏の家を訪れると，いつも整理整頓されていた部屋の中が雑然とし，受診した．75歳のとき，アルツハイマー型認知症と診断された．自宅で転倒し，左大腿骨頸部骨折を起こし，人工骨頭置換術を受けた．その後，歩行機能は改善したが，左足が痛いと訴えるようになった．77歳のとき，一人暮らしが困難のためにグループホームに入所した．85歳ごろから認知症の進行に伴いADLが低下し，全面介助となった．大声を出すことが増え施設での介護が困難となり，認知症専門病院に入院となった．突然，ホール中に響きわたる大きな声で「あー」と叫ぶことがある．

B パーソン・センタード・モデルを用いてL氏の心を理解しよう

1) 脳の障害（NI）

❋ アルツハイマー型認知症の重度であり，発語はなく言語的コミュニケーションは困難である．しかし，話しかけると黙って見つめたり，かすかにほほ笑んだりすることはあることから，快・不快を感じる感情機能は維持されている．

2) 身体の健康状態（H）

❋ ADL全介助であり，長期に車いすを使用している．突然，ホール中に響きわたる大きな声で「あー」と叫ぶことがあるが，これは身体の苦痛によるものと考

えられる．認知症で寝たきりの人は便秘傾向であるために腸閉塞になりやすく，そのための苦痛の訴えの可能性もある．
* 最近，嚥下に時間がかかるようになってきて，ときおり37℃台の微熱がみられ，誤嚥の可能性があるので，嚥下体操なども必要である．

3) 性格傾向（P）

* 性格は，まじめで几帳面でできるだけ他人の世話にはなりたくないと考えている．そのため，L氏にも何か役割をもってもらうことが必要である．

4) 社会心理（SP）

* スタッフは車いす移乗時に声かけするが，L氏にはうまく伝わらず，何をされるのかわからない恐怖のために，突然，ホール中に響きわたる大きな声で叫ぶのかもしれない．スタッフができるだけ笑顔で話しかけたり，タッチを行うなど，非言語的なコミュニケーションの機会を多くして安心してケアを受けられるよう心がけることで，大きな声を出すことは軽減する可能性がある．

C 解説

* L氏は重度認知症であり，言語的な訴えができないために，看護師の的確な観察が重要である．とくに認知症の人には，尿路合併症や便秘など排泄に関係した疾患が起こりやすく，身体疾患に関する細やかな専門的なアセスメントが必要とされる．重度まで認知症が進行すると，言語的なコミュニケーションができにくくなる．相手の言葉が理解できない場合や，理解するための時間もかかる．そのため「おなかが空きましたか？ ごはんの時間になりました」など，認知症の人の現在の感情を引き出す言葉や，短くわかりやすい言葉で伝える．一見反応がないように見えても，認知症の人からよく見える位置で，ゆっくり，アイコンタクトをしながら，笑顔で話しかけるなど，人との温かい心のつながりを本人が実感できるコミュニケーションを心がける．
* 表V-1に，重度認知症の人の言動と心の動きを示した．重度認知症の人の場合には表I-1（☞p.9）に示したように，表情などからよい状態の反応を引き出していくと，心が安定し，コミュニケーションの幅も広がる可能性がある．非言語的コミュニケーションを活用して，懐かしい歌や思い出話など，温かく，楽しい"感動の記憶"を残す機会を積極的につくる．
* 高齢者は成人と異なり，疾患の典型的な症状が現れにくいが，さらに認知症の

表V-1 重度認知症の人の言動と心の動き

	言動	心の動き
1	いつもウツラウツラしたり，ぼんやり座っていたり，横になったりしている	一見，意識レベルが低く，何も感じていないように見えるが，心の中には感情の世界が広がっていて，感受性も豊かである．心地よい，楽しい，おもしろい，と感じれば，ほほ笑んだり，簡単な受け答えができることもある
2	話しかけると，しきりに相づちを打って聞き入る	この時期になると，残念ながら，相づちを打つからといって，話の内容を理解して反応しているわけではない．相手が"自分に向かって"話しかけてくれることは，孤独感を深めがちな認知症高齢者にとって，大変嬉しいことであり，それが相づちという形になって現れる
3	1人きりになるのをとても嫌がり，ほんの少しの間でもそばを離れると，不安が募る	家族や介護者から「大事にされている」と感じると，認知症高齢者の心は安定する．逆に，ずっと一人きりにしてたり，そばにいるのを無視したりすると，孤独と不安になる
4	最近のことを尋ねると記憶にないのに，時々，子どもの頃や若い頃のことをはっきり話すことがある	認知症になると，脳の変化に伴って物事を記憶する力が衰えてくるため，現時点に近い新しい記憶は損なわれやすい．一方，子どもの頃や若い頃，自分が仕事や子育ての現役だった頃の記憶や思い出は鮮明に残っていることが多い
5	若い頃に好きだった歌を聞くと，いつも無表情なのに生き生きとした表情に変わる	音楽は，脳をリラックスさせたり，高揚させたり，悲しみや辛さを癒したり，古い記憶を呼び起こさせるなど，様々な形で心に働きかける力を持っている．好きな音楽なら，ことさらよい刺激となって，心を弾ませることができる
6	最近，表情がかたく，険しくなったような気がする	体の痛みやこり，だるさなどの不調があって，それを表情で表しているのかもしれない．また，何らかの理由で孤独感が深まって，寂しい思いをしている可能性もある
7	体調のよいときと悪いときの波が大きい	心の揺れが起きるような事柄が日常生活のあるかもしれない．心が"快"と感じるか，"不快"と感じるかによって，体調は大きく変化する．その影響は，"快・不快"を感じる事柄があった翌日に現れる傾向がある
8	家族とその他の人の区別がつかないことがある	家族でなくても，自分に思いを寄せてくれる人，明るくていねいに接してくれる人によい感情を抱き，「お母さん」と呼んだりすることもある．しかし，認知症になる以前に温かい家族関係が築かれていれば，家族のだれそれと具体的区別はできなくても，"家族"は嬉しく，安心な存在である

[平澤秀人：無欲・安穏の時期．認知症高齢者の心がわかる本，p.128-135，講談社，2011をもとに著者作成]

人は痛みや苦痛を自分で訴えられない状況にある．重度であるからこそ，認知症の進行と食事，栄養，排泄，睡眠，活動の側面からもQOLの向上への取り組みが必要である．重度認知症の人は急性期病院に入院することも多いが，主な入院理由には尿路感染症や肺炎がある[2]．重度認知症の人の24.0％が入院中に死亡したという報告もある[3]．認知症の人の9割にせん妄があり，そのほとんどが見逃されていることも報告されている[4]．合併症に関連した身体的な苦痛の訴えも，認知症の病気の反応（いわゆるBPSD）と捉えられることが多い．医療的な知識のある看護師が痛みや苦痛をアセスメントすることで，便秘・イ

レウス，肺炎，尿路感染症などの合併症を予防できるなど，看護師の果たす役割は大きい．

● 引用文献
1) 平澤秀人：無欲・安穏の時期．認知症高齢者の心がわかる本，p.128-135，講談社，2011
2) Sampson EL et al：Dementia in the acute hospital：prospective cohort study of prevalence and mortality. Br J Psychiatry **195**(1)：61-66, 2009
3) Fick DM et al：Delirium superimposed on dementia is associated with prolonged length of stay and poor outcomes in hospitalized older adults. J Hosp Med **8**(9)：500-505, 2013
4) Royal College of Psychiatrists：The Case of Need. Who Cares Wins, Improving the Outcome for Older People Admitted to the General Hospital：Guidelines for the Development of Liaison Mental Health Services for Older People, p.10-16, Royal College of Psychiatrists, London, 2005

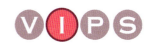

2 行動や言動の意味を理解して，パーソン・センタード・ケアを実践する

> ✓ *Essence*
> - 重度認知症では，食事や排泄といった生活動作もうまくできない場面が出現する．
> - 重度認知症になり多くのケアを受けるようになったとしても，ニーズが満たされてその人らしく生活できるようにさまざまな工夫を行う．

A 食べ物ではない物を食べる，食べ過ぎる

1) 脳の障害（NI）

V：人々の価値を認める

- 認知症が進行し，そのものが食べ物なのか，そうではないのか，の認識ができにくくなってしまうと，食べ物ではないが一見美味しそうに見えるものを摂取してしまうことがある．食べ物と誤認しやすいものとしては，食器を洗うスポンジ，容器に入った液体洗剤，衣服についていたボタン，食べ物のレプリカ，などがある．当人にとっては食べ物と認識したものを食べただけ，というあたり前の行動である場合がある．
- それでは，そのような物を手が届かないところにしまってしまえば，問題は解決するのであろうか．ある施設に入所中に液体洗剤を飲んでしまった認知症の人に，なぜ飲んだのか尋ねると「ほかに飲むものがなかったから」という返答があったことがある．
- 食べ物ではない物を口にしてしまう背景には，単純におなかが空いていたりのどが渇いているのに，摂取できる食べ物がなかったという場合もある．自宅にいると気ままにお茶やお菓子をつまんだり，食事をとることができるが，入院や施設に入所すると決まった食事の時間以外は何も口にするものがない状態となる．
- 筆者が勤務する施設では，共有のリビングに常にキャンディーやチョコレートなどを用意して，いつでも入居者が手に取ることができるようにしている．食事のとき以外にも希望に応じて軽食を提供できるように家族へ持ち込み食の依

頼をしたり，提供できる食べ物や飲み物を施設で用意しておくように病棟や施設内で検討していくこともケアの1つである．

I：個人の独自性を尊重する

* 前頭側頭型認知症の人の場合，**常同行動**（何度も同じ行動を繰り返す）から食べ物を必要以上に摂取してしまうケースもある．その場合は，同じ食べ物を食べ続ける場合もあるが，「食べる」という行動自体を繰り返す場合もある．
* 常同行動は遮られること自体が本人にとって苦痛となってしまうため，対応に苦慮することも多いが，ほかに興味がもてることや，習慣化しても身体に影響が少ないもの（本人が得意だったことや仕事にしていたことのほうがつながりやすい）に**行動を転換できるように促す**ことが功を奏すこともある．
* 絵が得意だった人には紙やペンなどを用意すると，素晴らしい作品を描き上げ，集中して過ごすことができることがある．まったく何もないところから描くのがむずかしい場合は，お手本となる絵を用意するととても精密に模写するケースが多い．少しずつ興味を転換し，習慣化していく．

2) 身体の健康状態（H）

P：その人の視点に立つ

* 認知症の人が「食べ過ぎる」と介護者が感じて問題とすることがある．歩き回ったり，荷物をまとめたり，家具を移動したりと常に動き回っている活動性の高い認知症の人は，食事の量が足りていないということもある．必要栄養量を算出しそれに合わせた食事を提供している病院・施設が多いと考えるが，活動量に見合ったものでないこともある．**歩数計**を活用して，1日の歩数を計測したり，**体重の変動**をみながらその人にとって必要量かつ満足感が得られる**食事内容**を検討し提供していく．
* 満足感が得られる食事の工夫としては，実際に食事をとったことを忘れているという要因もあいまっている場合も多いため，同じ量であっても，食事の提供回数を増やすことや，間食の内容をお菓子ではなく，おにぎりやパンといった満腹感を得やすいものにするという方法もある．食事の量が適切に提供されることにより，過活動状態だった人が，穏やかに過ごせるようになることもある．
* また，すぐに食べきれないスルメやコンブといった咀嚼を促すような食べ物は，満腹感も得られやすくカロリーも低いため，体重増加や高血糖が問題となるような**糖尿病が既往にある人**には向いている．糖尿病が既往にある場合，食事療法の適応になっている人も多いが，やはり，現状のHbA1cの状況や予後を含めて，その食事制限が適切なのか**モニタリング**を継続することも重要である．

* 高齢者や認知機能・ADL が低下した人に対する糖尿病の血糖管理目標が日本糖尿病学会と日本老年医学会より発表されたが，その HbA1c の管理目標値は成人の目標値に比べ，重症低血糖のリスクを回避するため，よりマイルドなものになっている[1]．主治医や家族と相談しながら，治療方針や食事内容について本人のニーズに沿っていけることが望ましいと考える．

3) 生活歴（B）

I：個人の独自性を尊重する

* 食事に関する行動や，習慣も生活習慣から大きな影響を受ける．
* 以前，食べ過ぎるだけでなく，摂取速度が速すぎ，口の中に溜め込んでしまうことにより窒息の危険性が高い人がいたが，家族に生活歴を伺うと，ずっと本人が認知症だった夫を介護していて，ゆっくりと食事がとれない環境が長く，「母が座ってご飯を食べているところは見たことがありません」とのことだった．自分のことは二の次にして家族を支えてきたその人の思いや価値観を受け止めながら，ゆっくりと食事をしても大丈夫であることを伝え，また落ち着いて食事をとれる環境を整えていく．

4) 性格傾向（P）

P：その人の視点に立つ

* もともと食べることが好きだった人や，こだわりがある人は，そのままの傾向がみられることがある．
* 糖尿病のため食べることに制限があり，険しい表情で過ごされていた人が，許可を得てキャンディーやチョコレートなど好物を口にしたときの嬉しそうな表情をみると，何が幸せなのか考えることがある．今認知症を患う人たちは，現代のような豊かな食糧がなかった時代を生きてきた人が大半である．食糧難の時代を生きた人にとっての甘い物やご飯は特別な意味をもつ．私たちも自分にご褒美を与えると思うが，心豊かに生きるためには，ときどきでもよいのでご褒美が必要ではないだろうか．

5) 社会心理（SP）

S：相互に支えあう社会心理を提供する

* 食べ物ではない物を食べる，食べ過ぎる人の場合，その行動を制止されたり，さっき食べたばっかりだと言われたりすることがあるのではないだろうか．「食べられない，食べさせてもらえない」というストレスは，隠れて食べようと

する，急いで食べようとする，他者の食事をとろうとする，といった行動に結びつくのではないだろうか．
* ユニットケア型の施設やグループホームなどでは，キッチンが利用者のすぐ側にあり，細やかなニーズに沿える環境になっている．夜中に起きてきた人に**ホットミルクや温かい軽食を提供し**，**職員と会話**しただけで落ち着いて部屋に戻ることができる人も多くみられる．認知症になって，これまでの生活の場と異なる環境に置かれたとしても，人としてあたり前の暮らしを続けられるような環境づくりが望まれる．
* 食事の環境については，「せかされる」ということもよくみられるのではないだろうか．全体の食べ始めから食べ終わりまでがとても早い高齢者ケア施設のあるフロアでは，利用者も職員もとても追われるように食事の時間を過ごしているとのことであった．ほかにまだ食事中の人がいたとしても，終わったお皿から片付け始めると，食べている本人にとってはとてもせかされている気持ちになるため，食事中に行動が落ち着かなくなることがある．また，食べ終わったお膳が目の前にないため，食事直後でも「食べてない，私のがない」と訴える人もいた．職員もスムーズに食事の援助を行うために良かれと思って行動しているが，結果として落ち着かなくなった人の対応に追われることになってしまっていた．
* そのため，ケアの改善としては，食べ終わった**お膳はすぐに片付けず**，「**美味しかったですね**」などと**食後の余韻を楽しむ**ことや，片付けられる人には**一緒に食後の片付けを行ってもらう**ことにし，効果が得られるという事例もある．
* 食事の準備，実際に食べる，そして食べた後の余韻を楽しむというのも重要なケアである．

B 食事をとらない，とることができない

1) 脳の障害（NI）

P：その人の視点に立つ

* 認知症の人へのケアで食事をとらない，とることができないという状態もしばしば経験されることである．食事をとれない原因が，認知機能の低下に伴う先行期の障害によるものであることがよくあるためである．
* おかずは食べられるが，ご飯のみ残してしまう人の場合，茶碗の色が白く，ご飯の色と同化してしまいご飯が茶碗に入っていることに気が付かないで残してしまっている場合がある．その場合は，**器を黒い茶碗に変える**ことにより，ご飯の存在を認識しやすくなるため自分で再び摂取できることがある．

* 加齢による視力の低下に加え，認知症の進行やレビー小体型認知症では視覚障害が出現することもあり，行動に影響がないか観察が必要である．視覚障害が出現している人では，柄のあるランチョンマットやテーブルの模様で幻視が出現したり，気が散ってしまい食事に集中できないこともあるので，**シンプルな色彩**がよい場合もある．

V：人々の価値を認める

* 認知症は進行性の疾患であり，病期の進行により先行期の障害だけでなく咀嚼や食物の口腔から咽頭への送り込み，嚥下反射の遅延を招き，食事をとること全般に影響をおよぼしてくる．

* しっかりと嚥下できなかった場合は，誤嚥性肺炎を引き起こすこともあるため，食事をとれなくなってきた場合には，身体的なアセスメントに加えて認知機能の低下による影響も視野にケアを行っていく必要がある．臨床的にみられる状態としては，ムセや痰の量が増えたという顕在的な症状に加え，食事に時間がかかるようになった，口腔内にいつまでも食べ物を溜め込んでしまい嚥下が起こらない，まったく食事に興味を示さないといった症状があるが，このような症状が出現してきた場合は**認知機能低下と嚥下機能低下と両方の側面で原因を探っていく**．可能であれば**認知症の専門チーム**とNSTのような**摂食嚥下の専門チームが連携**できる体制が望ましいと考える．

2) 身体の健康状態（H）

P：その人の視点に立つ

* 食事をとれなくなる原因は，認知機能や嚥下機能の影響もあるが，高齢者では身体的な不調による影響が出やすい．肺炎などの感染症を起こしていても，体温は微熱であったり，典型的な症状が初期では出ないことがあるが，食べ物を急に食べなくなるという症状になって現れることがある．そのため，食欲がなくなった場合には体調不良のサインとして，ほかに変化はないか家族やほかの職員から情報を収集することと，全身を観察する．また，便秘により腹部膨満感があり，食べ物が入らないこともあるため**排泄がしっかりとできているか**の確認も行う．

* また，認知症の人は食べられない原因を伝えることがむずかしいこともある．食べない原因は体調が悪く，食欲がないのか，食べようとする意欲がないのか，今おなかが空いていないのか，判断がむずかしいことが多い．急に食べられなくなった場合は，まずは**身体的な不調を疑う**ことが重要である．

I：個人の独自性を尊重する
- ✿ 食が進まなくなる身体的な要因としては，疾患による影響以外にも味覚や嗅覚の低下が原因の場合もある．
- ✿ 認知症の人に限らず，高齢者では味や香りを感じにくくなりやすい．とくに塩味は感じにくくなりやすいとされ，味つけが濃くなりがちな要因ともなる．塩分はとり過ぎないほうがよいともされるが，美味しく感じないと食事も楽しめないため，だしや酸味，薬味により味や香りのアクセントとなる風味を足して食事への意欲を高めたい．
- ✿ また，重度の認知症の人でも，甘味については感じやすいとされ，好みに応じてではあるが，あんこや棒つき飴で食欲を刺激し，唾液の分泌を促してから食事を始めるとスムーズに食事ができる場合もある．
- ✿ 味覚に影響を与える要因として亜鉛欠乏が原因となる場合もある．介護を受ける環境により，食事内容の偏りや，栄養素の不足が考えられる人には亜鉛欠乏も食欲低下の原因として視野にいれておく．

3） 生活歴（B）

I：個人の独自性を尊重する
- ✿ その人にとって適切な摂取量はどのくらいなのかを私たちは考えなくてはならない．一般的な必要摂取量を満たせないからといって，「食べられない」と判断してはいないだろうか．
- ✿ 食事を配膳すると「見ただけでもうおなかいっぱいよ」と言われることがあるが，今までの摂取量とかけ離れた量を提供されても食べる意欲が下がってしまう．食べられるようにいろいろな工夫をすることはとても大切であるが，本人にとっての適量を元々の生活歴から探っていく．
- ✿ 食事の量だけでなく，時間にも個人差がある．元々1日2回の食事習慣であったり，用意した食事を1日かけて少しずつ食べる習慣だったりする場合もあるため，できる範囲で**提供時間を工夫していく**．

4） 性格傾向（P）

I：個人の独自性を尊重する
- ✿ 生活歴とも関係するが，食事に関する考え方も人それぞれである．
- ✿ ある認知症の人は，普段は問題なく食事をとることができていたが，カレーなどご飯に何かをかけるときは食べなかった．なぜなのか家族に尋ねると，ご飯はそのままで食べるもので，お茶漬けやカレーにしてしまうのは「お米が汚れる」と言ってとても嫌がっていたとのことだった．そのため，カレーの日はご

飯と別によそうと，食べてもらうことができた．お米をとても大切に思う気持ちがその人の価値観であることを知ることができた．
* また，ほかに食が進まない人の原因を探ると，食卓の向かい側に人がいるのが気になり，その人の食べる音が気になっているようであった．大勢でにぎやかに食事をするよりも，1人で静かに食べたいというニーズがあったため，個別の机を用意し，静かな環境を提供した．

5） 社会心理（SP）

S：相互に支えあう社会心理を提供する

* より重度の認知症の人の場合，環境の変化によって食事をとれなくなってしまうこともある．いつもは，共有スペースでほかの入居者と一緒に食事をすると自分で食べられる人が，感染症にかかり，個室で食事を用意したところ，まったく手をつけず，食べる動作に移ることができなかったため，食事を介助した．感染症が改善してすぐに元の環境に戻ったところ，再び自分で食べられるようになった．
* 食事をとるという動作は，食べたいという意欲から起こる動作でもあるが，周囲の環境や使い慣れた道具から連動して実行される**手続き記憶**の側面もある．今は食事の場面であるということを意識してもらえるような環境づくりはとても大切である．そのために，**使い慣れた食器を使ってもらうこと**（スプーンやフォークでは自力摂取ができないが，お箸をわたすと自分で食べ始めることもある）や，炊飯や盛りつけを近くで行い，**においや音から食事の始まりを感じ**てもらうことも，スムーズな食事動作につながることがある．

V：人々の価値を認める

* 認知症の予後を左右する因子として，生活全般に介助を要するような身体機能の低下と発語の減少に伴うコミュニケーション障害の出現に加えて，誤嚥性肺炎や上部尿路感染症，繰り返す発熱などを伴う老年症候群を合併し，嚥下困難や食事を拒否する症状が出現すると予後に大きな影響を与える[2]．重度から終末期を迎える認知症の人にとって，「食べない」という症状の出現は，ケアを行ううえでも大きなターニングポイントとなる．環境調整や食事内容，食事介助の方法などケアで手を尽くしても経口から食事をとれない状況が続いた場合，代替栄養の選択や，治療方針の決定，どこで最期を迎えるか，といった意思決定を行うことが必要となる．
* 意思決定支援については**第Ⅱ章**（p.27）で解説があるが，ケアを提供する私たちに求められることは，認知症の人の経過をしっかりと見つめ，**適切な時期に意思決定支援を受けられるようにコーディネートしていくこと**である．認知

症の終末期の判断や予後予測は，経過の多様性や進行の個人差があり，非常にむずかしいとされているが，毎日の様子を知る看護職が終末期に近づいている可能性を医師をはじめとする多職種に情報共有し，総合的な判断をしていくことは，本人や代理意思決定を担う家族の心の準備や意思決定までの時間的猶予を確保するうえで非常に重要であると考える．

C 排泄物を布団や壁に塗る，トイレではない場所で排泄する

✽ 日常生活動作のなかで，排泄は認知症が進行しても比較的自立が保たれることが多いとされているが，重度になってくるとさまざまな要因により，援助が必要となってくる．

1) 脳の障害（NI）

P：その人の視点に立つ

✽ 排泄がうまくいかない原因として，尿失禁では，腹圧性尿失禁，切迫性尿失禁，溢流性尿失禁，機能性尿失禁，の4つに大別されるが，認知機能の低下が重度になることにより引き起こされる失禁は主に機能性尿失禁とされている．

✽ 機能性尿失禁は，脳神経系の障害や骨折，筋力低下などにより体の動きがスムーズにできずトイレまでの移動や衣類の上げ下ろしが間に合わず，漏れてしまう場合と，認知機能が低下することによる見当識障害によりトイレの位置がわからない，失行により衣類の上げ下ろしやトイレの使用方法がわからない，排泄物の処理ができないことにより，失禁やトイレ以外の所での排泄，衣類や周囲を排泄物で汚してしまうといった行動につながる場合がある．脳血管性の認知症では，両方が要因となって失禁につながる場合もある．

✽ 体の動きがスムーズにいかないことにより排泄に不具合が生じている場合では，上げ下ろしがしやすいように，ボタン，フックやチャックなどのない**ウエスト総ゴムのズボンや下着を着用**するようにする．また，トイレまでの動線に障害物がないか環境を確認する，トイレに近い位置に居室や過ごす場所を移動するなど，**動線を短くする工夫をする**．

✽ トイレの位置がわからないことにより排泄が間に合わない場合では，トイレの場所を認知症の人にとって**わかりやすく表示**したり，**道順を示し**たりして案内を行う（**図Ⅴ-1**）．この写真では，トイレまでの道順と帰り道の両方がわからなくなってしまう人のために，認識しやすい色とされている赤のテープを用いてトイレまでの道案内をしている．また，円背のため視線が床を向いているため，壁など高い位置に案内をするよりも，床に目印を印した方が視界に入りや

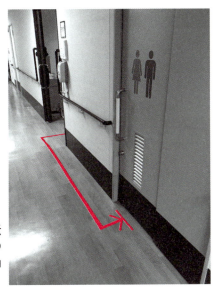

図V-1 トイレの場所の表示
認識されやすい色とされている赤のテープを用いてトイレまでの道案内をしている.

すく，排泄の自立に結びついた．目印のつけかたはその人にとってわかりやすくすることが前提なので，大きく「トイレ」「便所」「厠」などを掲示するなど個別に工夫をしていく必要があるが，認知症の人の場合，目印を掲げるだけでは不十分で，それがトイレの目印であることを繰り返し強調するように，**説明や誘導を続ける**ことで初めて効果が出ると考える．

2) 身体の健康状態（H）

I：個人の独自性を尊重する

* 認知症が重度になることで排泄がうまくいかなくなるのは機能性失禁に分類されるというのは前述の通りであるが，泌尿器系や消化器系の加齢性の変化や疾病，生活習慣により排泄に影響を与えている場合も多い．
* 過活動膀胱や切迫性尿失禁があると，いつ尿意が襲ってくるかわからない不安や頻回な尿意のためにトイレに行く回数が増えることがある．男性では前立腺肥大が既往歴にある場合は，尿道が狭窄することにより尿がすっきりと排泄されず，残尿が残り，何度もトイレに行きたいと訴えがあったり，トイレに行ったすぐ後にまたトイレに行きたいと立ち上がったりすることにつながり，転倒しやすくなる．また，さっきトイレに行ったことを忘れ，何度もトイレに行きたいと訴えていることもある．さらに尿がしっかりと出せない，溜められないという泌尿器系の問題から不快感が生じ，精神的にもくつろぐことができない状態になっている場合もある．**泌尿器の専門医による治療**にて軽快することもあり，また，残尿を伴わない尿意切迫感では**気分転換や興味をもつ活動を提供**

することで排尿間隔が延長することもある．

✽ 排便も同様であり，便秘により腹部の不快感があることにより行動も落ち着きをなくしてしまうこともある．加齢による消化管機能の低下や脳血管疾患や，パーキンソン病，活動低下などにより便が排出しにくい状況になりやすい認知症の人にとっては，すっきりと排泄できているかの観察を行うことがとても重要である．その際は，排便が毎日観察されていたとしても直腸内に多量に便塊が残っている場合があることに気を付ける．長年の便秘や加齢により，直腸反射が低下し，直腸に便があっても便意を感じなかったり，硬便の横を通過して緩い便が出てきていることもある（陥入便）．

✽ 認知症の人では，排便の有無や性状を観察することはむずかしいこともあるが，**腹部や食欲の観察**を行い，便秘になっていないか確認をしていく．便秘は便を衣類や壁に塗る行為につながることもある．なぜなら，便が直腸まで降りてきているのにすっきり出ないとき，自分の手でなんとか出そうとする人もいるからである．排便をスムーズにするための援助は食事や運動，必要時は緩下剤などを用いるが，しっかりと**トイレに座ってもらう時間を作る**だけでも解決することもある．

✽ オムツを着用している人の場合，失禁だからとトイレに座る機会を奪われている場合もあるが，トイレに座り，マッサージや腹圧をかけるように促しながらトイレで排泄すると便を手でいじる行動が激減した人もいる．トイレに座る場合は，転落に注意しながらなるべく前かがみになる体勢をとった方が腹圧がかけやすいことを説明し，できるだけ自然排便を促す．また，オムツや下着が濡れて気持ちが悪いため，はずそうとしていることもある．それぞれの**排泄パターンを排尿日誌や排便日誌で把握**し，タイムリーに排泄ケアを実施していく．

3) 生活歴（B）

I：個人の独自性を尊重する

✽ トイレではないところで排泄をする行動がみられるケースでは，生活歴が影響していることも多い．

✽ 洋式のトイレに慣れていない高齢者は少なくなったが，トイレの位置が自宅と異なるために，わからなくなってしまうことにより，別の場所で排泄することもある．その際もどこでも構わず排泄するわけではなく，ごみ箱や鉢植えのように便器や尿器を連想させる物の近くや人目から死角になる場所で行うことも多い．そのため，**トイレを連想させる物を移動**させたり，**トイレと認識した箇所に家具や植物を置く**など環境の工夫を行うことも有効な場合がある．

✽ 排泄そのものではないが，トイレットペーパーは，排泄後に使用するものと認識ができない人でも，昔ながらのちり紙（トイレに流せるものもある）を使用

すると自分で拭き取りができる場合もある．

4） 性格傾向（P）

V：人々の価値を認める

* 排泄物に手を触れて，周囲を汚してしまう行動については，失禁や後始末がうまくできないことをなんとか片付けようとすることからより汚染を広げてしまい，「汚してしまう人」とレッテルを貼られてしまうことがある．
* 排泄の失敗は誰にも知られたくないことであり，それを気付かれずなんとかしようと試みることは自然なことである．これまで述べてきたような排泄がうまくいかなくなる原因をなくすようなアプローチをしながら，そのような場面を見かけてもさりげなく手助けを行うようにする．

5） 社会心理（SP）

S：相互に支えあう社会心理を提供する

* 認知症の進行により，排泄動作や尿意・便意がうまく伝えられないことが増えていく．また失敗したらどうしようと不安になったり，失敗をとがめられて悲しい気持ちになったり，それによりもっとSOSを出すことができなくなったりと悪循環につながりかねない．
* 排泄は生命を維持する本能的な行動の1つではあるが，人としての**尊厳や自尊心にかかわるデリケートな部分**でもある．毎日の生活を送るために，他者の助けが必要になったとしても，決して奪われてはならないことがあることを忘れずに私たちは日々の看護を行わなければならない．

●引用文献

1) 高齢者糖尿病の血糖コントロール目標について：日本糖尿病学会，2016
http://www.jds.or.jp/modules/important/index.php?page=article & storyid=66（2017年5月12日検索）
2) K. K. キューブラほか編：終末期の臨床的予後ガイドライン．エンドオブライフ・ケア―終末期の臨床指針（鳥羽研二監訳），p.448，医学書院，2004

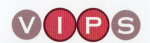

3 健康障害を予防し，支援する

> ### ✓ *Essence*
> - 認知症が進行し，表現する能力がなくなっても，高齢者は心地よいか苦痛な状況であるかを感じ取っている．
> - 重度認知症の人の非言語的メッセージは，身体症状の観察を行うことで探ることができる．
> - 表現する能力が少なくなるからこそ，本人の視点に立ち観察することが大切である．
> - 重度認知症では摂食障害などを起こしやすいため，本人が上手く訴えられない身体的苦痛を察知し，取り除くことが重要である．

✱ 認知症が進行すると日常生活を営むうえでさまざまな支障が出現し，身の回りの世話を受けることが多くなる．

✱ 行動観察によるアルツハイマー型認知症の重症度判定（Functional Assessment Staging：FAST）の最終段階であるステージ7になると，会話や移動能力は失われ最終的には寝たきりの状態となる．このような重度の認知症になると，食べる，排泄，睡眠などの基本的欲求を自らの力で満たせず，快・不快や痛みなどのさまざまな身体的苦痛が現れても，他者に「苦痛がある」と伝えることがむずかしくなる．

✱ この段階で行うケアは，上手く訴えられない**身体的苦痛を察知し取り除くこと**が重要となる．

A 摂食障害

✱ 重度認知症の人の摂食障害は，"食べない"ことや"食べ過ぎる"ほかに，"食べ物以外の物を口にする""食べる動作がまとまらない"ことが挙げられる．これらの行動について，拒食，過食，異食，失行や実行機能障害と単にネーミングしても解決にはならない．そうしたネーミングは，「困っていること」に視点を置いた介入を行いにくくする．

✱ 重度認知症は，言語的な表現も徐々にむずかしくなるため，1つひとつの行動

に対して本人の立場に立ち対策を考える必要がある．体重が1ヵ月で3kg以上の増減がなかったかを確認することは，摂食障害の観察にはとくに重要である．

1) "食べない"という行動を考える

❋ 「食べたくない」「食べたいけれど食べられない」「食べ方がわからない」「食べてよいのかわからない」などを本人の意思として捉えることができる．

❋ 「食べたくない」「食べたいけれど食べたくない」には，嫌いな食べ物や味覚が衰えて味がわからない，毒が入っている，ご飯や食器の柄が昆虫に見えて気持ちが悪い，おなかが減っていない，かみ切れない，入れ歯があわない，などの**感覚的理由**のほかに，口腔内やおなかが痛い，眠い・疲れた，尿意・便意，などの**身体的理由**が隠れている．

a) 感覚的理由

❋ とくに**味覚**は，加齢とともに味蕾（みらい）が減少し，塩味＞苦味＞甘味＞酸味の順に感度が鈍くなる．また，味覚は唾液など水に味が溶けた状態で感じやすくなるが，脱水や貧血があると唾液の分泌は減少し舌が乾燥するため，食べ物の味をますます感じにくくなる．この悪循環を改善するためには，**唾液腺をマッサージし唾液の分泌を促すことや食事前に口腔内の保湿と保清を行うこと**，**好きな味や食べ物を出してみる**などを行う．味覚の感度は食べ物の温度が22〜32℃のときいちばん高くなるので，**食べ物の温度を調節する**．

❋ レビー小体型認知症では，錯視によって食器などの柄が昆虫に見えて苦痛を感じる人も多い．部屋を少し明るくし，食器を柄のない物に変更するなどの工夫を行うとよい．また，普段使用している眼鏡をかけることで食べはじめることもある．白内障などの悪化が原因の場合もあるため，視力の確認は必要である．

❋ 「毒が入っている」という理由で食事を拒む場合，無理に説得はせず**不安な気持ちをていねいに聴くことや味覚異常がないか観察する**．そのうえで本人が安心できる食べ物は何かを観察し提供できるようにかかわることが大切である．

❋ 「食べ方がわからない」は，普段と違う食器のためにわからない，食べる場所や姿勢が普段と違うためにわからないなどで起こりうる．普段使い慣れている箸ではなく，滅多に使わないスプーンを手渡されたことで混乱する場合もある．また，食べる手順や口元に食べ物をもっていったとき，口を開けて食べ物を口腔内に取り込み舌で前後に動かして飲み込むという一連の随意運動が上手くできない場合もある．この場合は，自分の力で食べている感覚を大切にしながら，介助者が手を添えて，食物をすくう，口元まで運ぶ（口元に入れたスプーンは自分で抜いてもらうところまで），一口分のみ介助を行う，という段階的な介助を行う．**普段使い慣れた物を使用する**ほかに，手洗いや洗面，食堂への誘

導など**食事に関連した準備動作を支援すること**，ほかの人と一緒に食事をとることで，自発的な行動を引き出す支援が有効な場合もある．

✺「食べてよいのかわからない」は，自分の物かどうかわからない，お金がない，自分だけ？　などの心配な気持ちが影響している場合がある．お金を気にしている場合は，すでに支払い済みであることを繰り返し伝えることや，普段使っている食器を用いる，一緒に食事を並べて食べることなど試してみるとよい．

b）身体的理由

✺う歯，歯槽膿漏，鵞口瘡（がこうそう）など口腔内や口唇・舌のトラブルや，姿勢や机の高さ，椅子のクッションなど本人に合っていない物が用意されていないか，など**苦痛の除去を積極的に行う**．

✺とくになんらかの治療で入院となった高齢者は，体力も衰えているため，食事時間に起きている体力そのものがあまりない．食事時間に覚醒状況が悪い場合，食事の前に15～20分程度の休息を勧めることや，食事時間そのものを30分以内にして**疲れ過ぎさせない工夫**が重要である．

✺尿意や便意があると，落ち着いて食べることは困難である．食事に集中するためには，**食事前には排泄を済ませておく**とよい．

2）"食べ過ぎる" という行動を考える

✺「いつ食べたのか，いつ食べるのかがわからない」「空腹が満たされない」「口の中に入る一口の量がわからない」「食べるスピードがわからない」を本人の行動理由として考えることができる．

✺認知症が進行し重度にいたると，記憶障害によって時系列で物事を把握することが困難になってくる．食べたのか食べていないのかなど，自分の行動の軌跡を追えないため，「ご飯は？」となる訳である．そのようなときには，**現在の時刻と次の食事の時間を伝える**ことで一時的だが納得することもある．また，簡単な文章を読み理解できる能力が残っているのなら，スケジュールと時計（アナログかデジタルか本人が理解しやすい方を選ぶ）を同じ場所に設置し，言葉だけでなく**視覚的にオリエンテーションをする**と効果がある．

✺「空腹が満たされない」は，認知症の進行に伴い満腹中枢が障害を受けたことで起きる場合もあるが，「満たされない気持ち」が背景に隠されている場合もある．役割や居場所がなく，時間を長く感じ手持ち無沙汰が理由で口に物を運んでしまうこともある．"食べ過ぎる"のはどの時間帯か，他者との交流はあるのか，などの観察が解決の糸口となる．居場所の確保には，本人の今までの**生活スタイルを把握する**ことと**他者と交流し会話する機会をつくる**ことが必要である．

✺満腹中枢の障害で食事時間以外にも空腹を訴え続ける場合は，**間食の時間をス**

ケジュールで設定するとよい．また，間食のときにおしゃべりしながら一緒に過ごすことで，本人の「楽しい」という感情を引き出し，結果的に満足感を得られやすくする．

* 前頭側頭型認知症では，かきこむように食べ物を口の中に入れ飲み込もうとするようになるため，窒息などの危険性を伴いやすい．もし，むせながら食べ続けることがあるなら，優しく手を触れて口の中の食物がなくなるまで待たせるなど**食事のスピードをコントロール**する介入が必要である．また，よく噛まずに飲み込んでしまうことが多い場合は，食べ物を細かく刻むことやスプーンを小さなティー・スプーンに変更して**一口量を少なくする**などの工夫が必要である．また逆に，食べるのが遅すぎる場合や少量しか食べない場合は，**一気に皿を出さないこと**や**少量でも高カロリーの物に切り替える**など，臨機応変に対応することが求められる．

3) "食べ物以外の物を口にする" という行動を考える

* 「食べ物かどうかがわからない」「食べる趣向が変化してしまう」などが理由として考えられる．認知症の進行に伴う失認とすぐに考えがちであるが，視力低下が原因で視界にある物の把握ができにくくなっているだけかもしれない．眼鏡の使用や白内障など**目の病気の悪化**がないか観察していくことが大切である．また，嗅覚の衰えは食べ物の区別のほか，腐った物などの判別能力を低下させている場合もあるため，**危険な物や期限切れの食品などの整理を支援する**．
* 食べ物の趣向の変化には，味覚の変化や嗅覚の衰えも影響がある．とくに鉄欠乏性貧血の場合には，氷や土を好んで食べるなどの異食がみられる場合があるため注意する．鉄欠乏性貧血のほかの特徴として，スプーン状爪，舌前1/3の舌乳頭の萎縮や疼痛，口角炎，などが現れるため身体症状の観察を行う．
* 異食がある場合の環境調整は，本人が口に入れて**危険な物は目につかないよう**に片付けることが予防につながる．

4) "食べる行動がまとまらない" という行動を考える

* 「食べ方がわからない」「どこまでが自分の食事かわからない」「周囲に気を取られて，途中でわからなくなる」などが理由として挙げられる．普段使い慣れた物を使うことや少し介助を行うことで，食べはじめるきっかけとなる場合がある．また，違う皿の料理を一緒に混ぜてしまうような行動をとってしまう場合は，**一皿一皿を1つずつ出す**ように配慮すればよい．
* テーブルでほかの人と一緒に食べる場合，隣の人の食事と区別がつかなくなることがあるが，一人ひとりのスペースを広く取って他者との**境界がわかりやす**

いように準備すればトラブルは防げる．
* 食事に集中できないような場合，食堂での**雑音への配慮**を行うことで，食事に集中できることがある．たとえば，テレビやラジオ音楽の音量を下げるかスイッチを切る，**人の往来が目に入らない位置に案内する**，などの配慮を行えば，注意の維持機能を保ちやすくなる．

B 誤嚥性肺炎

* 誤嚥性肺炎を予防するために絶食になることがあるが，単に食事をとらなくても誤嚥性肺炎は起こる．唾液は，1日につき1〜1.5Lの分泌があり，口の中に食物がない状態でも唾液は分泌している．そのため，就寝時も無意識に唾液を飲み込んでいるのである．また，絶食が長期間におよぶと，胃の萎縮のほかに噴門部の弛緩や嚥下にまつわる筋力低下を起こし，腹圧により容易に逆流するようになる．胃ろうや経管栄養の場合，嚥下機能を使っていないため，**食物の逆流で誤嚥を起こしやすい**．
* 嚥下するときには，咀嚼運動は一時止まるか顎の動きが遅くなる．さらに，呼吸も止まるなど，嚥下と咀嚼，呼吸運動は密接に関係している．肺に息が十分に入っているときは，嚥下も起こりやすい．また，たとえ誤嚥しても肺に入っていると十分な空気ではき出すことは可能であるが，十分に息が肺に入っていないときは，嚥下は起こりにくい．そのようなときに誤嚥すると，いったん息を吸い込まないと吐き出すことができないため，誤嚥した食物は，肺の奥の方に入り込み，肺炎を引き起こしやすい．
* 誤嚥性肺炎は，繰り返されることが多いため，肺炎の既往がないか確認することが大切である．予防として有効なケアは，**口腔ケア**を行い汚れの除去と保湿をすることである．とくに起床時の口腔内環境は，いちばん細菌が繁殖しているため，就寝前と朝食前の口腔ケアは大切である．洗口液での含嗽は，表面を少しきれいにするが残歯や舌の汚れは取れないため，ブラッシングで汚れを落とすことが重要である．義歯は市販の洗浄薬を用いて管理することが大変重要である．また，義歯は消毒後装着したままで就寝した方が，口腔内の乾燥を防ぐほかに，口輪筋の萎縮防止に役立つ．口腔内が乾燥し出血傾向がある場合は，スポンジブラシやガーゼを用いて口腔内を保湿し汚れを浮かせてから拭き取れば，ケア時の苦痛は少ない．
* 誤嚥性肺炎の既往がある場合，食後はしばらく腹圧がかからないようにして上体を起こしておくと**食物の逆流を防ぐ**ことができる．
* 誤嚥を引き起こすようなリスクが高い場合，睡眠薬や向精神薬などの内服量が必要以上に処方されていないかを確認することも大切である．睡眠薬や向精神

薬の加薬で誤嚥することがあるため，覚醒具合や滑舌の変化，口角からのよだれや嚥下時の鼻水の出現がないか**継続的な観察**が必要である．嚥下機能や覚醒をよくするためには，**童謡やなじみの歌謡曲などを歌う**ことや立位保持を繰り返し行い**体幹バランスを刺激する**とよい．

C 寝たきり

* アルツハイマー型認知症の末期になると，身体を屈曲させて丸くなって寝るようになる．血管性認知症の場合，繰り返す脳卒中などで嚥下障害や麻痺による運動障害などで次第に寝たきりとなる．レビー小体型認知症の末期には，パーキンソニズムによってほかの認知症同様に寝たきりとなる．
* 高齢者が寝たきりになる過程には，肺炎や転倒による骨折がきっかけとなることが多い．認知症を患う高齢者も同じような経過をたどるが，不動や痛み，全身倦怠感や息苦しさ，暑さ，寒さなど感じ，苦痛であることに気が付いてもらえないこともある．
* 険しい表情や，ケアを拒むように手で払いのける，声を出して叫ぶなどは痛みや**苦痛の表現**であるが，いわゆる BPSD に対して向精神薬を使用されることがある．まずは，**身体の観察を行う**ことが重要である．さまざまな測定器具がなくても，手足に触れて冷たくないか，じっとりとした冷汗が見られないか，呼吸が速迫や努力様ではないか，視線は合うか，口腔内の乾燥・口臭・舌苔など汚染がひどくないか，皮膚にかき傷や乾燥はないかなど確認する．
* 加齢に伴い関節も徐々に拘縮していくため，更衣の際に痛みを伴いやすくなってくる．伸縮性のある服や下着を使用するほかに，後ろ開きの洋服を使用すると肩関節が拘縮していても容易に更衣ができる．胃ろうや人工肛門などがある場合，事故防止のためにつなぎ服の使用が時折みられるが，身体が蒸れるため苦痛を感じやすい．女性であれば，割烹着などの利用がそうした問題を解決できる．

● **参考文献**
・Jacqueline Kindell：認知症と食べる障害　食の評価・食の実践（金子芳洋訳），医歯薬出版株式会社，2005
・桑田美代子：重度から終末期のケア──認知症のエンドオブライフを支える，こころの科学（161）：72-77，2012
・山田好秋：よくわかる摂食・嚥下のメカニズム　第2版，医歯薬出版株式会社，2013
・菅原健介：人はなぜ恥ずかしがるのか　羞恥と自己イメージの社会心理学．サイエンス社，2000
・東田直樹：自閉症の僕が跳びはねる理由，角川文庫，2016
・ドーン・ブルッカー：VIPS ですすめるパーソン・センタード・ケア（水野裕監訳），クリエイツかもがわ，2010

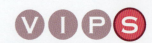

4 最期の暮らしを支える

✓ Essence

- 重度認知症の人のQOLに配慮した意思決定支援と看護師の役割を考える.
- その人が望むエンド・オブ・ライフ・ケアを, 認知症のすべての段階, 療養場所, 場面において継続的にチームで実践する.
- 看取りに携わる人々を支援し, 最期の場と看取りの環境を整える.

A 重度認知症の人のQOL

1) 隠された人格を見出し, 本人の幸せに関心を向ける

- ✽ 人は, それぞれ自らの生活の質（QOL）を主観的に判断している. 何をもってQOLが高いとするかは, その人の人生観や価値観によって異なる[1]. その判断は, 本人の言葉や態度で示され, 基本的な人権として尊重される.
- ✽ しかし認知症の人は, 症状の進行とともに自分のことを伝えることがむずかしくなるため, 周囲から, 本人には判断ができないと思われることがある. このような局面における, 認知症の人のQOLをどのように考えていったらよいだろうか.
- ✽「失われていって抜け殻になってしまう」と考えられていた認知症の人の"人格"は, 近年では「**失われるのではなく病気の症状によって隠されていく**」と考えられるようになっている. それは, 認知症の本人の発言や認知症ケアに携わる人々の体験の語りから明らかになってきた. この考えによれば, 本人のQOLの主観的判断も, 失われるのではなく隠されていることになる. つまり, 見えないだけで認知症の人の内面には存在しているのである.
- ✽ 重度認知症の人のケアに携わる人々は, そのことに配慮して, その人の小さな発信を見過ごさずに, 本人の思いを汲みとり, 最善のケアを考え提供する必要がある. そして, ケアの結果をチームで共有し, 本人の反応を見ながら調整し続ける必要がある. **QOLは本人が置かれている状況によって変化する**ものであることを心にとどめ, 本人にとっての幸せに関心を向け続ける姿勢が, ケア

提供者に求められる．

2) ケア提供者に求められる姿勢

* 一方で，こうして判断したQOLは，本人の主観的判断ではなく，自分やチームの推測の結果であることを，ケア提供者は自覚しておく必要がある．また，その情報はきわめて個人的なものであり，共有すること自体が，本人の意思に反している可能性もあることを忘れないようにしたい．
* ケア提供者が，本人のことがすべてわかるわけではないけれどわかりたい，そして少しでも本人が望むよい時間を過ごさせるようにしたい，という謙虚な気持ちをもつことは，本人の尊厳に配慮したよいケアの基盤となる．

事例 13　胃ろう造設に悩む家族の意思決定支援 —訪問看護師としてのかかわり

M氏，70代，男性．脳血管型認知症（重度）．

　M氏は脳梗塞後右片麻痺，失語あり，在宅療養中．誤嚥性肺炎で入退院し経口摂取量が減少．ADLが低下し，気力低下のためか反応も鈍くなり，医師から胃ろうの適応であることを告げられた．元気なときに延命治療を望まないことを夫婦で話しあっていたため，妻にはそのつもりはなかった．妻が「それでいいよね」とM氏に確認したところ，M氏は「胃ろうをつくりたい」とうなずきで意思表示した．しかしM氏は普段は傾眠がちで，うなずきもあいまいなことが多かったため，妻はM氏の判断力に問題はないのかを懸念し，現在のM氏の意思と，元気なときに表示した意思のどちらを尊重すべきか悩んでいた．

　M氏の病状悪化により介護量が増え負担が大きくなり，さらには意思決定の心理的負担も加わり，妻の疲労は限界に近づいていた．そこで，M氏と家族がじっくり話す時間と妻の精神的ゆとりを確保するために，ショートステイの利用（専門家による介護の肩代わり）を勧めた．妻の考えを整理するために面談に応じ，M氏の気持ちを一緒に考えることを支援した．M氏も含めて家族会議を重ねた結果，現在のM氏の意思を尊重して，胃ろうを造設すると決めることができた．

　後に妻は，意思決定のプロセスを以下のように振り返った．
「面談で『胃ろうの意味って延命処置ってことだけなんでしょうか』という看護師のつぶやきを聞いて，自分が『胃ろう＝延命処置＝尊厳の喪失』という考えで凝り固まっていたことに気付きました．それから，いろいろ柔軟に考えられるようになりました．本人が元気になって笑って暮らせているし，今はこれでよかったと思います」

　筆者はこの経験から，意思決定にのぞむ人（本人や家族）の心身の状態を整えること，多面的に考えられるように問いを発することも，意思決定支援における看護師の大切な役割であることを学んだ．

B　チームによるエンド・オブ・ライフ・ケアの実践

1)　看取りケアの準備—アドバンス・ケア・プランニング

* 看取りも含めた終末期ケアでは，本人の人生観や価値観の尊重が重要である．そのため，コミュニケーションが困難となる重度認知症では，最期の暮らしをよいものにする支援として，認知症が重症化する前の準備が重要となる．本人と家族が互いの思いを共有したり，今後の生活を考えたりして準備するプロセスは，それ自体が尊厳に配慮したケアといえる．
* 医療職も含めた意思決定支援のためのコミュニケーションのプロセスをアドバンス・ケア・プランニング（advance care planning：ACP），決定した意思を表示すること（または表示した書面そのもの）をアドバンス・ディレクティブ（advance directive：AD）とよぶ（☞p.34，第Ⅱ章2）．
* 一方で，進行する認知症の症状におびえ，不安と混乱の最中にある本人と家族が，予後と向きあい将来の暮らしを考えるのはむずかしいことである．認知症の人とその家族の多くは，認知症と共に生きることを初めて体験するため，目の前の状況に対処することで精いっぱいになる．
* 看護師は不安を軽減し，混乱を和らげるような声かけをしたり，介護の大変な部分をサービスの導入で肩代わりしてもらえるように提案したりして，**本人や家族が大切なことを考える心理的なゆとりが持てるように支援する**ことを心がける．
* また，たとえ ACP において，本人の意思が明白に表示されていなくても，できる限り本人の立場に立って考え，家族やケアに携わる人々も納得できる選択と決定が行われるように支援する必要がある[2]．

2)　継続的なケアの実践—エンド・オブ・ライフ・ケア

* ACP によって表出され共有した思いの実現を目指し，**エンド・オブ・ライフ・(end-of-life：EOL) ケア**（☞p.33，第Ⅱ章2）の継続性を保障するためには，多職種・多施設の連携・協働が欠かせない．
* 重度認知症の人は，脳の障害の進行によって嚥下機能や歩行機能などさまざまな身体機能が低下し，治療の必要が生じやすい．病状や ADL の状態，家族の介護力などによっては，たびたび療養場所を変更しなければならなくなる．そのたびに，その場のケア提供者の価値観で必要なケアをばらばらに判断していると，そのときは最善に見えても，結果的に本人の望むケアとかけ離れてしまうことがある．

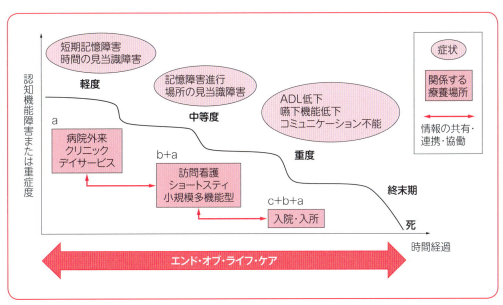

図Ⅴ-2 症状・重症度の変化と関係する療養場所の変遷
認知症の人がどの段階にあっても，どの場所で療養しても，その人の望むエンド・オブ・ライフ・ケアが実践できるように看護師が調整を行う．

* そのようなことが起こらないように，認知症のすべての段階で，また療養するすべての場所や場面で，その都度ケア提供者が変わっても，本人が望むEOLケアを受けられるよう調整する役割が必要である．
* 看護職は常に，自分がケアを提供する場所や時期は，認知症者本人の療養全体の一部分であること意識する．そのうえで，「本人の望むEOLケアに照らした，現状にとって最適なケアの選択」をすることが，情報共有や連携の目的であることを忘れないようにする必要がある（図Ⅴ-2）．

3）よいチームケアの実践を可能にする態度

* よいチームケアの実践に必要なことは何か．まず前提として，ACPを基盤としたEOLケアの継続的実践の必要性を理解することである．そのほかには，①ケアの目的が本人志向であること，②専門性や役割の尊重と相互理解，③状況に応じた役割のオーバーラップ，の3つではないだろうか．
* ケアに携わる人は，**本人の望むEOLケアの継続**を目指して，誰がどこで何をできるか，またできないことは何かを知る努力をしなければならない．そして，相手への信頼と尊敬をもって役割を任せたり引き受けたりすることで，チーム内によい風土が醸成される．
* その一方で，状況によっては相手の役割の一部を肩代わりする柔軟性をもって

おきたい．役割分担がきっぱりとしすぎて，これは自分の役割ではないからと相手の状況への配慮を欠くことはチームの力を弱める振る舞いである．

✤ 認知症が重度となり本人の意思が確認できなくなる時期には，それまでよりもさらに高い，**チームによるEOLケア実践の意識をもつことが重要**となる．

C　最期を迎える場での援助

1) 看取りに携わる人々への支援

✤ 看取りの場に立ち会った介護職や家族が抱く不安は，「もっと何かできることがあったのでは」「自分が死期を早めたのでは」という思いであると経験から感じている．しかし実際には，たとえ医療職が立ち会ったとしてもできることに大きな変わりはない．

✤ 医療職が不安を抱かないのは，人が死に向かう過程で起きること，それに対してできること，どうにもできないこと，などを知っているからである．そのプロセスにおいては，医師よりも看護師ができることの方が多い．**介護職や家族をケアの知識・技術面・精神面から支援して，多様な場所における看取りの体制づくりを推進**するのは，看護師の役割である．

✤ すでに，在宅や施設のケアにおいては事例ごとに介護職や家族に対してそのような支援が行われている．ところが，病院ではそのような支援の必要に迫られることはあまりない．

✤ EOLケアの視点から考えれば，入院はその人の療養生活全体の一部分であり，これから迎える最期の過ごしかたを考える機会ととらえることもできる．EOLケアの一部分を担う者として病院の看護師は，病院以外の場所で，看護師が行っている看取りの体制づくりの支援内容を知っておく必要がある．

✤ そうすれば，本人が希望する在宅看取りの願いを叶えたい一方で，自分にできるのかと不安を抱く家族に，必要な助言ができるかもしれない．それは，病院の看護師による間接的な看取り支援であり，優れた連携実践である．

2) 介護職と家族への看取りケア指導

❋ 看取りケアでは，本人が安楽で安心であることが重要である．そのために介護職には，死が近づいているときに身体に起きる現象，その際の苦痛の有無，対処方法，観察のポイント，看護師への連絡のタイミングなどを教育・指導する．できるだけ具体的に伝え，ケアの結果の報告を受け，**一緒に振り返る**などして，実践から多くを学べるように工夫したい．また，声をかける，そばにいる，手を握る，さする，温める，冷やすなど，**本人が心地よいと感じるケアを行って**よいことを伝える．それらのケアが死を早めることはないため，安心していいことも併せて伝えるようにしたい．

❋ 家族には，心理面に配慮しながら，伝える内容や分量を調整する必要がある．また，本人が心地よいと感じるケアのほかに，家族にしかできないケアがあることを知ってもらう必要がある．それによって，家族が誇りをもってケアにのぞめるように支援したい．**家族の大切な思い出の話をしたり，本人の好きな音楽を一緒に聞いたり，本人への感謝を伝えたり**することがケアであること，そして，本人が喜ぶことを家族が考えることそのものが，尊厳に配慮したケアであることをぜひ伝えたい．

❋ また，介護職や家族に不安が生じたときに，いつでも医師や看護師に**連絡できる体制を整備**するとともに，**遠慮や迷いなく連絡できる関係性**でいることが大切である．普段からケアのこと以外でもコミュニケーションをとる，専門用語を使わない，連絡をもらったことに対してポジティブフィードバックを心がける，などの，配慮をもってかかわることが，よい関係性の構築につながる．

3) 認知症の人の看取りケアを支援する意義

❋ 医療職以外の人が，認知症の人の看取りケアに参加することの意義は，多死社会を支えることだけではない．ケアに携わる人々は，認知症という状態，人の尊厳，認知症と共に生きること，それを支えるために必要なことを考える機会をもつことになる．その人は，家族や友人に感じたことを伝えるかもしれない．その広がりによって，地域社会が認知症と共に生きることを学んでいくことになる．

❋ 看護の専門性が，認知症の人をとりまく地域社会の変革につながることを意識して，目の前の一人ひとりへのていねいな支援を心がけたい．

事例 14 看護小規模多機能型居宅介護事業所での介護職の初めての看取りを支援した体験から

N氏，80代，男性．胃がん末期，脳血管型認知症．

　N氏は通いと泊りを組み合わせて施設を利用していたが病状が悪化，看取り目的で長期滞在を開始．寝たきり，意識レベルは呼名にわずかに反応する．バイタルサインが不安定で測定頻度が増え，看護師がたびたび訪室していた．以前は介護職もケアに関わり親しく交流していたが，徐々に足が遠のいていった．

　「自分たちが行っても何もできない」「何かして具合が悪くなったら困る」「自分の夜勤で亡くなるのではないかと不安」との介護職の声を受け，カンファレンスを開催した．N氏の今の状態，亡くなるまでに予測される経過を看護師から説明し，死を前にしたN氏の心情，N氏が望んでいることは何か，それをふまえて提供したいケアを検討した．介護職は身内の死にも直接かかわったことがない者が大多数で，「静かに眠るように亡くなる」という看護師の予測を聞いて驚く者もいた．N氏は家族と離れて心細い，聞き慣れた声で安心する，声をかけて手を握るくらいならできそう，などの意見があった．看護師は，それらのケアは生命に影響がないことを承認し，「N氏は死を待っているのではなく，最期のときを生きている」ことを介護職に伝えた．自分たちのケアで，N氏が安心で安楽な最期の時間を過ごせるようにするという方針を確認した．

　カンファレンス後，介護職は代わるがわるN氏の部屋を訪れ，「口を湿らせてよいか」「マッサージをしてよいか」などさまざまな質問を発するようになった．N氏が亡くなる3日前に入浴も実施した．N氏は，カンファレンスの2週間後に，家族と職員に見守られ永眠された．

　看護師の看取りに携わる人々への支援は，指示し教えるだけではなく，介護職や家族の不安を理解し，自分たちで考えられるように工夫し，承認し，主体性を信じる態度で行われることが望ましいと考える．

● 引用文献

1) 箕岡真子：認知症ケアの倫理．第1版，株式会社ワールドプランニング，2014
2) 髙道香織：認知症におけるエンド・オブ・ライフケア．実践！　エンド・オブ・ライフケア Nursing Today **28**(3)：49-51，2013

● 参考文献

・内閣府：平成27年版高齢社会白書（概要版），2015 http://www8.cao.go.jp/kourei/whitepaper/w-2015/html/gaiyou/s1_2_3.html（2017年3月22日検索）
・細田満和子：「チーム医療」とは何か　医療とケアに生かす社会学からのアプローチ，日本看護協会出版会，2012

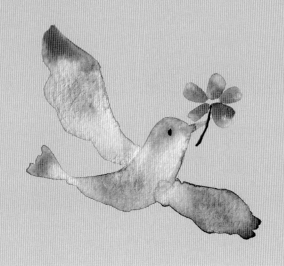

第 VI 章

若年性認知症と共に生きる人を支える

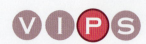

1 体験を理解する

> ✓ *Essence*
> - 若年性認知症の定義，実態，原因疾患などの基本的知見や老年期認知症との違いを知り，疾患が家族におよぼす影響を考える．
> - 本人や家族の心理状態について具体的な内容を学び，事例により，本人や家族への支援を理解する．

A 若年性認知症の定義と実態

1) 若年性認知症の定義

- ✼ 認知症は，一般的には高齢者に多い病気であるが，**65歳未満で発症した場合**，「若年性認知症」という．
- ✼ 医学的には高齢者の認知症と違わないが，働き盛りの世代であり，病気になると本人や家族だけでなく**社会的な影響が大きい**ため，区別されている．
- ✼ 本人や配偶者が現役世代なので，認知症のため失職すると経済的に困難な状況に陥る．また，親の病気が子どもに与える心理的な影響が大きく，教育，就職，結婚などの人生設計が変わる場合もある．
- ✼ 本人や配偶者の親の介護が重なると介護負担がさらに大きくなる．介護が配偶者に限られることが多いので，配偶者も仕事が十分にできにくくなり，**身体的にも精神的にも，経済的にも大きな負担**を強いられることになる．

2) 若年性認知症の実態

- ✼ 全国の若年性認知症の数は推計約37,800人（2009年厚生労働省）で，人口10万人あたりでは47.6人である．認知症高齢者の数は，約460万人（2012年厚生労働省）とされているので，それに比べれば少なく，男性は人口10万人あたり57.9人，女性は36.7人と男性に多いのが特徴である[1]．
- ✼ 発症年齢は平均で51.3歳であり，約3割は50歳未満で発症している．

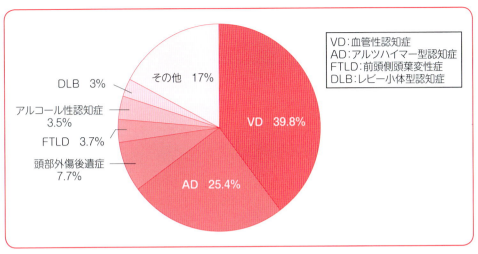

図Ⅵ-1　若年性認知症の原因疾患
［厚生労働省：若年性認知症の実態等に関する調査結果の概要及び厚生労働省の若年性認知症対策について．平成21年3月19日 http://www.mhlw.go.jp/houdou/2009/03/h0319-2.html（2017年4月21日検索）］

* 原因疾患は，脳卒中（脳梗塞や脳出血）が原因である血管性認知症がもっとも多く（約40%），アルツハイマー病は約4分の1であった（図Ⅵ-1）．そのほか，頭部外傷後遺症やアルコール性認知症など原因疾患が多様であることも特徴である．

* 男性では，血管性認知症，アルツハイマー型認知症，頭部外傷の順で，女性では，アルツハイマー型認知症，血管性認知症，前頭側頭葉変性症とレビー小体型認知症の順であった．アルツハイマー型認知症は年齢にかかわらず女性に多いので，このような男女差が出ると考えられている．

* 認知症の重症度は，軽度（職業や社会生活には支障があるが，日常生活はほぼ自立），中等度（自立生活は困難で，見守りあるいは介助が必要），重度（日常生活動作全体にわたり，介助が必要）の3段階に分けると，それぞれ3分の1ずつであった．

* 2014（平成26）年度に行われた全国15府県の若年性認知症生活実態調査では，基本的な日常生活動作（歩行，食事，排泄，入浴，着脱衣）について，ほぼ自立している人は，歩行・食事以外では半数以下であり，排泄，入浴，着脱衣では，全介助を必要とする人が約3割と介護者の負担が大きいことが明らかになった（図Ⅵ-2）．若年性認知症は必ずしも軽度ではなく，むしろ**介助を要する人が多いのが特徴である**[2]．

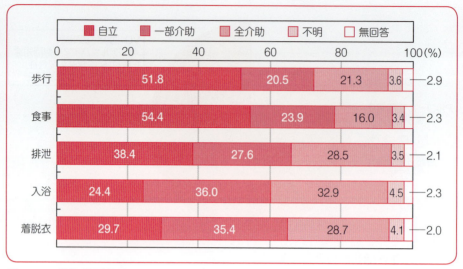

図Ⅵ-2　若年性認知症 2,129 人の日常生活動作
[認知症介護研究・研修大府センター：平成 26 年度老人保健健康増進等事業による報告書「平成 26 年度　認知症介護研究報告書〈若年性認知症者の生活実態及び効果的な支援方法に関する調査研究事業〉」, p.9, 2015 より引用]

B 老年期認知症との違い

1) 発症年齢や気付き

* 発症年齢が若いことは前述した定義の通りである．男性に多いことも高齢者とは異なる特徴であり，そのために仕事に関することをはじめ，さまざまな課題が出てくる．
* 最初に気が付く症状はもの忘れが多いが，行動の変化や性格の変化，言語障害などもみられる．判断力や実行機能が低下するので，仕事の手順や段取りが悪くなり，できないことで不安になったり，感情のコントロールがうまくできなくなる傾向にあり，気分が落ちこむとうつと考えられてしまう場合もある．
* もの忘れによる仕事のミスや家事が下手になったことで，本人や家族はおかしいことには気が付くが，認知症であるとは思いつかず，受診が遅れることもある．

2) 従来 BPSD とよばれる症状

* BPSD とよばれる症状の出現頻度は認知症高齢者と同じくらいで，全体の約 3 分の 2 である[3]．

- ✲ ただし，内容的には若干違いがあり，高齢者では無関心やうつが多いのに比べ，若年性認知症では，経済的不安や将来的な不安が強いためか，**興奮がもっとも多く**，体力があることから，見かけ上強く出ているように感じられる．
- ✲ さらに**攻撃性**，**妄想**もよくみられ，これらの陽性症状は，無関心やうつなどの陰性症状に比べて，介護者の負担の大きな要因になるだけでなく，施設入所や入院のきっかけになると考えられる．

3) 若年性認知症がその人の家族におよぼす影響

- ✲ 若年性認知症は，すでに退職した年代で発症する高齢者とは異なり，経済的な問題が大きくなる．本人や配偶者の生活はもちろん，子どもの教育にもお金が必要であり，医療費や介護にかかる費用も少なくない．
- ✲ また，若年性認知症の場合は，主介護者はほとんど配偶者に集中しており，さらに，本人や配偶者の親世代の介護が重なると，ときに**複数介護**となることもある．
- ✲ 若年性認知症の人の家庭では，本人だけでなく，介護者となる配偶者も介護のために仕事を減らしたり，場合によっては退職を余儀なくされる．そのため，ますます**経済的に困難**な状況が深まり，介護の疲れ，病気や将来への不安など，本人も介護者も大きな負担を強いられることになる．

C 本人・家族の心理[4]

1) 本人の心理

- ✲ 本人の認知機能の程度によって，疾患の理解度，受け止め方には個人差があるが，大きな不安を抱えていることは同じである．
- ✲ できていたことができなくなっていく，周りの状態が理解できなくなっていく現在の自分に対する不安や，今後どうなっていくのか，家族に負担や迷惑をかけるのではないかという**心配や不安**からくるさまざまな思いが，認知症の行動・心理症状になって現れる場合もある．
- ✲ これまでの自分とは変わっていってしまう，今までできたことができなくなってしまうという不安は，自分が自分であることが不確かに感じられることからくる．
- ✲ 認知症の人は，このように大きな不安をうまく表現できないもどかしさも感じている．さまざまな言動に隠された**不安や葛藤を受け止めていく必要**がある．

2) 家族の心理

* 家族は受診して診断を受ける前から，変化していく言動に困惑し，不安を募らせている．診断が告げられると，ショックを受けたり，認めたくないと感じる家族もいれば，病気だとわかったことでほっとしたり，義務や責任を感じる家族もいる．
* このようにさまざまな反応があっても，介護という現実はどの家族にとっても同じように存在し，続いていくものとなる．介護をしていると気分が沈んだり，「なぜ，自分だけが……」と**怒り**がわいたり，**孤立感**を抱いたりしがちである．
* 介護者が孤立していると，本人の言動に対して**怒りや否定的感情**が生じ，言葉が強くなったり，ときには手が出たりする場合がある．介護者の状況を理解し，悩みに共感し，傾聴したり，介護者どうしで話しあったり，**適切な助言が得られるしくみ**があれば，心が軽くなり，負担感を減らすこともできる．

D 本人・家族への支援

> **事例 15** 若年性認知症のため自主退職したO氏と家族への影響
>
> O氏，56歳，男性．アルツハイマー型認知症．
> 　O氏は妻と3人の子どもがおり，長年水道工事の仕事をしてきた．あるとき，工事現場から会社に戻れなくなり，仕事中にも「頭の中が真っ白になる」と感じるようになった．仕事上のミスも増えたため，自ら退職し，妻には事後報告した．
> 　しばらくして認知症の専門病院を受診し，アルツハイマー型認知症と診断された．妻は主治医の説明を聞き，頭が混乱して「生活面や精神的な面での助けがほしい」と，病院のソーシャルワーカーに相談した．

* O氏のような立場の人やその家族に対する支援には次のようなことが考えられる．以下，パーソン・センタード・モデルを用いて解説する．

1) 脳の障害（NI）

* 仕事中にも「頭の中が真っ白になる」と感じるなど認知機能の低下や仕事上のミスも増えるなど集中力の低下がみられ，アルツハイマー病と診断された．

2) 身体の健康状態（H）

* 若年性認知症は，発症後の生活期間が認知症高齢者に比べて長くなると予測される．認知症の治療を行うとともに，進行抑制のためには，生活習慣病などの予防や治療が必要になることから，健康面も含めた将来を見据えた中・長期的な支援として，適切な医療機関への受診を勧めたり，健診への受診を促す．

3) 生活歴（B）

* 妻と3人の子どもがおり一家の大黒柱として，長年水道工事の仕事をしてきた．そのため，O氏の退職後の支援が必要になる．
* 雇用継続のための支援，および退職後の支援については次節（☞p.165）を参照されたい．

4) 性格傾向（P）

* O氏は，3人の子どもにまだお金がかかり，このときには，妻は働いていなかったので（後日，妻はパートで働くようになった）家族のためにも，働いて収入を得たいと希望していた．
* 真面目な性格であり，退職して何もすることがなくなると，うつ状態になり，閉じこもってしまうおそれもあった．
* 不安や孤独などの本人の気持ちをていねいに傾聴し，自分のことをどのように考えているか本人の目標を大切にする．

5) 社会心理（SP）

a. 社会とのつながりの支援

* 働き盛りで社会的にも重要な役割を果たしている人が，病気により退職したり，家庭での役割を全うできなくなることは，社会にとっても損失である．本人の居場所づくりを含め，社会参加を進めていく必要がある．
* 障害福祉サービスの就労継続支援事業所（A型，B型）やボランティアによる生産活動・作業で本人が役割をもつことで，自立した生活や社会とのつながりを支援していくことができる．
* 本人のための相談窓口やセルフヘルプグループなどを紹介する．

b. 家族の負担を軽減するための支援

* 家族は若年性認知症の人を一義的に介護しているが，**家族だけで介護を継続し**

ていくことは困難であり，家族の就労を継続するための支援や，介護による心身の負担を軽くしていくための支援が必要となる．介護サービスや障害福祉サービスなどの公的サービスを利用できるよう勧めるとともに，家族支援のための交流会，家族教育，認知症カフェ，レスパイト入院（介護家族支援短期入院）などのインフォーマルなサービスもあるので，**本人や家族に情報を提供したり，参加を促したりする．**

❋ **子どもへの支援としては，**教育現場において，若年性認知症への理解を深める啓発を進めたり，スクールカウンセラーを活用するなど，子どもが悩みを相談できる体制を構築する必要がある．

❋ **本人や介護者の親の世代が要介護状態となった場合は，**介護保険サービスなどをはじめ，適切なサービスの情報を提供し，ケアマネジャーにつなぐなど，介護者の負担を軽減できるよう支援する．

●引用文献
1) 朝田隆：総括研究報告．厚生労働科学研究費補助金（長寿科学総合研究）「若年性認知症の実態と対応の基盤整備に関する研究」平成18年度〜平成20年度総合研究報告書 1-21，2009
2) 小長谷陽子ほか：全国15府県における若年性認知症者とその家族の生活実態．Dementia Jpn **30**：394-403，2016
3) 小長谷陽子ほか：若年認知症の行動と心理症状（BPSD）の検討―愛知県における調査から―．神経内科 **71**(3)：313-319，2009
4) 認知症介護研究・研修大府センター：若年性認知症支援ガイドブック（改訂版），2016
   https://www.dcnet.gr.jp/support/research/center/detail.html?CENTER_REPORT=265（2017年4月21日検索）

●参考文献
・小長谷陽子ほか：若年認知症の発症年齢，原因疾患および有病率の検討―愛知県における調査から―．臨床神経 **49**(6)：335-341，2009
・小長谷陽子ほか：愛知県における若年認知症の就業，日常生活動作および介護保険利用状況．厚生の指標 **57**(5)：29-35，2010
・小長谷陽子：本人・家族のための若年性認知症サポートブック，中央法規出版，2010

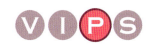

2 就労継続支援の実際

> ✓ **Essence**
> - 若年性認知症の人や家族に対する支援,とくに就労支援は,経済的な面だけでなく,社会的な面でも重要な意義がある.
> - 国の施策として行われている「若年性認知症コールセンター」などの相談機関の活用は,本人や家族への情報提供や心理的サポートにつながる.

A 仕事をすることの意味

- 若年性認知症は働き盛りの50歳代半ばに発症することが多く[1],勤労者や社会人として役割を果たしている立場であり,本人や家族の問題であるだけでなく,**社会への影響も大きい**.
- 社会で働くことは単に生活のためにお金を稼ぐことだけではなく,人間として自分の役割を果たしたい,能力を発揮したいという大きな目的がある.これは"働く"ということを通じて自己の**アイデンティティーを確認**することでもある.
- 高齢者の場合は,これらをほぼ達成しており,退職についても,社会制度としての定年であれば,ある程度納得できる状況である.しかし,自己実現半ばの年代に発症する若年性認知症の場合には,病気により仕事を辞めることになると,「**納得できない**」「**割り切れない**」という気持ちをもち続けることになる.あるいは的確に診断されず,ほかの疾患とされて退職せざるを得ない場合には,治療すれば回復して,また復帰できるという誤った考えのまま,中途半端に時間が過ぎて,必要な支援が十分に受けられないことになるかもしれない.
- 現役で仕事をしている人が認知症になると,どんな不具合が生じるだろうか? 記憶が障害され,ものごとが覚えられないというだけではなく,複数の作業が同時にできない,作業の手順が理解できない,新しい方法が覚えられない,考えがまとまらない,言われていることが理解できない,などの症状が出てくる.
- **働き盛りの年代**であるので,責任ある立場にいる人も少なくない.したがって,仕事のスケジュール管理が困難になり,約束や連絡を忘れて信用をなくしたり,他社や他部門,取引先からクレームが来たりすることになりかねない.

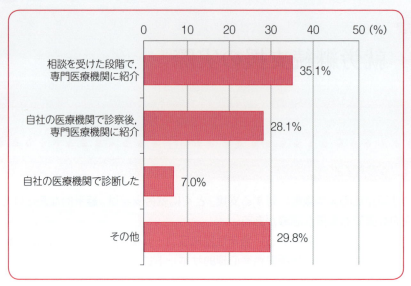

図 Ⅵ-3 企業における若年認知症の診断方法（N＝57）
〔小長谷陽子ほか：企業（事業所）における若年認知症の実態―愛知県医師会認定産業医へのアンケート調査から―．日本医事新報（4456）：56-60，2009 より引用〕

このような状態が続けば，解雇や自主退職に追い込まれる可能性がある．
＊しかし，企業関係者や，就労問題を担当する行政の職員などにおいても，若年性認知症に関する認識は十分であるとはいえない．保健師など認知症の知識のある専門職が対応したり，本人の気持ちを代弁するなどのサポートが必要である．

B 事業所の産業医に対する調査から

＊2008（平成 20）年度に，愛知県の医師会認定産業医に対して，若年性認知症に関する調査を行った．回答があった 889 人の結果では，若年性認知症について知っていたのは 54.0％，聞いたことがあるのは 32.1％であり，知らないと答えたのは 13.2％であった[2]．

1）事業所での実態

＊本調査では，認知症の経験については，9 割以上の事業所で経験がなかった．経験があった 38 ヵ所の事業所で，合わせて 57 人の認知症の人が把握された．
＊診断に関しては，「相談を受けた段階で，専門機関に紹介」が 35.1％，「自社の医療機関で診察後，専門医療機関に紹介」が 28.1％であり，6 割以上が専門の医療機関に紹介されている（図Ⅵ-3）．このことは産業医自身の診療科目では

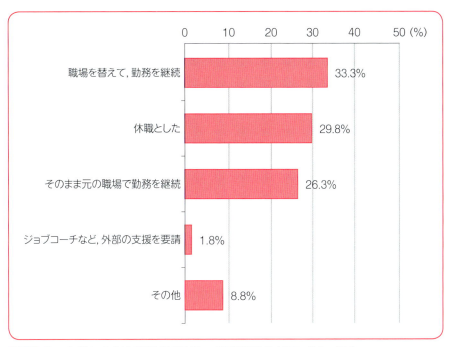

図 Ⅵ-4　企業における若年認知症への診断後の対応（N＝57）
[小長谷陽子ほか：企業（事業所）における若年認知症の実態―愛知県医師会認定産業医へのアンケート調査から―．日本医事新報（4456）：56-60，2009 より引用]

内科がもっとも多く，認知症の専門医である神経内科や精神科の医師が少ないことと対応していた．
✤ 対象者に関する相談や申し出（複数回答）は上司からがもっとも多く 52.5％，次いで家族からであった．本人からという回答もあった．本人や家族が気付く場合には，仕事上の悩みや不具合を相談できるしくみの整備が重要である．たとえば，産業医や人事の担当者などが認知症に関する理解をもてるような研修が必要である．
✤ しかし，本人に病識がなかったり，家族が理解しなかったり，あるいは単身赴任である場合には，受診が遅れる可能性がある．
✤ 診断後の対応（複数回答）（図Ⅵ-4）は，「職場を替えて勤務を継続」が約 3 分の 1 ともっとも多く，次いで，「休職した」「そのまま元の職場で勤務を継続」であり，仕事の継続が必ずしも容易ではないことが示唆された．

2）自由記載における事例と課題

✤ 自由記載で書かれた経過の例としては，脳血管障害の場合はリハビリ後復職した事例があるが，ハンチントン病やピック病，アルツハイマー病といった神経

変性疾患では，休職後（定年）退職となるケースが目立った．パーキンソン病の例では，進行に合わせて業務を配慮したが，無動が目立つようになり，本人，家族，上司と繰り返し相談した結果，休職から退職となった．また，単身赴任で，周囲の勧めで受診したが本人に自覚がなく，上司から人事担当者への相談で再び受診し，確定診断された例や，配偶者も同じ職場であるため通勤の支援が可能であり，大学病院へ通院しながら勤務を継続している例が挙げられた．

❋ 対応で困ったこととしては，**本人の病識がなく，家族も理解しないので受診にいたらなかった**，部長職の人で**以前と人格がまったく変わってしまい**，周囲がどうかかわればいいのか困惑した，休職になることに関しての本人への説明のしかたや休職満了後の対応，上司・同僚の理解が得られないこと，障害者認定の希望があったが手続きが不明であった，仕事の内容がどの程度遂行可能かの評価が困難，通勤の安全確保，業務上の怪我の危険性，などが挙げられた．

❋ 障害者認定の手続きが周知されていないことや，**仕事上の能力評価の方法**がわからないなどの意見があり，今後の課題といえる．

C 社会的な観点における認知症高齢者との違い

❋ 認知症であっても，初期の段階であれば体力も十分にあり，認知機能が低下していても，なんらかのサポートがあればできることが多いため，仕事をしたいと希望する人もいる．このような**社会復帰への願望**は，若年者では高齢者に比べ，より強いと考えられる．

❋ 働き盛りで，社会的にも重要な役割を果たしている人が，病気により退職したり，家庭での役割を全うできなくなることは，社会にとっても大きな損失である．しかし，経済的な理由でなんとか仕事を継続していたが，最終的には退職となった若年性認知症の人に話を聞くと，「（後から振り返って）仕事をしているときはつらかった．十分に仕事ができないし，何をしていいのかわからず，周りに迷惑をかけていると思うといたたまれなかった．でも妻子のことを考えて我慢していた，辞めてほっとした」と述べた．

❋ このように，必ずしも仕事を続けたい人ばかりではないので，本人の意向や家庭の事情をよく理解する必要がある．

❋ 若年性認知症に対する支援のなかで，認知症高齢者との大きな違いの1つは，**就労**に関することである．現在の職場に継続して勤務できるのが理想であるが，現実には困難な場合が多い．退職した後に再び働きたい場合の行き先として，**障害福祉サービスにおける就労継続支援事業**が挙げられる．

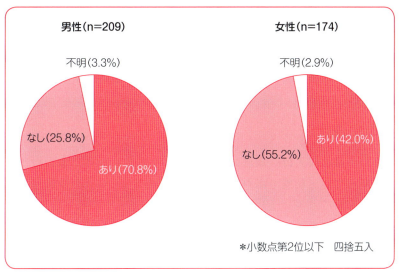

図 Ⅵ-5　発症時の就労状況（男・女）
〔小長谷陽子ほか：全国15府県における若年性認知症者とその家族の生活実態．日本認知症学会誌 **30**（3）：394-403，2016 の表3をもとに筆者作成〕

D 若年性認知症の本人・家族調査における就労と経済の状況

✻ 2014（平成26）年度に大府センターが行った全国15府県の若年性認知症生活実態調査では，医療機関，介護保険施設，障害福祉事業所の担当者に，調査への協力を依頼してもらい，協力が得られた本人・家族に調査票を送付した結果，383人から回答を得た[3]．この結果のなかで就業に関する項目を概説する．

1）就労状況

✻ 発症時に仕事に就いていたのは約6割であった．就業者の割合は男性では女性に比べ有意に高く，就業率は男女間で違いがあった（図Ⅵ-5）．仕事に就いていた人の勤務形態は，正社員・正職員がもっとも多く，次いで非常勤・パートであった．

✻ 仕事に就いていた人に対する，発症時における職場の対応は，「配置転換など」「労働時間の短縮」「通勤に関して」「そのほかの配慮」を合わせると，約3割でなんらかの配慮があった一方で，2割の人はいずれの配慮もなかったと回答した．このことは，職場においては，認知症に対する理解がまだ十分でないことを示唆している．

✻ 発症後，部署を替えるなどして仕事を続けている人は5%にとどまったのに対

し，退職や解雇で仕事を失った人は全体では75%であった．失職した人は女性では男性より多かったが，発症時の就業率では男性が有意に高いことを考慮すると，失職して収入がなくなることは今後の生活に重大な影響をおよぼすと考えられ，男性に多い若年性認知症の支援には性差も考慮する必要もある．

2) 家庭の経済状態

* 発症後の世帯の収入は，家族の収入がもっとも多くなり，本人の（障害）年金などで補っている状態であり，「家計がとても苦しい」「やや苦しい」と答えた人は，合わせて4割以上に達していた．
* ローンや養育する子どもがいない世帯が多かったにもかかわらず，家計が苦しく，今後の生活や将来的な経済状態に対する不安が多く挙げられていた．

E 雇用・経済問題への支援

1) 雇用継続のための支援

* 企業での早期発見，早期対応には産業医や保健師が重要な役割を果たす．本人の作業能力を見極め，仕事の内容を見直したり，配置転換をして，できるだけ雇用が継続できるようにする．3日以上休職することになれば，**傷病手当金**が支給される場合もある．
* 認知症は**精神疾患**であるため，都道府県の指定を受けた医療機関に通院する場合，医療費の自己負担軽減のため**自立支援医療**（精神通院医療）を受けられる．
* また，**精神障害者保健福祉手帳**を申請することができ，血管性認知症のように身体的障害があれば**身体障害者手帳**も申請できる．手帳があれば，企業の**障害者雇用率制度**を利用できる場合があるので，在職中であれば会社に，退職後であればハローワークに相談する．
* さらに，家族を介護する人は，介護休業，短期間勤務，労働時間の制限，などの介護休業制度を利用して，介護離職をしないで働き続ける選択肢もある．

2) 退職後の支援

* 失業した場合は，ハローワークに求職の申込みを行い，求職活動をして失業の認定を受ければ，**失業給付**を受けることができる．しかし，求職活動には，就労意欲と作業能力が求められ，認知症の人にとってはハードルが高い場合が多い．一般就労とは別に，**障害福祉サービス事業所**で働く方法もある．

表Ⅵ-1　若年性認知症の人が利用できるサービス・制度

最初の相談先	退職後に受けられるサービス・制度
・医療機関のソーシャルワーカー ・地域包括支援センター ・若年性認知症コールセンター ・若年性認知症コーディネーター　など	・年金 ・健康保険 ・雇用保険 ・住宅ローンの免除 ・生命保険の高度障害保険金 ・障害者総合支援法 ・国民年金保険料の免除 ・生活福祉資金貸付制度　など
会社等に勤務している場合 ・企業の障害者雇用 ・企業の介護休業制度 ・傷病手当金 ・障害者手帳 ・自立支援医療（精神通院医療） ・障害年金 ・高額療養費，高額介護サービス費，高額医療，高額介護合算療養費制度　など	**介護保険** **日常生活自立支援事業** **生活保護制度** **成年後見制度**

[認知症介護研究・研修大府センター：若年性認知症支援ガイドブック（改訂版），2016 https://www.dcnet.gr.jp/support/research/center/detail.html?CENTER_REPORT=224 & center=2（2017年3月28日検索）をもとに筆者作成]

✻ 所得を補助するための制度として**障害年金**があり，本人が初診時に加入している公的年金によって，基礎年金，厚生年金，共済年金と区分される〔2015（平成27）年度に法改正があり，共済年金は厚生年金に統一された〕．

✻ 若年性認知症の人が利用できるサービス・制度を**表Ⅵ-1**に挙げた．

F　認知症介護研究・研修大府センターの取り組み

✻ 厚生労働省は，2008（平成20）年7月，「認知症の医療と生活の質を高める緊急プロジェクト」のなかで認知症対策の5つの柱を掲げ，若年性認知症対策もその1つに挙げられた．

✻ 認知症介護研究・研修大府センター（大府センター）では，2006（平成18）年度から，若年性認知症の社会的支援をテーマに，愛知県における実態調査，産業医への実態調査，本人・家族の交流会の立ち上げ，福祉的就労の支援，若年性認知症デイケアの試みなど，さまざまな事業に取り組み，成果をあげてきた．このような経緯から，**若年性認知症相談窓口**は，大府センターに全国で唯一のものとして設置されることとなり，2009（平成21）年10月1日に開設された．

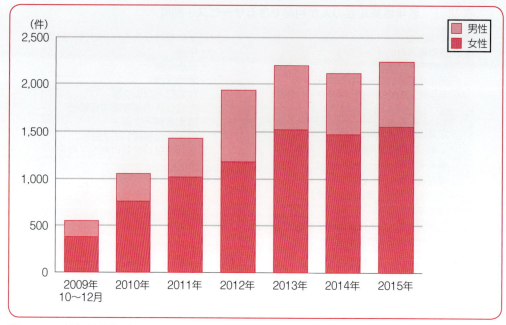

図 Ⅵ-6　若年性認知症コールセンターへの相談件数の推移
［認知症介護研究・研修大府センター：若年性認知症コールセンター報告書（2010年～2015年）をもとに筆者作成］

1）若年性認知症コールセンターへの相談[4]

✱ 年間の相談件数は開設以来増加しており，2015（平成27）年は延べ2,240件と過去最多となった（図Ⅵ-6）．すべての都道府県からの相談があるが，なかでも東京，大阪，神奈川，愛知など，大都会を擁する地域の人からの相談が多い．

✱ 認知症高齢者の電話相談と比べて，若年性認知症の電話相談の特徴は，介護者からだけでなく，本人や介護者以外の家族からの相談が多いこと，男性からの相談が認知症高齢者の場合より多いことが挙げられる．

2）電話相談の内容

✱ 相談内容においても，高齢者の場合は介護する人の悩みや困りごとを傾聴することが多いのに比べ，**具体的な情報を知りたい**，**自分自身の不安を話したい**，**制度やサービス**，**医療機関を教えて欲しい**といった内容が多くみられる．

若年性認知症における電話相談の特徴

- 男性からの相談の割合が多い[*1]
  - 若年者[*1]：高齢者[*2]＝ 29.5〜39.1%：9.1%
- 本人からの相談の割合が多い[*1]　　26.8〜41.6%：0.9%
- 介護対象者は男性である割合が多い[*1]　52.6〜61.0%：31.5%
- 継続相談が多い[*1]　　　　　　　　21.4〜32.0%
- 傾聴するだけでなく，情報提供や経済的な問題に関する相談が多い[*1]

[*1 認知症介護研究・研修大府センター：若年性認知症コールセンター報告書 2010〜2016 年版 より抜粋/ *2 湯原悦子ほか：認知症の人を抱える家族を対象にした電話相談の役割—認知症の人と家族の会愛知県支部が行う電話相談 5,300 件の分析から. 日本認知症ケア学会誌 **9** (1)：30-43, 2010 より抜粋]

G 若年性認知症の人への支援

- 65歳未満で発症する若年性認知症に関しては，医療・介護分野のみならず，一般市民からも少しずつ認識されつつある．しかし，実際に診断された本人や家族にとっては初めての経験であるため，戸惑いや将来に対する大きな不安がある．本人がどのように受けとめており，どのようにしていきたいかを聴きながら，共に考えていく姿勢が必要である．

- 若年性認知症の人は，仲間と集まったり，生きがいがもて，社会に役立つと感じられるような適切な環境で生活することで，安定した状態を維持でき，家族の不安や負担も軽減される．そのためには，医療機関，介護保険制度だけでなく，雇用，障害者福祉などのさまざまな既存の制度の活用とそれらの間の密な連携が必要である．

- とくに**診断直後の支援は重要**である．病気や今後の生活などに関して必要な情報の提供と助言，悩みや困りごとを共感をもって聴くなどの本人や家族の不安の軽減，今後の生活の方向性を示すことにより，**本人と家族の生活を再構築**することが求められる．

- 働き盛りの年代に発症し，男性に多い若年性認知症においては，経済的な面からも，できるだけ長く仕事を継続できるようにするために，関係者の理解と支援が必要である．

●引用文献

1) 小長谷陽子ほか：若年認知症の発症年齢，原因疾患および有病率の検討—愛知県における調査から—臨床神経学：**49**(6)：335-341, 2009
2) 小長谷陽子ほか：企業（事業所）における若年認知症の実態—愛知県医師会認定産業医へのアンケート調査から—日本医事新報 (4456)：56-60, 2009

3) 小長谷陽子ほか：全国15府県における若年性認知症者とその家族の生活実態．日本認知症学会誌 **30**(3)：394-403，2016
4) 小長谷陽子ほか：若年性認知症電話相談の実態―若年性認知症コールセンター2年間の相談解析から―厚生の指標 **61**(10)：36-42，2014

● **参考文献**
・小長谷陽子：本人・家族のための若年性認知症サポートブック，中央法規出版，2010
・小長谷陽子ほか：障害者福祉施設における若年性認知症の受け入れに関する調査研究．厚生の指標 **61**(1)：9-16，2014
・小長谷陽子ほか：若年性認知症に対する就労支援の実際．日本医事新報（4494）：60-64，2010

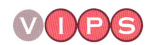

3 認知症の人がつくる地域包括ケアシステム

> ☑ **Essence**
> - 「地域包括ケアシステム」は，質のよい「地域包括ケア」の延長線上に構築される「システム」でなければならない．
> - 質のよい「地域包括ケア」は，認知症を抱える人と検証して，初めて見えるものである．
> - 「問題対処型」のシステム構築から，「認知症を抱える人と共につくる」システムの構築へ転換する．

A 地域包括ケアシステムと地域包括ケア

- 「地域包括ケアシステム」というと，一般的に「医療と介護の連携」に代表されるように，システム論（各団体の連携など）が先行して論じられる傾向が強い．しかし，システム構築を中心にした議論は，真に質のよい認知症ケアにつながるのだろう．
- 筆者はこれまで認知症の人と共に「地域包括ケア」の構築に取り組み，その延長線上にできる各団体の連携を「地域包括ケアシステム」だと考えていたが，先述のシステム論を先行したものと比較することにより，この課題について考えてみたい．

B 58歳でアルツハイマー型認知症と診断された佐野光孝さんとの出会い

1) 出会ったきっかけ

- 富士宮市役所では，2006（平成18）年の地域包括支援センター立ち上げ当初から，市直営のセンターに福祉全般の初期相談窓口としての機能を置いていた．若年性認知症の人が相談にきたときは，すぐに介護サービスを紹介するのではなく，本人と家族の話を聞いて，地域資源につなげることも，この頃から

行われるようになった．

* このようななか，佐野光孝さんが相談にきた．妻の明美さんは，「夫が2007（平成19）年5月からアルツハイマー型認知症で仕事に通えなくなった．家の中に閉じこもっていては，認知症が進行してしまうのではないか．デイサービスではなく楽しみを感じながら過ごせる場所がほしい」と，窓口を担当した保健師に訴えた．
* 保健師は，光孝さんが，楽しみ・生きがい・社会とのかかわりが持てるような場所を用意したいと考えた．話のなかで，光孝さんが大の「富士宮やきそば」好きで，市内の焼きそば店を食べ歩いており，さらに何十年も営業マンとして働いてきて，人と接する仕事が好きだとわかった．
* そこで，保健師は「まちづくりサロン宮っ（市内の観光案内所）」を紹介した．

2） 観光ボランティアの活動

* 保健師は，光孝さんができるだけ長く観光ボランティアを続けられるように，「サロン宮っ」の様子を定期的に確認し，スタッフが困らないように支援していった．
* 光孝さんも「サロン宮っ」をとても気に入り，以下のようにやりがいを語った．

> **光孝さんの言葉**
> 　観光案内所でボランティアをすることに，不思議と初めから違和感がありませんでした．最初はスタッフが働くのを見て補助するだけでしたが，唯一の男手を頼りにされ力仕事を任されることもありました．慣れてくると観光客に富士宮やきそばのお店を紹介するようになりました．「サロン宮っ」には商店街の人がお茶やお菓子を持って集まり，おしゃべりタイムに発展することもあります．アットホームな雰囲気がとても気に入っています．その反面，一家の主として，1人の男として，働いて収入を得，自分が家族を支えたいというプライドがあり，それができない現実に苛立つこともあります．

3） カミングアウト

* そんな折，市内在住の若年性認知症の夫とその妻が，隣接する市の認知症家族の会に参加していると聞き，家族会が主催するクリスマス会に参加することになった．そのとき，たまたま居あわせたテレビ局から取材の申し入れがあった．
* 佐野夫妻はこれまで，近隣住民や友人には，光孝さんの病気のことをほとんど言わずにいたが，妻の明美さんは光孝さんの気持ちを尊重しながらも，取材に

- 応じることを決意した．
- 取材中の2人は堂々としていて，病気に対してとても前向きに語っていた．何か吹っ切れたような印象を受けた．

> **光孝さんの言葉**
> テレビ局の取材には多少の抵抗はありました．しかし，世間には，私と同じ立場にいる人は少なくないと思っていました．だから，自分の言葉が少しでも誰かの参考になれればという思いで覚悟を決めました．

4） 講演活動

- これまで筆者らは2人から多くのことを学んだ．佐野夫妻は，認知症と診断され戸惑い混乱し，病気への理解から次第に割り切り，やがて病気として受け入れていくようになった．このように心が移り変わっていく過程は，認知症の人やその家族，それを支えるすべての人にとって，大変参考になるものだと感じた．
- 行政にとっても必要なノウハウを蓄積できるのではないか？ このような思いで，夫妻の想いを，"講演"という形で多くの方に伝えていただくことを提案した．また，佐野夫妻にとって，若干の収入になることも魅力的だった．
- 初めての講演は，2009（平成21）年5月，富士宮市介護保険事業者連絡協議会の総会で実現した．会場には例年の2倍近くもの人が参加した．
- 夫妻ははじめ緊張されている様子だったが，会場の雰囲気に慣れていったのか，次第に普段の笑顔を取り戻し，スムーズに話をされていた．

> **光孝さんの言葉**
> 普段の生活では味わえない緊張感やプレッシャーを感じながら，うまく話せた講演の後は，大きな達成感が得られます．

> **明美さんの言葉**
> 介護職の方から，「講演を聞いてから自分の入居者への対応が変わった」というお話を聞いたときには，とても嬉しく思いました．また，講演後は，現役時代のように充実感に溢れた清々しい夫の表情に会えることに，とても喜びを感じています．

5) 佐野光孝さんが皆さんに伝えたいメッセージ

* 佐野夫妻は次第に自分たちの生活リズムを作り上げ，生活は安定していった．光孝さんは週5日の観光ボランティア，明美さんは郵便局での仕事が中心となった．それに加え，年18回ほどの講演会と，毎週の卓球サークル活動が佐野夫妻の生きがいになっていった．

光孝さんの言葉

いちばん伝えたいことは，「普通に接してほしい」ということです．病気を理解していない方は，どうしても「認知症＝何もできない」という先入観をもっていることが多く，私が今こうやって自然に生活することにとても驚かれたりします．認知症の人が，映画やテレビのイメージと違うこと，たとえば，普通に近所を歩いたり普通に会話したりすることさえおかしいと感じる方もいます．そんなとき，私は「負のレッテル」を貼られているような気がします．認知症に限らず，人を間違った先入観で決めつけて区別してしまうことは，差別や偏見を生みます．特別に気を遣わなくても普通に接してくれるだけで十分なのです．自分ができないところだけ，手助けしてほしいのです．

C 佐野光孝さんがもたらした地域の発展

1) 住民に希望を与える（認知症サポーターの広がり）

* 佐野夫妻は，市が主催する認知症に関する行事には常に参加してくれた．講演活動も市内の介護保険事業者，キャラバン・メイト（認知症サポーター養成講座の講師役），PTAの母親，障害者就労支援事業所スタッフなど，さまざまな人たちを対象に行った．

* 佐野夫妻の講演活動は，次第に多くの市民の心を突き動かしていった．光孝さんのボランティア活動を支える商店街の人たち，各地に同行し講演のコーディネータを務める人，サポーター養成講座を受講し光孝さんと共に活動する卓球サークルやギターサークルのメンバー，富士登山をする仲間たち．このようなサポーターの広がりは，佐野夫妻にとどまらず，たくさんの認知症の人や家族に届く活動にまで広がっていった．

2) ほかの認知症の人への影響

✼ 新オレンジプランでは，認知症と診断されてからの「空白の期間」が問題視されているが，富士宮市では認知症になっても外で活動する人が多い．現在も3人の認知症の人がキャラバン・メイトの資格を取り，市内外で講演活動をされている．

✼ 2015（平成27）年3月，全国から23人の認知症の人が東京に集まり，「診断直後の空白の期間」をテーマにしたワークショップを開いた．そこで筆者が書記を務めたグループの5人全員が「社会活動を再開できた要因は，前を向いて歩いている認知症の人との出会いである」と答えた．目の前にそのような人がいない人は，「前を向いて歩いている認知症の人が書いた本と出会った」と言った．

✼ 現在も，富士宮市内では佐野光孝さんをはじめとする認知症本人の活動が，ほかの人にも勇気を与え，趣味活動，地域貢献活動，就労へと展開していく事例が増えている．

3) 認知症サポーター養成講座の変化

✼ 通常の認知症サポーター養成講座は，知識に重きが置かれており，病気や症状の話が中心であるため，受講後の住民は「認知症によいイメージをもたない」ことが多い．「認知症サポーターを養成したが，活用のしかたがわからない」という行政担当者は多い．

✼ 富士宮市内で展開されている講座は，佐野光孝さんの影響で，認知症になった人の生活や，在宅で生活を続けるために「生きがい」や「希望」をもち続けることなどにシフトしている．

✼ 住民は「認知症」に詳しくなるのではなく，「地域に住んでいる認知症の人」に詳しくなることによって，主体的な活動につながっていくことがわかった．

D まとめ

✼ 以上の事例から「地域包括ケアシステム」を考えたとき，その原因を考えないで一方的に「徘徊」や「暴言・暴力」というレッテルを貼り，「問題対処型のケア」を中心にシステムを構築することは，真に「認知症の人の暮らしやすさ」にはつながらないと考えるのは，筆者だけだろうか？　このような問題対処型のシステムをいかに構築しても，負のスパイラルからは抜け出せないと思うのである．

* 医療職，ケア職，行政職などの立場はいったん脇に置いて，**認知症の人と共に活動し，考えることをスタートとすること**によって，真に必要なサポート，ひいては団体の役割が見えるのでないだろうか．
* 富士宮市内では年4回程度，NPO法人認知症フレンドシップクラブが主催する認知症イベントがあるが，そのすべての実行委員会に認知症の人や家族が参画している．会議で，**認知症の人が意見を言える環境を作り出すこと**も，委員メンバーのスキルアップにつながるのである．
* このように，真に必要なサポートや資源を，1つひとつボトムアップで組み合わせ，各団体の役割・機能に落とし込んでいったとき，真の地域包括ケアシステムが構築できるのだと考える．

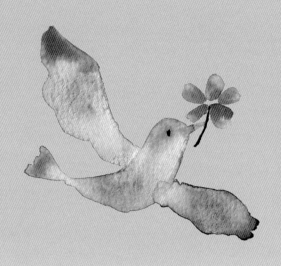

第VII章

認知症と共に生きる人の社会的側面からの理解

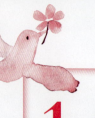

1 人口統計からみた認知症

> ✓ **Essence**
> - 認知症の有病率と認知症高齢者の今後の将来推計から見ると，医療提供はもはや必須である．
> - 日本のみでなく地球規模での負担（global burden）がもっとも大きいのは認知症である．
> - ICD-10の分類や行動分類について興味を持って統計書を読むことが，今後の医療の課題に向きあう材料となる．

A 認知症の死因分類

- ICD-10（国際疾病分類 第10版）で，アルツハイマー病はG30，神経系のそのほかの変性疾患（G30〜G32）に属する．また要因によっては，症状を含む器質性精神障害（F00〜F09）を見る必要がある．
- 認知症の場合，確定診断がつかない場合もあり，その死亡数は過少に評価されると考えられる[*1]．
- 日本では，人口動態統計の簡易分類として死亡数が発表されているので参考となる（表Ⅶ-1）．2014（平成26）年の死亡率は，精神および行動の障害は10.1％，神経系の疾患は22.6％（人口10万人あたり）で増加している．
- 生活機能および障害・活動と参加という視点から，国際生活機能分類（International Classification of Functioning, Disability and Health：ICF）にも着目して活用する必要がある[*2]．

[*1] 死因の選択は原死因による分類であるの注意を要する．たとえばA00〜B99感染症及び寄生虫症の場合，ヒト免疫不全ウイルス［HIV］病に関するものを除き，悪性新生物＜腫瘍＞の起点となる先行原因として記載された場合は，C00〜C97にコード化され，悪性新生物による死亡となる．G81片麻痺などは麻痺の原因がわかっていれば使用しない．

[*2] ICFは健康状況および健康関連の内容を2分類している．生活機能と障害についての分類，環境因子および個人因子に関連した分類である．第1部の生活機能および障害については，身体，個人，社会という視点から，①心身機能と身体構造，②活動と参加，という2つの要素で述べられている[1]．

表Ⅶ-1 認知症関連の死亡統計（2015年）

死因簡単コード分類	死因	死亡数（人）		死亡率*（%）		死亡総数に占める割合（%）
		平成27(2015)年	平成26(2014)年	平成27(2015)年	平成26(2014)年	平成27(2015)年
5000	精神及び行動の障害	13,160	12,663	10.5	10.1	1
5100	血管性及び詳細不明の認知症	11,094	10,577	8.8	8.4	0.9
5200	その他の精神及び行動の障害	2,066	2,086	1.6	1.7	0.2
6000	神経系の疾患	30,869	28,350	24.6	22.6	2.4
6100	髄膜炎	297	302	0.2	0.2	0
6200	脊髄性筋萎縮症及び関連症候群	2,263	2,311	1.8	1.8	0.2
6300	パーキンソン病	7,154	6,573	5.7	5.2	0.6
6400	アルツハイマー病	10,534	9,443	8.4	7.5	0.8
6500	その他の神経系の疾患	10,621	9,721	8.5	7.8	0.8

*人口10万人あたり
[厚生労働省：平成27年人口動態統計月報年計（概数）の概況 http://www.mhlw.go.jp/toukei/saikin/hw/jinkou/geppo/nengai15/dl/gaikyou27.pdf（2017年4月6日検索）より引用]

B 認知症の有病率の現状

* 2009（平成21）～2012（平成24）年全国10ヵ所の市町での65歳以上での詳細な調査結果では，認知症の有病率は15%（95%信頼区間12～15%），有病者数は約439万人と推計される[2]．

* 約439万人のうち要介護者は約280万人である．認知症有病者の64%は日常生活自立度Ⅱ（日常生活に支障をきたすような症状，行動や意思疎通の困難さが多少みられても，誰かが注意していれば自立できる）以上の要介護者，認知症の予備群とも考えられるMCI有所見者は292～468万人で，認知症の67～107%と推計される．

* 都道府県別に認知症高齢者数を推計すると，東京都が全国の総人口に占める割合がもっとも大きく10.3%，次いで神奈川県7.1%，大阪府6.9%の順で，大都市圏で65歳以上の人口割合が増加すると予想される埼玉県，千葉県，愛知県，滋賀県が認知症高齢者の数は上昇すると考えられ，認知症の問題は，介護，リスク予防のほか，**都市環境づくりの問題**でもある．

* 年齢別の年間発症率は，60～64歳0.7%，65～69歳1.0%，70～74歳1.5%，

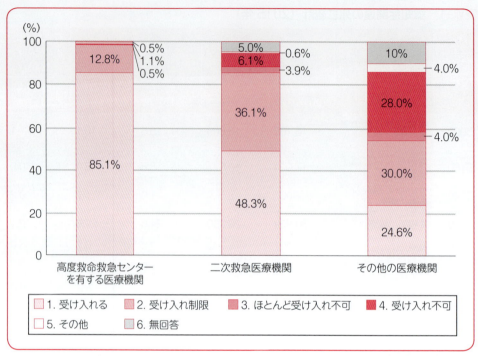

図Ⅶ-1 認知症の合併をもつ救急患者の受け入れ状況

1. 受け入れる：原則的に受け入れを断っていない
2. 受け入れ制限：概ね受け入れているが，受け入れを断ることがある．かかりつけの患者に限って受け入れる
3. ほとんど受入れ不可：受け入れを断ることが多い
4. 受け入れ不可：受け入れることができない
5. その他
6. 無回答

[平成26年度診療報酬改定検証調査（救急医療の実施状況）速報をもとに筆者作成]

75～79歳1.9％，80歳以上3.9％と，60歳代での発症率に対して，70歳では約2倍，80歳以上では約5倍以上と**年齢とともに急激に増加**すると考えられる[3]．

* 将来の患者数は，2025年には**700万人**を超え，**65歳以上の高齢者のうち，5人に1人が認知症に罹患する**[4]と推計されている．

* 図Ⅶ-1のように，認知症を合併した救急患者は，約半数の二次救急医療機関で受け入れられないことがあるとされる[5]など，急性期医療機関への受け入れが忌避されやすい傾向にあった．認知症やせん妄の患者などを含む，**急性期としての適切な評価ができる医療システムの改善が急務**であることが統計から憶測される．

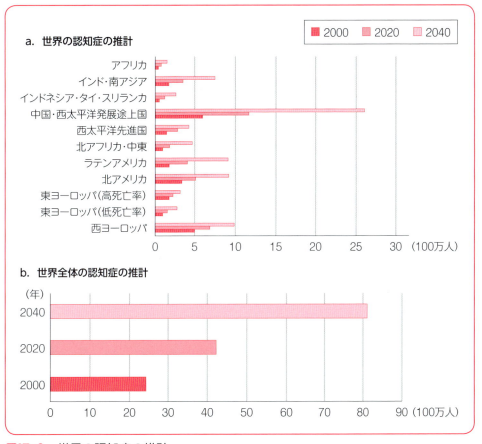

図Ⅶ-2 世界の認知症の推計
[Balland C et al：Alzheimer's disease. Lancet **377**(9770)：1019-1031, 2011をもとに筆者作成]

C 世界の認知症高齢者の割合と将来推計

❋ 世界の認知症高齢者は，60歳以上で5〜8％，うちラテンアメリカの8.5％が最高値であると推計されている[6][*3]．

❋ 有識者調査[*4]によると，西ヨーロッパでは60歳以上5.4％，年間発症率0.88％，世界全体では，2000年2,430万人に対し，2020年4,230万人（74％増加），2040年8,110万人（234％増加）に達すると予測されている（図Ⅶ-2）[7]．

[*3] 1980〜2009年の21 WHOの調査区分地域での系統的レビュー結果である．認知症の定義は，アルツハイマー病，脳血管性，レビー小体型，前頭側頭型認知症の神経変性疾患である．
[*4] Global Burden of Disease Projectの結果をもとに討論・結論された．

●引用文献

1) 厚生労働省大臣官房統計情報部：第5章精神及び行動の障害．ICD-10（2003年版）準拠 http://www.mhlw.go.jp/toukei/sippei/（2017年4月6日検索）
2) 朝田隆：認知症有病率．厚生労働科学研究費補助金 認知症対策総合研究事業「都市部における認知症有病率と認知症の生活機能障害への対応」平成23年度〜平成24年度 総合報告書, p.12, 2013 http://www.tsukuba-psychiatry.com/wp-content/uploads/2013/06/H24Report_Part 1.pdf （2017年4月6日検索）
3) 下方浩史：認知症の要因と予防．名古屋学芸大学健康・栄養研究所年報（7）：1-14, 2015
4) 厚生労働省：認知症施策推進総合戦略（新オレンジプラン）〜認知症高齢者等にやさしい地域づくりに向けて〜．2015 http://www.mhlw.go.jp/stf/houdou/0000072246.html（2017年7月26日検索）
5) 平成26年度診療報酬改定検証調査（救急医療の実施状況）速報
6) Prince M et al：The global prevalence of dementia：a systematic review and metaanalysis. Alzheimers Dement **9**(1)：63-75, 2013
7) Balland C et al：Alzheimer's disease. Lancet **377**(9770)：1019-1031, 2011

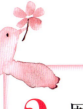

2 歴史・文化からみた認知症

✓ Essence

- 認知症を社会に広く知らせた 1972 年の小説『恍惚の人』は，認知症の人が「何もわからず困ったことをする」存在という一面的で否定的な見方を植えつけた．
- 近年，認知症への関心は徐々に高まり，超高齢社会や介護の問題がメディアでもしばしば取りあげられるようになった．
- 2014 年には認知症の当事者グループも活動を始め，本人の意思を尊重しようという動きは出はじめているが，『恍惚の人』の認知症観はいぜん根強い．
- 認知症の人を受け止め，受け入れる社会を目指すべきである．

A 植えつけられた，誤った「認知症観」—1970 年代

* 1960 年代，認知症（当時は「痴呆」）は世の中で目立たない隠れた疾患であった．平均寿命は 70 歳前後で，認知症になるような歳に至る前に多くの人は亡くなっていた．いまだ少数の認知症の人たちは，主に家庭内で世話をされており，社会的に問題になることは少なかった．

1) 社会が認知症を知ったとき

* 社会全体が認知症をはっきりと知るようになったのは，有吉佐和子の小説『恍惚の人』（新潮社，1972）がベストセラーになってからである．しかし，その「知り方」は，介護者または傍観者の見方に大きく偏ったものであった．認知症を患う本人の側からの視点はまったく欠いていた．
* その偏った見方はいまもなお，社会やメディア，医療やケアの多くの場に引きずられている．『恍惚の人』の功罪のうちのこの「罪」は，重大なものだというほかない．

2) あらすじ

* 妻と暮らしていた主人公84歳の茂造は，妻が急死した後，認知症があることが明らかになる．仕事をもつ嫁の昭子が，ほぼ1人で介護をすることになった．夫は世話を昭子に押しつけるばかりで，福祉事務所の老人福祉主事に相談してもほとんど役に立つことはなかった．茂造はもの忘れをし，予測できない行動もみられたが，昭子や孫のことはよくわかり会話も可能だった．
* 不眠で鎮静薬を飲むようになり，風呂で溺れかかり，肺炎を患った後，便を畳に塗ってしまう，外出して行方不明になり警察に保護される，などの行動が出た．その直後，身体衰弱のため茂造は息を引き取る．
* 家族に誰も泣く者はいなかったが，夜1人になって，昭子は涙を流す．

3) 『恍惚の人』の光と影

* 小説が，認知症とその介護の現実の一側面を社会に知らせたこと，高齢化の進行を警告し高齢者施策への問いかけを行ったことは功績であった．
* しかし一方，大きな問題は，認知症の人の行動障害などの症状を，「弄便(ろうべん)」「徘徊」などとして表面的な部分だけ取りあげて，人々の印象に植えつけてしまったことである．その結果，社会やメディアは，認知症になると何もわからなくなり，困った行動ばかりする，そのせいで周囲は対応と介護に大変な思いをする，という「認知症観」を作り上げてしまったのである．そこには，認知症に対する誤解と，そこからくる本人の人格を無視した態度がみえる．
* 認知症になっても少なくとも中等度までなら，認知機能の大半は保たれ，感情や気遣い，その場の理解力などはほぼ正常である．本人の行動には必ず理由がある．すべての行動を認知症に結び付けて，本人の心情をまったく考えようとしていない小説のあり方は，「人」に対する誠実な向きあい方とはいえない．
* そもそも専門的には，小説の主人公の行動は本当に認知症によるものであったのか，検証が必要であるように思われる．軽度のアルツハイマー型認知症はあったことはうかがわれるが，妻の急死によるうつ症状が認知機能を下げる影響を与えていた可能性もあるし，急速な進行は認知症によるものではなく，身体疾患によるせん妄（意識障害）が加わっていた可能性も高い．それを単純に認知症だと著者も読者も受け取っているとしたら，誤解に基づく受け止めということになる．

B 心情と生活への視点を欠いたまま —1990〜2000年代

* 小説が書かれた当時（1972年）の認知症の人の数ははっきりしないが，10年後の1982年では，認知症の人は約50万人だったといわれる．それは徐々に増加するが，1990年代もいまだ社会的に問題化するまでにはなっていなかった．当時，大学医学部の精神科でも，一部の老年期を専門とする大学以外では，認知症や老年期精神医学への関心は低かった．医学生への講義時間数もごくわずかしかなかった．

* それが，日本が超高齢社会（高齢化率21％以上）を迎える2007年（21.5％）の少し前から，認知症の問題がメディアでもしばしば取りあげられるようになり，大学医学部での認知症への関心も高まった（なお，認知症の人数は2012年の厚労省研究班推計で462万人となっている）．

* ところがその捉え方は，『恍惚の人』の認知症観とまったく変わっていないと言わざるをえない．認知症の人はいかに脳機能が低下しさまざまな行動障害を生じるか，その介護はいかに大変で困難なものか，病院や施設においてもいかに対応に苦慮しているか，認知症を防ぎ克服する対策がどれほど急がれるか，そんな視点が主であった．認知症の人の心情への関心，あるいは生活の満足感などに注目するメディア報道や医学教育はみられなかった．

* 当時，あるテレビ報道の認知症特集で，認知症の介護の大変さを訴える番組があった．うまく歯磨きができない認知症の高齢女性とそばで介護する娘が出ていた．娘は，歯磨きのしかたを教えながら，「違うでしょ」「こうしなきゃ」「こぼしちゃだめよ」などと声をかけていた．口調はときどき強い叱責口調になっていた．女性は怒って，歯ブラシを放り投げてしまった．娘は「どうしてこんなになっちゃったの」と嘆息をついた．女性は，椅子に座りこみ，暗い表情でふさぎこんだ．

* 歯磨き1つとっても，認知症の介護とはこれほど大変なものなのだと訴える場面だったのだろうか．しかし，これはまったくの筋違いである．認知症の人はそれまでできていた食事，更衣，洗顔，入浴，排泄など日常的な行いが上手にできなくなることが多い．それが当然なのである．それを見守り助けるのが介護であり，この番組は明らかに認知症介護に対する姿勢と見方が間違っていた．すなわち，娘は認知症本人の心情を考えない対応（叱責しながらの歯磨き指導）で母の自尊心を大きく傷つけ，怒らせて**余計に自分の介護を大変にして**いるのである．そしてそれを認知症の母のせいだと嘆いている．

* 認知症は行動障害が出て介護が大変，という「認知症観」から出発していることが大きな勘違いなのである．認知症への対応は，忘れてもいい，できなくても当然，それを**受け入れる**ところから**出発**しなければいけない．

C 「徘徊」問題の議論にも本人不在 ―2014年

✻ 2014年，認知症の「徘徊」による行方不明者問題が大きな話題になった．NHKの報道がきっかけである．行方不明になる人を見守り，見つけ，助けるための対策の必要が叫ばれた．

✻ しかし，いちばん大切な視点が欠落していた．「徘徊」の原因はなにかということである．「徘徊」という言葉で認知症という病気による行動だと決めつけ，思考停止になってしまうのは，間違いである．『恍惚の人』の認知症観からまったく脱していない．

1) 「徘徊」の理由を考える

✻ その外出や外での歩きは，本当に「徘徊」なのか．「徘徊」とは，「どこともなく意味もなく外出したくなり，歩きまわる．あるいはしばしばこれを繰り返すこと」(『看護大事典』，医学書院，2002)である．それに当てはまるのか．もしそうだとしても，何か意図や意思はないのか．または，そうせざるをえない普段の退屈な生活や満たされない思いなどはないのか．それらを無視したまま，「徘徊」の行方不明が問題だといくら叫んでも，本当の解決にはならない．

✻ 「徘徊」による列車死亡事故（2007年）をめぐる介護家族への賠償請求の裁判とその報道も同様である（2016年3月に「家族に賠償責任なし」との最高裁判決）．判決後，亡くなった男性の家族から「目的をもって歩いていた．徘徊ではない」という趣旨のコメントが出された．裁判をめぐってなされた議論は，本人の意思や感情や目的をまったく顧慮していない．認知症という病気による「徘徊」として避けられないことが前提の議論になっていた．認知症の人の尊厳を無視した議論になっていると言わざるをえない．

2) 認知症の人を1人の「人」として認める

✻ 社会とメディアが皮相な現象面しかみることができないのは，認知症を本当の意味で理解していないからである．認知症の人は「徘徊」するもの，という偏見に強く囚われているからである．雑誌はさておき，テレビと新聞メディアはとくに，心身に障害をもった人に対し偏見をもたず，健常者同様にさまざまな心情を持った「人」としてみることを，報道の信条とし，推し進めているのではないか．それにもかかわらず，認知症の人を「人」としてみる，という基本的なことができていないのは嘆かわしいことである．

✻ 近年，認知症問題への関心の高まりとともに，自治体やメディアでは，「早期発

見，早期介入」のかけ声が盛んになってきた．早期発見のチェックリストなども流行している．「早く見つけて対策を立てましょう」ということであろうか．
* しかし，認知症には，確立された予防法や治療法はない．早期発見できたとして，ではどうするのか．その理念や方向を示さないまま，過剰に啓発をすることは，認知症への偏見を助長するだけではないか．認知症は誰でもなるもの，堂々となっていい，という認知症の「人」を認める啓発を同時に進めるべきであろう．

D 認知症を受け止める変化の兆し ―最近〜現在

* 最近，認知症に対する社会の目の好ましい変化も見えはじめている．
* 認知症の悲観的な側面や問題となる点ばかりを伝えていたメディアは，ようやく認知症を肯定的に受け止める姿勢を見せはじめた．「認知症を治す」「認知症を食い止めろ」という路線ばかり見えたNHKが，2015年秋ごろから，認知症の人本人の気持ちを尊重する番組を作りはじめたのである．2014年10月には，認知症の人本人が参集して「日本認知症ワーキンググループ」を作るという動きがあった．2015年1月には国が「認知症施策推進総合戦略（**新オレンジプラン**）」を作成し，そのなかで「**認知症の人やその家族の視点の重視**」を柱として盛り込んだ．
* ただし，まだ『恍惚の人』の「認知症観」，すなわち，認知症の人は何もわからず困った行動をする，周りは大変な苦労をする，という一面的な見方は社会に根強く残る．それは認知症の人を認めず，認知症を排除しようという思考につながる．社会の認知症への過剰な不安や恐怖を生むもとである．
* 今後は，認知症を「受け止める」社会，「受け入れる」社会を目指すことが強く求められる．社会もメディアも，『恍惚の人』から脱け出す時期に来ている．

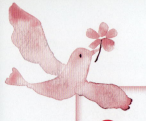

3 政策からみた認知症

> ✓ **Essence**
> - 現在遂行されつつある日本の認知症施策は，地域包括ケアシステムにおいて具体化される新オレンジプランである．
> - 新オレンジプランを適切に遂行するためには，介護保険制度施行前からの認知症施策の歩みを理解しておくことが必要である．
> - 認知症の人が住み慣れた地域で安心して暮らし続けるためのケアの拠点づくりが求められており，その1つに地域密着型サービスが挙げられる．

※認知症は，誰もが経験し得る時代となり，認知症施策は，短期間でさまざまな変遷を遂げている．そこで，現在の認知症施策につながる施策の変遷（**表Ⅶ-2**）を振り返り，認知症と共に人生を生ききる将来を見据え，何を柱としてまい進する必要があるのか，整理する．

A 介護保険制度施行前の認知症施策の歩み

1) 認知症施策の始まり

a) 大規模から小規模へのシフトチェンジ

※認知症施策を振り返ってみると，1980年代から1990年代にかけて取り組まれるようになった，大規模施設でのケアから「小規模ケア」への変遷が始まりではないか，と考えられる．大規模施設でのケアでは，必要量のケアを一律に提供してきたが，認知症の人には，**一人ひとりの症状に合わせた究極の個別ケア**が重要であることがわかってきた．

※たとえば，1989年に策定された高齢者保健福祉推進10か年戦略（ゴールドプラン）に提示され，1992年に制度化された，1日8人定員の小規模なE型デイサービスがある．E型デイサービスは，認知症高齢者が少人数で馴染みの環境の下，毎日通うことができる痴呆性老人（以下，引用以外は認知症高齢者）毎日通所型デイサービスとされた．ここでは，少人数の職員も利用者も馴染み

表Ⅶ-2 認知症ケア対策のあゆみ

年	内容
1986年	厚生省痴呆性老人対策本部の設置
1987年	「厚生省痴呆性老人対策本部」報告書
	国立療養所における老人性痴呆に対する医療のモデル事業の開始
	特別養護老人ホームにおける痴呆性老人介護加算の創設
1988年	老人性痴呆疾患治療病棟・老人性痴呆疾患デイ・ケア施設の創設
	老人保健施設痴呆性老人加算承認施設の創設
1989年	老人性痴呆疾患センターの創設
	「高齢者保健福祉推進10か年戦略(ゴールドプラン)」策定
1990年	老人福祉法の一部を改正する法律(福祉八法の改正)
	「老人性痴呆疾患診断・治療マニュアル」「痴呆性老人相談マニュアル」「痴呆性老人ケアマニュアル」の作成
1991年	老人性痴呆疾患療養病棟,老人保健施設痴呆専門病棟の創設
1992年	痴呆性老人毎日通所型デイサービス(E型)の創設
1993年	痴呆性老人の日常生活自立度判定基準の作成
1994年 6月	「痴呆性老人対策に関する検討会」報告書
12月	「高齢者保健福祉推進10か年戦略の見直しについて(新ゴールドプラン)」策定
1994~96年	痴呆性高齢者のグループホームに関する調査研究の実施
1997年	痴呆性老人グループホームへの運営費補助の創設
1998年	痴呆性老人グループホームへの施設整備費補助の創設
1999年	今後5か年間の高齢者保健福祉施策の方向~ゴールドプラン21~策定
2000年	介護保険制度施行
	高齢者痴呆介護研究・研修センターの運営開始
2003年	「高齢者介護研究会」報告書
	2015年の高齢者介護~高齢者の尊厳を支えるケアの確立に向けて~
2004年	「痴呆」に替わる用語に関する検討会報告書(認知症への用語の変更)
2005年	「認知症を知り 地域をつくる10ヵ年」の構想
2006年	かかりつけ医認知症対応力向上研修開始
2008年	「認知症の医療と生活の質を高める緊急プロジェクト」報告書
2011年	改正介護保険法に,地域包括ケアシステムの構築を規定
2012年6月	厚生労働省認知症施策検討プロジェクトチーム「今後の認知症施策の方向性について」
2012年9月	「認知症施策推進5か年計画(オレンジプラン)」策定
2015年1月	「認知症施策推進総合戦略~認知症高齢者などにやさしい地域づくりに向けて~(新オレンジプラン)」策定

[厚生労働省:「痴呆」に替わる用語に関する検討会 議事次第.2004 http://www.mhlw.go.jp/shingi/2004/06/s0621-5c.html(2017年7月27日検索)をもとに筆者作成]

の関係のなか,**毎日同じ環境下で個別ケアを提供する**ことが,認知症の人に安心を与えていた.

＊ゴールドプランは,介護保険制度構想に基づき,サービス量を増やすことが大前提であったが,量だけでなく,認知症の人を対象とした少人数で個別ケアを提供する質の高いサービスを取り入れており,その後の認知症施策のあり方を示してくれている.

b) グループホームケアの誕生

＊1990年代に入ると,北欧の認知症高齢者を対象としたグループホームの影響を受けて,グループホームを自主的に開設したり,宅老所に取り組んだりと

※ いった実践が報告されるようになった.
※ 1993年11月設置の「痴呆性老人対策に関する検討会」が1994年6月に出した報告書に「新しいタイプのサービス」として小規模な共同生活の場（グループホーム）の整備の検討を挙げ，制度化に向けてモデル事業の実施を提言していた．新ゴールドプランでは，認知症高齢者対策の総合的実施として，**認知症高齢者専門のデイサービス・デイケア施設の整備**とともに，**グループホームや身近な場での小規模デイサービス**などの充実が挙げられた．そして，1994年から当時8ヵ所のグループホームを対象に調査研究事業（モデル事業）を実施し，1997年に運営補助，98年に施設整備補助を開始した．
※ 介護保険制度施行前年の1999年に示された「今後5か年間の高齢者保健福祉施策の方向〜ゴールドプラン21〜」では，取り組むべき具体的施策の重点課題に認知症高齢者支援対策の推進を挙げている．そこには，「高齢者が尊厳を保ちながら暮らせる社会づくり」として医学的研究を進める一方で，2004年度までに3,200ヵ所の**グループホームの整備，早期の段階からの相談体制や権利擁護体制のしくみの充実**が挙げられた．
※ このように，とくにグループホームには，8ヵ所で始まったモデル事業の実施，300ヵ所に満たないなかでの介護保険制度下の居宅サービスとしての位置づけなどから，認知症施策の要としての期待が感じられ，実際，グループホームケアの実践は，その期待を裏切らないものであった[1-3]．

2) 医療的な施策

※ 認知症に対する初期の医療的な施策には，1987〜1988年の国立療養所での**認知症に対する医療モデル事業，認知症疾患治療病棟や認知症疾患デイ・ケアの創設**が挙げられる．1989年に老人性痴呆疾患センター（老人性認知症センターへ名称変更）が創設され，**医学的研究の推進，知識の普及・啓発・相談・情報提供体制，早期相談・診断・支援体制，関係機関との連携**などの充実が図られた．その後見直しがなされ，2008年から現在の**認知症疾患医療センター**が事業化された（☞p.72, 第Ⅲ章4）．
※ 後述する認知症初期集中支援チームでは，認知症疾患医療センターと地域包括支援センターが連携を図り，専門的役割を果たしている．

B 介護保険制度施行後 〜オレンジプランまでの認知症施策

※ 2000年3月末時点で266ヵ所のグループホームが，同年4月施行の介護保険制度の居宅サービスに位置づけられ，同年10月に702事業所，2015年4月現

在 12,776 ヵ所[4]と急増している．また，2000 年には，現 認知症介護研究・研修センターの運営も開始された．

- 2003 年に，ポストゴールドプラン 21 とも称された「2015 年の高齢者介護～高齢者の尊厳を支えるケアの確立に向けて～」が発表された．2015 年とは，いわゆる団塊の世代が 65 歳以上高齢者となり，高齢化率が 26.0%になると推定され，高齢者介護の問題が喫緊の課題と認識されていた．実際には，2014 年に高齢化率が 26.0%となった．報告書には，在宅で 365 日 24 時間切れ目のないサービスを提供する**小規模多機能型居宅介護**や新しい住まいの構想，施設で個別ケアを実現するための個室を原則とする**ユニットケア型の特別養護老人ホーム**や**地域包括ケアシステムの確立**についても言及されていた．認知症高齢者ケアを高齢者介護の標準に位置づけるとし，小規模多機能型居宅介護や施設機能の地域展開，ユニットケアの普及について，認知症高齢者ケア対応の方法論である，と説明している．
- 2004 年「痴呆」から「認知症」へ用語が替わったことを契機に，2005 年「認知症を知り 地域をつくる 10 ヵ年」構想が出され，**認知症サポーターや認知症サポート医の養成**が始まった．
- 2006 年に，保険者の市町村が指定監督を行う地域密着型サービスが，介護保険制度下に創設された．地域密着型サービスは，おおむね 30 分以内に必要なサービスが提供される日常生活圏域を単位として，地域との結びつきを重視した小規模な事業として運営される．①**小規模多機能型居宅介護**，②**夜間対応型訪問介護**，③**認知症対応型通所介護**，④**地域密着型介護老人福祉施設入居者生活介護（特別養護老人ホーム）**，⑤**グループホーム**，⑥**地域密着型特定施設入居者生活介護**，の 6 つが位置づけられた．小規模多機能型居宅介護，ユニットケア型の特別養護老人ホームやグループホームは，現時点においても認知症施策の中心である．
- 認知症施策を効果的に推進するために，2008 年 7 月に報告書「認知症の医療と生活の質を高める緊急プロジェクト」が出された．そこでは基本方針に①**実態の把握**，②**研究開発の加速**，③**早期診断の推進と適切な医療の提供**，④**適切なケアの普及および本人・家族支援**，⑤**若年性認知症対策の推進**，を挙げた．若年性認知症対策の 1 つに「**若年性認知症にかかわる相談コールセンターの設置**」を挙げ，2009 年 10 月に認知症介護研究・研修大府センターに設置した（☞p.172）．
- 2012 年の「今後の認知症施策の方向性について」では，「認知症の人は，精神科病院や施設を利用せざるを得ない」を改め，「認知症になっても本人の意思が尊重され，できる限り住み慣れた地域のよい環境で暮らし続けることができる社会」の実現に向け「ケアの流れ」を変える，とした．すなわち，「自宅→グループホーム→施設あるいは一般病院・精神科病院」とは逆方向の「ケアの流

れ」を標準的な認知症ケアパスとして構築するものである．そして，オレンジプランにつながる「7つの視点からの取り組み」が提示された．

C 認知症施策5か年計画戦略（オレンジプラン）

* 認知症施策は，2012年に出されたオレンジプランに基づき，2013年度から5か年計画で7つの政策目標を示し，実施されることになった．
* まず，①「標準的な認知症ケアパスの作成・普及」を挙げ，認知症の地域包括ケア実現のために，地域の資源を整理し，時間軸によって利用できるサービスの明確化と，医療と介護の連携を重視している．
* ②「早期診断・早期対応」では，とくに，認知症初期集中支援チームの設置，身近型認知症疾患医療センターの整備，地域ケア会議の普及・定着が注目される．
* ③「地域での生活を支える医療サービスの構築」では，認知症の薬物治療に関するガイドラインの策定，精神科病院に入院が必要な状態像の明確化，退院支援・地域連携クリティカルパスの作成を挙げた．
* ④「地域での日常生活・家族の支援の強化」では，認知症施策の推進役を担う「認知症地域支援推進員」を700人配置，地域で認知症の人と家族を支援する認知症サポーター600万人の養成を挙げた．また，家族支援として，認知症の人と家族，地域住民，専門職など誰もが参加できる認知症カフェの普及を挙げている．
* ⑤「若年性認知症施策の強化」では，若年性認知症支援ハンドブックの作成，若年性認知症の人の意見交換会開催などが実施されている．
* そのほか，⑥「地域での生活を支える介護サービスの構築」，⑦「医療・介護サービスを担う人材の育成」が計画され，すべての項目は，新オレンジプランに引き継がれた．

D 「認知症施策推進総合戦略〜認知症高齢者などにやさしい地域づくりに向けて〜」（新オレンジプラン）

* 新オレンジプランは，認知症高齢者の数が急増により，施策を強化する必要性に迫られ，オレンジプランを見直し，2015年1月に新しい方針として策定された．
* 認知症高齢者の数は，2012年に462万人，65歳以上高齢者の7人に1人，2025年には約700万人となり，65歳以上高齢者の5人に1人に達することが見込まれた．よって，新オレンジプランでは，認知症の人を単に支えられる側と考えるのではなく，認知症は，**誰もがかかわる可能性のある身近な病気**であ

ることを社会全体で認識することを重視している．そのうえで，認知症の人が住み慣れた地域のよい環境で，認知症と共によりよく，自分らしく暮らし続けるための施策の推進を示している．

✳ 新オレンジプランの対象期間は2025年までだが，当面の目標設定年度を介護保険制度の事業計画期間に合わせて2017年度末とした．また，策定にあたっては，認知症の人やその家族などさまざまな関係者から幅広く意見を聴取するとしている．以下，新オレンジプランの7つの柱を説明する．

1) 認知症への理解を深めるための普及・啓発の推進

✳ 認知症の人自らの発信により社会の理解を深めるためのキャンペーンや認知症サポーターの養成，高齢者との交流により認知症や高齢者の理解を深める学校教育などを挙げ，認知症サポーターの目標人数を600万人から800万人に修正している．

2) 認知症の容態に応じた適時・適切な医療・介護などの提供

✳ 本人主体の医療・介護などの連携により，容態の変化に応じて，適時・適切に切れ目なくそのときにもっともふさわしい場所で，医療・介護などが提供されることを目指している．

✳ ①本人主体の医療・介護などの徹底，②発症予防の推進，③早期診断・早期対応のための体制整備，④行動・心理症状（いわゆるBPSD）や身体合併症への適切な対応，⑤認知症の人の生活を支える介護の提供，⑥人生の最終段階を支える医療・介護等の提供，⑦医療・介護などの有機的な連携の推進，の7つが軸となっている．

✳ ③の早期診断・早期対応のために，認知症サポート医，専門医や認定医などの養成を推進し，認知症初期集中支援チームをすべての市町村で実施する計画である．認知症初期集中支援チームは，「医療・介護の専門職が家族の相談等により認知症が疑われる人や認知症の人及びその家族を訪問し，必要な医療や介護の導入・調整や，家族支援などの初期の支援を包括的，集中的に行い，自立生活のサポートを行うチーム」と説明されている．

✳ ⑦の医療・介護などの有機的な連携推進の手段では，オレンジプランで手がけられた認知症ケアパスの確立や認知症地域支援推進員の配置をすべての市町村で計画している．認知症ケアパスについて，「発症予防から人生の最終段階まで，生活機能障害の進行状況に合わせ，いつ，どこで，どのような医療・介護サービスを受ければよいのか，これらの流れをあらかじめ標準的に示したもの」と説明している．

3) 若年性認知症施策の強化

* 若年性認知症の人は，就労や生活費などの経済的問題が大きい（☞p.165）．そのため，ネットワークの調整役を配置し，交流できる居場所づくりや特性に応じた就労・社会参加支援などを推進する．

4) 認知症の人の介護者への支援

* 認知症初期集中支援チームなどによる早期診断・早期対応のほか，認知症の人やその家族が，地域の人や専門家と相互に情報を共有し，理解しあう認知症カフェなどの設置を推進し，介護者の負担軽減を図り，介護ロボットなどの開発も支援するとしている（☞p.209）．

5) 認知症の人を含む高齢者にやさしい地域づくりの推進

* ①生活の支援（ソフト面）では，独居高齢者や夫婦2人のみ世帯を支援するために，家事，買い物弱者への宅配サービス，高齢者サロンなどの設置の推進，②生活しやすい環境整備（ハード面）では，住まいの確保，公共交通施設や建築物等のバリアフリー化の推進および公共交通の充実，③就労・社会参加支援では，就労，地域活動やボランティア活動などの社会参加の促進，④安全確保では，独居高齢者の安全確認や行方不明者の早期発見・保護，消費者被害の防止，交通安全を目的とし，地域での見守り体制の整備，高齢者虐待の防止と身体拘束ゼロの推進，成年後見制度等の周知や利用促進を行うことを挙げている．

6) 認知症の予防法，診断法，治療法，リハビリテーションモデル，介護モデル等の研究開発及びその成果の普及の推進

* 認知症の原因となる疾患それぞれの病態解明や行動・心理症状（いわゆるBPSD）を起こすメカニズムの解明を通じて，予防，診断，治療，リハビリテーション，介護などの研究開発，ロボット技術やICT技術を活用した機器の開発支援や普及促進を挙げている．

7) 認知症の人やその家族の視点の重視

* 認知症の人の視点に立って認知症への社会の理解を深めるキャンペーンのほか，初期段階の認知症の人のニーズの把握や生きがい支援，認知症施策の企画・立案や評価への認知症の人やその家族の参画などの取り組みを進めていくとしている．

✱ 以上，新オレンジプランは，地域包括ケアシステム体制下で，認知症に対する社会をあげた取り組みのモデルである．とくに，「認知症の人と家族の視点の重視」「認知症高齢者等にやさしい地域づくりの推進」を重視しており，今後の認知症施策の根幹となる．

E 地域包括ケアシステム

✱ 国は，2011年の改正介護保険法に，地域包括ケア体制に関する条文を規定し，団塊の世代が後期高齢者となる2025年を目処に，地域包括ケアシステムの構築を目指している．

✱ 地域包括ケアシステムの構想は，2003年の「2015年の高齢者介護」に「（略）介護以外の問題にも対処しながら，（略）保健・福祉・医療の専門職相互の連携，さらにはボランティアなどの住民活動も含めた連携によって，地域のさまざまな資源を統合した包括的なケア（地域包括ケア）を提供することが必要である」と示されている．

✱ また，認知症施策は，地域包括ケアシステムの中で具体化するもの（新オレンジプラン）であり，福岡県大牟田市の「認知症になっても安心して暮らせる市民協働によるネットワークづくり」は代表的な実践である．

F 地域包括ケアシステムと地域密着型サービス

✱ 地域密着型サービス（以下，地域密着型）制度化の目的は，今後増え続ける認知症高齢者や独居高齢者が住み慣れた地域で安心して暮らすことの実現であり，地域包括ケアシステム構築の目的[5]と同じ意味をもつ．実際，地域包括ケアシステムの取り組み事例には，地域密着型が実践の拠点である例を数多く認める[6]．よって，地域包括ケアシステムにおける地域密着型は，日常生活圏域でのケアの拠点としての機能が期待されている．

✱ **地域密着型の強みは，小規模であるからこその地域との結びつきを重視した運営であり，さまざまな関係機関および専門職，地域住民・家族，行政とのネットワークをいかしたケアニーズへのタイムリーな対応ができることである**．また，認知症ケアに関しては，「自宅→地域密着型（グループホーム）→施設あるいは一般病院・精神科病院」とは逆方向の「ケアの流れ」を可能とする，または「自宅→地域密着型（小規模多機能型居宅介護など）を利用しながらの自宅→地域密着型（グループホーム）」で食い止めるケアが期待できると考える．

看取りまでのケアの提供にむけて

* 筆者は，地域包括ケアシステムの構築には，「今いる場所で最期まで」暮らすことの実現（エイジング・イン・プレイス）が求められると考えている．高齢者が，たとえ認知症になっても，環境の変化による心身のダメージを極力受けることなく，「今いる場所で最期まで」暮らすには，「今いる場所」のサービス提供者が，看取りまで対応することが必要であると考える．
* そこで，これまでの研究活動から，グループホームにおいて，**看取りまでのケアを提供**するにあたっての課題を整理し，解決策の検討を試みる[7]．

a）課題

* 課題には，①事業所の体制・方針，②制度上の問題，③困難な医療との連携・協働体制，④死に対する教育不足，⑤看取りへの理解不足，の5つが挙げられた．①**事業所の体制・方針**では，「重要事項説明書に看取りへの対応を明記しているが行っていない」「何かあったときに誰が責任をとるのかはっきりしない」などの曖昧さを認めた．夜間1人体制の事業所では限界があり，看取りは困難とされた．
* また，グループホームは，運営基準に医療職の配置を規定していない②**制度上の問題**から，医療連携体制をとっても，24時間の医療対応が困難で，非効率的な医療提供を強いられ③**困難な医療との連携・協働体制**を認めた．
* 看取りの経験がない職員には，「最期を発見したときはどうしたらよいのか」「恐怖以外のなにものでもない」など，④**死に対する教育不足**が認められた．また，「系列の病院があるのだから無理しない」と，地域密着型での⑤**看取りへの理解不足**を認めた．

b）解決策

* 解決策としての医師との連携のあり方は，医師を対象とする研修会へ参加し理解ある在宅医の情報収集を行うこと，日頃から看取りに関して医師へ働きかけること，とことん医師と話しあうなど，連携できる医師との関係づくりが検討された．また，看取りの経験や有用な情報を事業所の壁を越えて共有することで，看取りに対する不安・恐怖を払拭し，看取りの実践に向けた心構えの形成および促進，すなわち**看取る覚悟**につながることが示唆された．経験や情報を共有し，知識を得，深めることは，④死に対する教育不足および⑤看取りへの理解不足の2つの課題を解決する有効な手段になり得ると考えられた．
* また，地域密着型の強みである**ネットワークの活用**が，地域密着型での看取りの実現のカギを握ると考えられた．そこで，地域密着型で看取りの学習会を，職員に加え，家族や住民を対象に事業所と一緒に実施した．地域密着型での看

取りに関する民生委員や自治会員などの**地域のキーパーソンの理解の促進**は，当事者になり得る住民の理解を促進し，人生の最終段階を迎える場の選択肢の1つに，地域密着型が挙げられる可能性を期待している．

G これからの地域包括ケアシステムにおける認知症施策

* 筆者が知る地域密着型では，地域や事業所の行事での住民と利用者および職員の交流のほか，住民によるボランティアでの折り紙教室や花壇の手入れ，隣人は学童保育の子どもたちと交流する際に畑を開放して芋掘り体験をさせ，自治会は，年2回避難訓練を主催し，住民および職員・家族と一緒に利用者を非難させる．

* また，徘徊防止のため鍵をかけるよう指導した警察官に鍵をかけない理由の説明と協力を依頼したことをきっかけとして，運営推進会議で110番のかけ方を指導してもらった．その後，道に迷ったなどの高齢者はその事業所にたどりつくことが増え，交番も保護を依頼するようになった．

* この地域密着型を拠点とした体制は，事業所と住民がお互いの困りごとを助けあい，知恵を出しあうなかで，自然にできあがったものである．住民には，最寄りの地域密着型を自分たちの事業所として大切に思う気持ちがあり，事業所もまた，住民に安心を与える存在となっている．これこそが，私たちが目指すべき地域包括ケアシステム（地域づくり）の姿ではないか，と考える．

* 今後，認知症をとりまく虐待や車の運転による事故の危険性などの問題についても，地域の中での解決策の検討が望まれる．

●引用文献
1) 宮崎直人：グループホームの日常．グループホームケア 認知症の人々のケアが活きる場所（中島紀恵子編），改訂版，p.13-36，日本看護協会出版会，2005
2) 永田久美子ほか：グループホームの生活とケア．グループホーム読本 痴呆性高齢者ケアの切り札（外山義編），p.15-26，ミネルヴァ書房，2000
3) 山井和則：グループホームケアについて．グループホームの基礎知識，改訂新版，p.54-92，リヨン社，2003
4) 厚生労働省：介護給付費等実態調査月報　http://www.mhlw.go.jp/toukei/saikin/hw/kaigo/kyufu/14/dl/05.pdf（2017年4月3日確認）
5) 厚生労働省：地域包括ケアシステム　http://www.mhlw.go.jp/stf/seisakunitsuite/bunya/hukushi_kaigo/kaigo_koureisha/chiiki-houkatsu/（2017年4月3日確認）
6) 厚生労働省：地域包括ケアシステムの構築に関する事例集
http://www.kaigokensaku.mhlw.go.jp/chiiki-houkatsu/（2017年4月3日確認）
7) 永田千鶴ほか：地域密着型サービスでの看取りの実現：フォーカスグループディスカッションによる研修を通して．日地看会誌 **19**(2)：22-30，2016

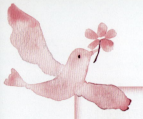

4 介護からみた認知症

> ✓ **Essence**
> - 認知症介護とは,脳の障害による目に見えない認知機能低下を理解し,その人が日常生活をしていくうえでの支援を行うことである.
> - 高齢化の日本においては,「老老介護」「病病介護」のみならず「認認介護」が「地域包括ケアシステム構築の推進」の課題となっている.
> - 在宅生活継続には,家族・社会が疾病を理解すること,介護専門職・介護支援専門員が認知症に関する医療知識を得ること,認知症における医療福祉連携の手法を理解すること,が重要となる.

A 介護とは

* 介護とは,病気の人,障害者や高齢者の**日常生活の身体的困難**などに対して見守り,寄り添い,補助することである.1980年代後半から日本でも,高齢者や配偶者の介護が国と社会の制度的対応を必要とすることから,社会福祉,社会保障の切実な問題として強く意識されるようになった.

B 認知症介護の概観

* 認知症とは,認知機能の障害によって,今まで同様の社会生活などが困難になる状態である.したがって,認知症介護は,脳の障害部位によって異なる認知機能の低下の違いを理解し,その人が生活を継続するために必要な他者の支援は何かを把握しながら介護を行う必要がある.つまり,目に見えない認知機能低下をとらえ,介護を行っていく必要がある.
* 現在のところ,認知症の多くの発症原因は確定されていない.しかし,加齢による脳の変化は認知機能低下の一因といわれる.したがって,近年の高齢者人口の増加は認知症の増加の要因となっている.

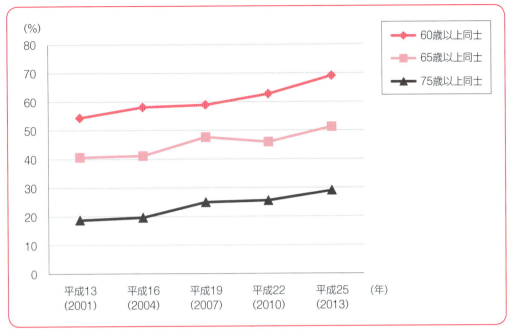

図 Ⅶ-3 年齢別にみた同居の主な介護者と要介護者等の割合の年次推移

[厚生労働省：Ⅲ世帯員の健康状況．平成25年　国民生活基礎調査の概況（http://www.mhlw.go.jp/toukei/saikin/hw/k-tyosa/k-tyosa13/dl/05.pdf）（2017年4月5日検索）より一部改変]

C　家族が担う介護

* 加齢や脳になんらかの障害が生じるとともに，身体機能，脳機能が低下した場合，生命維持や治療を必要とする場合には医療機関での入院治療が施されるが，積極的治療を行わない場合には，療養型病床または施設入所での生活が従来の流れであった．

* 近年，高齢化する日本の危機的状況下において，「在宅生活推進」「病期によって生活の場を変更する」などの施策が「地域包括ケアシステム」として推進されている．他者からは理解されにくい認知症においても，**身体機能安定期においては在宅生活を余儀なくされる時代**となってきた．

* 核家族化，人口の大都市集中と家族関係に変化が生じる現在，夫婦2人で生活する家庭は増え続けているが，その結果，**65歳以上の介護者が，要介護者となった配偶者または親を支えて生活する「老老介護」**が新たな課題となってきている（図Ⅶ-3）．

* そして，家庭で病気の人が病気の家族介護を行っている場合は「病病介護」ともいわれ，増加していると推測されるが，制度に頼らない家庭も多いため，その世帯数を正確に把握することは困難である．

* さらに，新たな社会問題とされているのは，認知症の人が認知症の配偶者または親を介護する「認認介護」である．

1) 認知症介護の抱える課題と解決策

* 2012年に65歳以上の高齢者の約13％が軽度認知障害（mild cognitive impairment：MCI），約15％が認知症と報告された[1]．80〜85歳の夫婦を考えてみると，21.8％×2人＝43.6％の夫婦のどちらかが認知症であるかもしれないと予測される．したがって夫婦2人が認知症である確率は約9％といえる．
* 認知症あるいは認知症以外の疾患により要介護となった場合に，認知症症状が出現する可能性があるため，認知症の人が認知症の家族を介護する「認認介護」が増えていることが問題となる．
* 統計からの推測では約11組に1組の割合で「認認介護」となっている[1]．そのため悲惨な事故も各地で起きはじめている．とくに，「認認介護」の場合には，軽度認知症の人が重度認知症の配偶者を介護していることが多い．通常の生活はもの忘れがあってもなんとかできるが，急な事態が起こった場合に第三者に助けを求めるなどの**救急対応ができないために起こる事故が増加**している．
* たとえば，認知症と診断されている夫が脳梗塞となり急変したが，それを支えている認知症かもしれない妻は「また，言うことをきかない困った夫」と認識し，1日中，倒れたままの状態で床に寝かしておいた．夫を発見した別世帯の娘に対して，「また，言うことを聞かずに寝ている．トイレにも行かないで」と夫の惨状を訴えた．夫は救急搬送され，生命の危機は脱することができたが，家に残った妻は，夫が入院中の今も夫の認知症による症状を理解できてはいない．現在，別居の家族は，夫の退院後の2人の生活を考え悩んでいる．
* このようなケースが増加しているのが地域の現状である．したがって，認知症のみならず，在宅療養生活を送る方々への地域の人，友人などの身近な人の見守り支援が必要となる．
* 新オレンジプランに掲げられている「地域包括ケアシステム構築の推進」により，在宅療養生活を送る高齢者は増加している．医療保険，介護保険，各自治体独自の制度もそれを支援するための対応策に追われているが，現状はまだ十分とはいえない．発信力の乏しい高齢者や認知症高齢者が急増するなかで，**在宅生活で起こる危機管理を「医療と介護」が立場を越えて協力する**ことで，地域で今後起きてくる大きな課題を解決していく必要がある．

D 介護職が担う介護

1) 家族の疾病理解教育の必要性

❈ 筆者の体験した症例を紹介する．たとえば健康な人の場合には，便秘が起こっているとき，「おなかがはる」「おなかが痛い」というような自覚症状の表現をする人は多く，もちろん「排便が通常通りない」ことを認識できる．しかし，若年性アルツハイマー型認知症のP氏の場合には，次のようなことが起こってしまった．

事例 16 認知症の人を支える家族への疾病理解教育の重要性

P氏，59歳，女性．若年性アルツハイマー型認知症，便秘．

　認知症の発症に伴って実家に戻り，急に暮らすようになったP氏は，言葉の表現がしづらくなっていた．「おしりが痛い」と，同居するようになった兄夫妻に訴えていた．兄嫁はそれを受けて入浴時の洗身が不完全で肛門周囲の清潔保持が必要と考え，P氏がトイレから出るたびにシャワー浴を行っていた．

　介護保険制度を利用するようになり，デイサービスの利用が開始された．開始直後に家族から「日中，たびたび，おしりが痛いという申し出がある」と相談されたため，落ち着きのないときにP氏に理由をたずねると「おしりが痛い」と看護師や介護スタッフに伝えてくれた．家族は排便の有無は把握できておらず，排泄は自立と捉えていた．便意を感じてトイレには行っていたため，家族は排便はあるものと考え，表面的には自立生活ができそうなP氏に対して，トイレの中まで入ることはできないと考えていた．家族からは，デイサービス職員にもトイレ見守りは自尊心が傷つくことを心配して控えてほしいと希望された．デイサービス看護師は，排便の有無の確認ができないため，「肛門周囲の違和感や痛み」に対して，家族の許可を得て可能な範囲での観察をしたが，異常は認められないため専門外来を受診した．その結果，便秘と診断された．しかし，尋常ではない状態のため入院となり，部分麻酔にて大量の貯留便を取り除くことにより症状は改善した．

　P氏の今までの身体特徴も，言語表現能力もわからないまま，同居となった兄夫妻が「おしりが痛い」という言葉を理解するまでに，約1ヵ月がかかった．その後，外来受診にて便の性状をコントロールし，治療が開始されている．

❈ 認知症になった場合，病期によっては「身体変化を適切な言葉で表現できずに，生命の危機にもつながるかもしれない」ことを家族に認識してもらうための家族指導の重要性を感じた事例であった．

2) 介護専門職・介護支援専門員への認知症に関する教育の変化

- 新オレンジプランの推進によって，認知症になっても地域で適時適切な医療や介護支援を受けることができるような社会整備が提案されている（☞p.196）．そのための認知症に関する専門的知識は，介護分野においても，看護同様に必要不可欠な要素となってきた．
- この施策の中の「認知症の人の生活を支える介護の提供」の部分に位置づけられている，従来から実施されてきた認知症介護実践研修，認知症介護リーダー研修，認知症介護指導者研修ともに，カリキュラムの改訂が行われた．
- 認知症介護実践者研修においては，その研修で目指すべき人物像として，以下が提案された．

> ①認知症の人の尊厳を尊重し，その権利を介護職の立場で擁護することができる
> ②認知症の原因疾患を理解したうえで最善の介護方法を選択し，実践することができる
> ③認知症の人の中核症状を理解し，行動・心理症状の軽減を図るうえでの介護を提供できる
> ④認知症の人の中核症状を理解し，本人の能力を生かした環境調整や介護技術を実践できる
> ⑤認知症の人の家族を支え，共に支援することができる
> ⑥認知症の人の社会資源を開発，活用したケアができる
> ⑦認知症に関する最新知識を理解し，介護実践場面で実践できる
> ⑧これらの実践事例を解決するためのアセスメントおよびケアプランを作成し，実行，評価することができる

- このように，施設，在宅にかかわらず，認知症の原因疾患や容態に応じ，本人や家族のQOLの向上を図る対応や技術を修得するシラバスとなっている．認知症介護実践者研修は，従来より，認知症の原因疾患を把握し，身体状態の把握をし，パーソン・センタード・ケアを基本に，**対象者にあったケアを実践できる能力を養う**ことに重きを置かれている．最近では，介護施設に所属する看護師の受講も増加し，看護力が認知症介護の力を合わせた看護師が活躍している．
- 現在，介護支援専門員の元職種は看護師が激減し，介護系有資格者が70％を超えた．つまり，介護支援は得意であるが，医療知識は比較的少なく，療養支援は不得手である場合が多くなっている．この現状から，再教育の実施となった．
- そして，2016年から認知症介護基礎研修が創設された．これは，介護従事者不足のなか，経験の浅い介護職が認知症の人への支援を行う際，認知症の正しい知識やパーソン・センタード・ケアの理念に基づく対応ができるように，初期教育として実施されている．この教育の機会が増えたことは，認知症ケアも介護技術として認められた証といえよう．

✳︎ また，介護保険利用のコーディネーターである介護支援専門員も，前述のように，その人らしさを尊重したケアマネジメントが必要となり，2017年度から教育カリキュラムが改訂となった．認知症の原因疾患を把握し，身体機能のアセスメントもふまえて生活支援の方向性を定める方法を教育することになる．介護領域では，医療をしっかりと学び，認知症の人を支援するにあたって**医療との連携が図れるような力をつけること**に重きが置かれることになる．

E 看護職の介入が必要な局面と連携

1) 看護職の役割と連携の課題

✳︎ 認知症はその診断の際「総合アセスメント」が重要であるといわれている．認知機能低下の状態を理解しつつ，身体機能の変化をあわせて捉える必要がある．しかし，多くの認知症の人の特徴として，身体の不調を適切な言葉で発することが苦手またはできないということが問題である．つまり，診断の大きな要素の1つである「問診」の正確性に保障がないのだ．看護職は，認知症の人からの表現と，現状起きていることとの溝を埋めながら，医療支援に結びつける役割が期待されている．

✳︎ 今後は，多くの高齢者は必要時に医療施設や介護施設を利用し，在宅生活を送ることになる．本項で述べたように高齢化に伴い認知症発症は増加の一途を辿ることになるため，医療的支援の必要な多くの認知症高齢者の人も在宅生活をすることになる．したがって，認知症独居世帯，老老介護世帯，認認介護世帯などの生活支援も配慮しながら，在宅療養支援を行っていくことが認知症を深く理解した看護師の責務とも考えられる時代が到来したといえる．

✳︎ 必要時に入院をすることになっても，いつかは退院のときが訪れるため，服薬管理，栄養管理，清潔保持，金銭管理，日用品の買い物までもが可能な家庭であるかを見極め，不足な部分の準備をして退院することも，再入院を防ぐために重要なことである．入院生活を送ることになって初めて他者からの支援を体験する高齢者は少なくない．**入院中の看護師の気付きが，認知症の人の支援のスタートと言っても過言ではない．**

✳︎ 退院時に介護保険申請を完了し，介護支援専門員にバトンタッチすれば希望するすべての在宅支援サービスが実施されると思われがちであるが，介護支援専門員にはすべての権限は与えられていない．とくに，その人の意向に合わせ，了解のもとで支援をするという基本があるために，療養上の必要なこととはいえ指示することはできない．したがって，**療養上の指示事項を退院までに本人あるいは家族の理解教育までできていないと，安全な在宅生活をすることが困**

難なことも多い．在宅での服薬管理なども含めた療養指導の受け入れには，ソーシャルワーカーではなく，**看護師の医療経験と知識をふまえた準備が必要**であると感じることが多い．とくに，認知症の人や，家族が認知症の場合には，その病状もふまえた療養生活支援のスタート準備が必要である．認知症の知識と配慮を学んだ看護職が増え，すべての診療科で，認知症の人に則した療養支援と疾病理解教育を，退院後のコーディネーターである介護支援専門員と共に行うことができることが，これからの社会問題解決のカギとなる．

✲ 人は，性格も，生活力も，認知機能も十人十色である．ぜひ，認知症認定看護師ならびに認知症対応力研修などを受けた看護師には，「認知症になっても，そのほかの病気になっても，その人らしく在宅生活を送るための気付き」を，家族も含めた在宅生活支援者に対して発信することを願っている．

● 引用文献

1) 厚生労働科学研究費補助金認知症対策総合研究事業：都市部における認知症有病率と認知症の生活機能への対応平成23年度〜平成24年度総合研究報告書，2013

Column
認知症カフェ活用術

　新オレンジプランでは地域における「認知症カフェ」の設置が奨励され，全国各地でその活動が展開されている．従来地域に展開されてきている「サロン活動」や「地域包括支援センターが行っている認知症相談」との違いは，認知症に関する正しい情報が，お茶を飲むというリラックスした雰囲気のなかで，専門職によって情報提供されることである．

　認知症の症状は原因疾患のみならず，その人の性格，生活歴，家族構成，地域での立場などによって，十人十色である．認知症に関する知識を専門的に習得された場合でも，そのすべての人への助言は困難なことも多い．早期に対応したい症例，原因疾患の特徴をどのように補い支援するか……と悩みを抱えることになる．

　「認知症カフェ」は専門職どうしが，情報交換や相互相談のできる場でもある．現在，筆者らは静岡県浜松市内3ヵ所で開催しているが，利用者の約2割は医療・介護の専門職である．認知症の人にとって安心できる居場所，介護者支援の場としてだけではなく，私たちのプロの悩み解決の場としての活用法がある．

　認知症のことで悩んだら，新しい扉を開くために「認知症カフェ」をご活用いただくことをおすすめしたい．

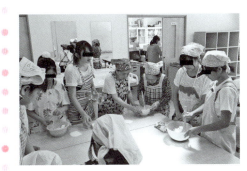

夏休みお料理カフェの様子

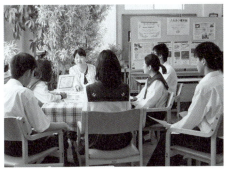

ひだまり2．高校生に認知症の人を理解してもらうためのディスカッションをしている様子

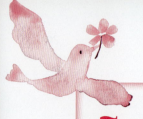

5 医療からみた認知症

> ✓ **Essence**
> - 生活習慣/生活習慣病は，認知症の発症・進展に関与している．
> - 認知症は早期発見が大切である．
> - 介護負担を緩和するために，認知症の周辺症状を聞き取り，患者・家族のニーズを知ることが大切である．

A 予防

1) 生活習慣/生活習慣病などの危険因子を標的とした予防

* 2015年3月，WHO（世界保健機関）の認知症に関する保健大臣級会合では，認知症は少なくとも部分的には予防可能であり，Good for Heart，Good for Brain という合言葉で，危険因子の関与を紹介した（表Ⅶ-3）．
* この裏付けは，欧州の一部でアルツハイマー型認知症の年齢調整発症頻度が下がりはじめたこと，認知症の危険性のある健常高齢者に対する，生活習慣病コントロール，身体活動・知的活動賦活，食事など多因子への同時介入によって，

表Ⅶ-3 生活習慣（病）のアルツハイマー病への関与の割合

割合	環境因子
2%	糖尿病
2%	中年期の肥満
5%	中年期の高血圧
10%	うつ
13%	身体活動不活発
14%	喫煙
19%	知的活動少ない，教育歴短い

[Barnes & Yaffe, 2011 をもとに筆者作成]

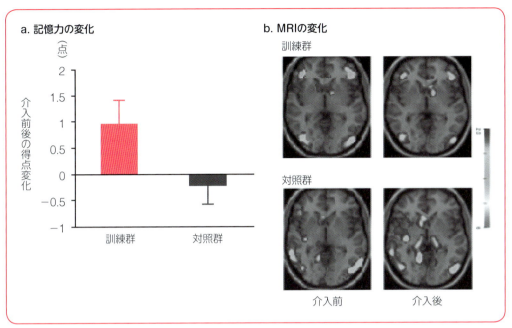

図Ⅶ-4 運動が認知機能によいか，無作為対照群を置いた研究（RCT）
運動は軽いもの忘れの記憶力を改善し，脳萎縮を防ぐ．
a. 訓練群は記憶力が改善し，対照群は低下した．
b. MRIで白く見える部分が脳萎縮．訓練群は不変，対照群は悪化した．
[Suzuki T et al：A randomized controlled trial of multicomponent exercise in older adults with mild cognitive impairment. PLoS ONE **8**（4）：e61483. 2013 を改変]

トータルの認知機能が対照群に比べ改善したFINGER研究[1]などを根拠としている．

✻ 運動や知的刺激のデュアルタスクが，軽度認知障害（MCI）の脳の萎縮を遅らせ，認知機能低下を防いだという鈴木らの成績も高く評価されている[2]（図Ⅶ-4）．

✻ さらに，循環器系の長期縦断研究（コホート研究）で有名なフラミンガム研究で，過去30年以上の認知症発症の年齢調整値によって，認知症全体で半減，アルツハイマー型認知症も4割減となり（図Ⅶ-5），アルツハイマー型認知症の発症は，高卒以上では20歳遅くなったことが発表され，認知症予防は骨粗鬆症などと同じく，**若いときから加齢変化を見据えて予防すべき疾患である**と考えられるようになった[3]．

✻ しかしながら，この縦断研究は，循環器系に対する危険因子の啓発が進んだため，高血圧や心疾患が減少したことを原因と推察しているが，このコホートでの糖尿病や肥満は増えており，長期介入研究が必要である．さらに，長期縦断研究の久山町研究では糖尿病の重要性が指摘されており，遺伝的な背景を基盤とした危険因子の重みの人種差も考慮する必要がある．

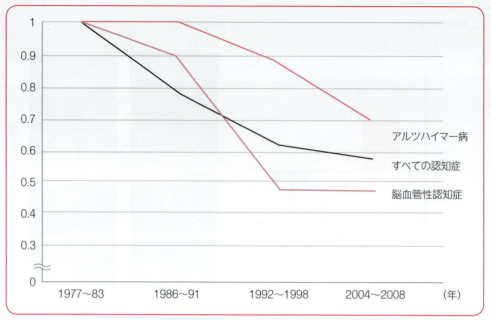

図Ⅶ-5　過去30年間の認知症発症率の推移
[Satizabal CL et al：Incidence of dementia over three decades in the Framingham Heart Study. N Engl J Med **374**：523-532, 2016 をもとに筆者作成]

* これに対応して，われわれは，生活習慣，生活習慣病と認知機能を登録して長期的に観察し，一部では生活習慣/生活習慣病への介入試験を可能とする全国的なレジストリ（疾患登録）研究を開始した（ORANGE プラットフォーム）[4]（図Ⅶ-6）．このレジストリは，予防から，治療，ケア技術までの臨床介入研究を縦断的に可能とする世界で初めての試みである．

2) 早期発見の現状

* もの忘れセンターへの院内紹介の症例の MMSE が平均 15 点という現状は問題である．一般医家ばかりでなく臓器別専門医の啓蒙も必要であろう．
* 早期発見の観点では，実際一般病院における非認知症 794 名（65～85 歳）で，36.1％が MCI であったという成績が出されており[5]，入院患者は，早期発見の宝庫であるといえる．

a) 認知症のスクリーニング

* 特異度が低くても感度のよいスクリーニング機能を有する簡易な検査方法を確立する必要がある．
* 現存するもっとも簡易な方法としては Clinical Dementia Rating（CDR）があり，早期発見の手がかりとしての具体的エピソードとして，次の3点が挙げら

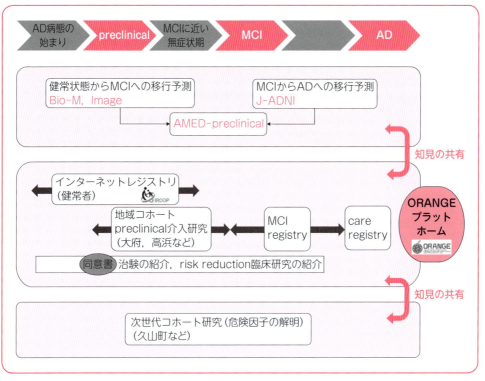

図Ⅶ-6 日本の認知症研究の総覧

れている．

- 話題が乏しく限られている
- 同じことを何度も尋ねる
- 今までできた作業にミスまたは能率低下が目立つ

❋ すなわち，短期および長期記憶障害（話題が乏しく限られている，同じことを何度も尋ねる，物との名前が出てこない）と生活障害（もののしまい忘れ，ものをなくす），と性格変化（以前あった興味や関心の低下，無関心）の3群に分けられる．これはDSM-Ⅳの診断基準にも合致することから，早期発見のスクリーニングツールとして有用である

❋ 認知症の鑑別に関して，われわれは手段的ADLに着目し，買物，料理，服薬管理が認知症の鑑別に役立つことを報告した[6]．さらにもの忘れ外来症例118名の検討から，男性では買い物，女性では料理ができないことが，初期認知症とMCIとの鑑別に役立つことを示した（小林義雄ほか，日本老年医学会関東甲信越地方会，シンポジウム）．これらのオッズ比は5倍を超えており，80％以上の確率で，認知症をMCIと区別できることを意味する．

b）軽度認知障害（MCI）のスクリーニング

* 多くの検査表（バッテリー）が開発されているが，既存のバッテリーで，健常高齢者とMCIの鑑別能力を比較した成績では[7]，4個の名前の遅延再生によるMemory Impairment Screen（MIS）（自発解答2点，ヒントにより解答1点，8点満点）と流暢機能（長谷川式簡易知能評価スケールの野菜の名前を言える数）が，MCIと健常者を鑑別するのに役立ち，MIS 5点未満，語流暢20語未満の組み合わせで，MCIを健常者と鑑別する感度75％，特異度85％だったという[7]．

* 時計描画テストに関しては，日本からMCIと正常の鑑別に役立つという成績や，8時40分を正確に描画，指摘する能力が，もっとも鑑別に役立つという興味深い成績も報告されている[8]．

* 注目すべき検査方法として，Basic Italian Cognitive Questionnaire[9]の下位項目の通過率から，50％以下の通過項目は，今日の曜日，孫の名前，パン1 kgの値段，2種類のパスタの名前で，これらを含む12項目中2項目以上間違えると，MCIが85％の確率でわかる．

c）画像診断

* アルツハイマー型認知症の画像診断に関しては，早期の病変は，海馬，扁桃体，嗅内野，海馬傍回からなる内側側頭葉（medial temporal lobe：MTL）である．代謝の低下をFDG-PETを用いた成績も，正常，MCI，認知症の鑑別に役立つ．Z-スコアで示された認知症の重症度に比例する部位は，今日SPECTでの血流低下で示されている後部帯状回である．

* コンピューターによるvoxel-based analysisの発展によってこれらは正確に予測され得るようになった．日本でも，松田らのVSRADが普及し，多数例で検討されている[10]．

* FDG-PETやSPECTは嗅内野の代謝の低下は，3年後のMCIを予測に有用である．アミロイドの蓄積は正常とMCIの鑑別に役立つ可能性はあるが，健常者でも30％にアミロイドの蓄積がみられ，むしろアルツハイマー病の除外診断に有用である．

* 近年Tauのイメージングが進歩し国内でも10施設で可能となっている．Tauの蓄積が海馬を越えて側頭葉に広がることが認知症の始まりと一致し，Tauの蓄積は認知機能とも密接な関連があることから，今後Tau PETは急速に普及していくだろう．

d）バイオマーカー

* アルツハイマー型認知症のバイオマーカーに関しては理想的な条件として，病理所見と合致し，85％以上の感度，75％以上の特異度，高価でない，採取が簡

- 単で，患者への侵襲が少ないことが指摘されている．
* 脳脊髄液リン酸化 Tau が健常高齢者とアルツハイマー病に移行した MCI で明確に異なることが知られている．
* 脳のアミロイド蓄積を反映する血液マーカーが，ノーベル賞受賞者の田中耕一博士と柳澤国立長寿研究所長のグループから発表され，将来の多数の検査に道を開いた[11]．今後，より大規模な検証が待たれる．

B 治療

1) 疾患修飾薬開発の現状

* 2017 年現在利用可能な認知症薬は 4 剤で，おおむね認知症の進展を 1 年弱遅らせることができる．より効果のある疾患修飾薬開発はここ 15 年失敗が続いている．
* 治験中の薬剤はより早期(MCI)の段階投与で効果であるかが検証されており，近々結果がまとめられる．血管の関与，糖尿病の関与，炎症，プリオンの関与など新しい視点から創薬の試みの基礎研究は開始されており，10 年後に期待がかかる．

2) 認知症への包括的アプローチ

* 包括的とは，やや曖昧な概念であるが，包括は英語では comprehensive と訳され，単なる理解でなく，懐に包み込むように，相手の立場に立って事柄が胸に落ちることである．
* 認知症の観点から整理する．まず，治療チームの包括性とはなんであろうか？
* 診断・治療に関しては神経内科医・精神科医，これらにバランスよく通暁しかつ身体疾患にも対応できる老年科医，さらに老人看護専門看護師・認知症看護認定看護師がコーディネーターとなり，**保健・医療・福祉の情報を交換して患者サービスに切れ目をなくする包括性**である．治療チームには患者・家族も加わる．これによって日常生活上どのような言葉で苦労として語られているかを知ることが可能である．
* 第 2 の包括性は，予防から身体疾患を抱える終末期までを診る包括性である．軽度の認知症の診断と，治験を主体とする医療機関の対極に属する概念である．
* 第 3 の包括性は，**医療と介護保険の双方の利点，欠点を知って，サービスを組み合わせて情報提供する機能**である（表Ⅶ-4）．本稿では，主として医療の概略に触れる．

表Ⅶ-4　認知症包括的アプローチの意味

治療チームが包括的
専門科の広がり：老年科医，神経内科医，精神科
地域の医師：認知症疾患医療センター，もの忘れ外来，一般医家
多職種協同：医師，看護師，薬剤師，栄養士，リハ職，MSW/PSW，介護職
家族/患者
治療内容が包括的
予防，MCI から進行した認知症まで
中核症状〜BPSD まで
随伴身体症状の評価/治療
介護サービスの利用
生活機能評価
認知症リハビリテーション/非薬物療法
適切な介護サービスのアドバイス

a) 包括的アプローチ：患者・家族のニーズを知る

* 現病歴を詳細にとれば，認知症の中核症状や周辺症状の特徴がわかり，家族の困惑の要点も把握できるが，専門家でないと体系だった解釈がむずかしいこともあり，また聞き漏らしもよく起きることである．

* そこで「高齢者総合的機能評価」をベースに認知症に特化した問診表を整備して初診患者に対して「外来クリニカルパス」として用いている．

* ニーズとして知りたいこと，すなわち，**発症の時期（具体的エピソード），進行の様子（早い，遅い，階段状，動揺性など），最近の様子（具体的エピソード）**などを聞き取る．

* 認知症の程度を知るためには最低限スクリーニングとして **MMSE か HDS-R は必要**である．FAST は外来に掲示して，生活の様子を追加質問するために活かしたい．だいたいの認知症の程度が判明したならば，それによって起き得る日常生活状の不便を訊いていくことが家族のニーズになる．このため高齢者総合的機能評価のなかで，基本的日常生活活動や手段的 ADL を家族に記入してもらう．

* 認知症では手段的 ADL が初期から低下し，とくに**料理，買物，薬物管理は低下しやすく，栄養管理や服薬管理上も重要な情報である**．またこの程度では介護保険未利用や申請しても要支援にも該当していないケースもあり，独居機能をみているため，家族支援の目安になる．

* 中等度の認知症では，転倒や排泄といった**老年症候群や基本的日常生活活動のチェックが欠かせない**．まず入浴機能が低下してくる．入浴が嫌いになり，次第に入浴間隔が長く週1回になったりする．さらに進行すると洗身介助になるが，老老介護では入浴サービスやデイサービス時の入浴などを利用しないと共

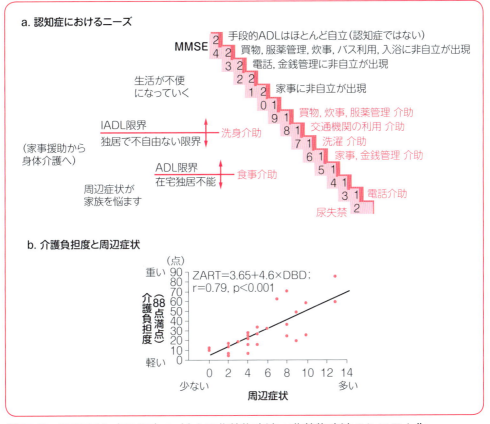

図Ⅶ-7 周辺症状（BPSD）に対する非薬物療法：非薬物療法のシステム化
a. MMSE の得点と生活機能の関係．
b. 周辺症状（BPSD）は介護負担と相関する．

倒れになる．

* 介護ニーズでもっとも重要なものは「周辺症状」である．介護負担は Zarit の介護負担インタビュー，周辺症状は DBD スケール（dementia behavior disturbance scale）測定が簡便である．従来 BPSD とよばれる状態は介護負担に大きく影響をおよぼす（図Ⅶ-7）．この意味で，その原因を分析して，本人のニーズに合わせて対応することは重要である．

b) 認知症短期集中リハビリテーション

* 認知症の治療は医療では薬物療法が主体であるが，介護保険サービスは主として非薬物療法である．2015 年から医療保険でも認知症短期集中リハビリテーションが使えるようになった．
* 見当識訓練，回想法，音楽療法，運動療法，活動療法，などを十分併用することが，中核症状の改善持続，周辺症状の緩和に役立つ．認知症短期集中リハビ

リテーションの効果については，2006（平成18）年度から調査を行い，2007（平成19）年度の成績では，認知機能短期集中リハビリテーションの前後で対照群を設け，効果を比較した[12]．結果は以下の通りである．

- 認知機能はリハビリ群で有意に改善（p＝0.001）
- 周辺症状はリハビリ群で有意に改善（p＝0.0064）
  下位項目では，出現頻度の高い「同じ話を繰り返す」「物をなくす」「無関心」「昼間ねてばかり」といった症状と，「暴言」などの陽性症状にも改善がみられた．常同行動，徘徊は不変
- 意欲（Vitality Index）はリハビリ群で有意に改善（p＝0.0004）
- ADLはリハビリ群で有意に改善（p＝0.0009）
- 活動はリハビリ群で有意に改善（p＝0.0207）
- 抑うつは両群とも不変

＊以上のように，認知症短期集中リハビリテーションは，従来からBPSDとよばれる状態において，認知症の人のニーズに合わせることで予測以上の効果があり，今後家族の介護負担の軽減に資することが期待される．

● 引用文献

1) Ngandu T et al：A 2 year multidomain intervention of diet, exercise, cognitive training, and vascular risk monitoring versus control to prevent cognitive decline in at-risk elderly people (FINGER)：a randomized controlled trial. Lancet **385**(9984)：2255-2263, 2015
2) Suzuki T et al：A randomized controlled trial of multicomponent exercise in older adults with mild cognitive impairment. PLoS ONE **8**(4)：e61483. 2013
3) Satizabal CL et al：Incidence of dementia over three decades in the Framingham Heart Study. N Engl J Med **374**：523-532, 2016
4) Saji N et al：ORANGE's challenge：developing wide-ranging dementia research in Japan. Lancet Neurol **15**(7)：661-662, 2016
5) Bickel H et al：Prevalence and persistence of mild cognitive impairment among elderly patients in general hospitals. Dement Geriatr Cogn Disord **21**(4)：242-250, 2006
6) 鳥羽研二：認知症高齢者の早期発見臨床的観点から．日老医誌 **44**：305-307，2007
7) Beinhoff U et al：Screening for cognitive impairment：a triage for outpatient care. Dement Geriatr Cogn Disord **20**(5)：278-285, 2005
8) Yamamoto S et al：The clock drawing test as a valid screening method for mild cognitive impairment. Dement Geriatr Cogn Disord **18**(2)：172-179, 2004
9) Giaquinto S et al：Early detection of dementia in clinical practice. Mech Ageing Dev **127**(2)：123-128, 2006
10) Matsuda H：Voxel-based specific regional analysis system as an adjunct to diagnosis of early Alzheimer's disease, Nihon Hoshasen Gijutsu Gakkai Zasshi **62**(8)：1066-1072, 2006
11) Kaneko N et al：Novel plasma biomarker surrogating cerebral amyloid deposition. Proc Jpn Acad Ser B Phys Biol Sci **90**(9)：353-364, 2014
12) Toba K et al：Intensive rehabilitation for dementia improved cognitive function and reduced behavioral disturbance in geriatric health service facilities in Japan. Geriatr Gerontol Int. **14**(1)：206-211. 2014

6 法律からみた認知症

✓ Essence

- 認知症の人が社会から疎外されないために，周囲の人は認知症を正しく理解する必要がある．
- 認知症の人に対する適切な医療・介護体制を整えて，本人の意思に沿った医療介護を進める必要がある．とくに身体拘束については適切な運用が求められる．
- 認知症の人が被害を受けることがないように，①成年後見制度などの充実，②行方不明，転倒事故などの予防，③介護過程における虐待防止，④財産管理の援助，が必要である．
- 認知症の人が，自動車の運転，線路内への立ち入りなどで事故の原因とならないように配慮することが必要である．
- 介護者に過剰な負担と責任を負わせることがないような法制度の整備が求められる．

A 認知症の人が社会から疎外されることをめぐる法的課題

❋ 認知症の人は，社会的不適応から，社会から疎外されてしまうことがしばしば生じる．介護や援助をしてくれるヘルパーや近隣の知人に対して，記憶障害を契機にした思い込み錯覚で物を盗られたとの妄想が生じ，介護や援助をしにくくなる．思い込みが激しくなり，攻撃的になるために，人の悪口を言ったり突然暴力的になったりする．社会生活上のルールが守れず，ごみ出しや騒音などをめぐるトラブルを生じる．火の不始末でぼやを出すなど，近隣住民が不安を感じるケースもある．

❋ 筆者自身も，成年後見人であった事案で，認知症の人の介護施設職員への厳しい暴言が多く，施設長から「この方の暴言で職員がもう4人も退職した」と言われ，つらい思いをした経験がある．

❋ このようなケースに対しては，医療・介護の面からのアプローチの工夫により問題を改善するとともに，認知症を含むさまざまな障害を抱える人を"人"として尊重し，障害の内容を理解したうえで，適切な援助を行う必要がある．

❋ 現状では，認知症に対する知識を得られるのは，医療・介護教育機関で教育を

受ける者など一部の人に限定されている．認知症の人が急増している現状をふまえると，今後は，**全国民を対象とした認知症への理解を深めるための普及・啓発の推進が必要**である．この課題は，新オレンジプランの最初の柱に掲げられている（☞p.196）．

B 認知症の人への医療・介護をめぐる法的課題

1）在宅介護の限界と医療・介護体制

* 認知症の人の在宅介護による介護者の負担は重い．社会的な医療・介護体制が十分でないまま悲劇が報道されている．
* 「92歳夫と無理心中か　介護の87歳妻『大変だった』」（時事通信2016年5月10日）と報じられた事案は，ほぼ寝たきり状態で軽度の認知症だった夫を妻が介護し，2人とも死亡した．室内には「ばあばは大変だった．堪忍」「じいじ，助けてあげられなくてごめんなさい．あの世で一緒になろうね」などと書かれた遺書が残されていた．同様な悲劇はしばしば報じられている．
* 「老老介護」「認認介護」に象徴される困難を抱える在宅介護に対しては，認知症の容態に応じた適時・適切な医療・介護サービスなどの提供（新オレンジプラン 第2の柱）が期待される．しかし，特別養護老人ホームなどの入居施設は不足し，入居希望するも入居待機者の数百番目であり，「生きている内には入所できない」などという深刻な状況があり，早急な解決が求められている．

2）認知症の人の意思に沿った医療・介護

a）本人意思の尊重

* 患者がどのような治療行為を受けるかについては，患者が人格権の一内容として自己決定権を有しており，**患者の意思に反して治療を行うことは違法**であるとされている（宗教的理由による輸血拒否訴訟最高裁判決[1]）．
* 認知症の人が自身の意思を表明できない場合には，本人の意思を直接確かめる方法はないため，**家族の判断に基づき本人の「自己意思」を推定する方法**も広くとられている．家族は，本人が理解力と判断力を有していたときの意思を知りうる立場にある場合が多く，本人の意思に沿った意見を表明していると判断すべき場合が一般的であり，基本的には相当な扱いである．しかし，家族の意思が本人の「自己意思」と同一であるかについて疑問が生じる事案もある．
* 次に，認知症の人の場合で一応意思表示が可能なレベルであっても理解力や判断力の低下のために，医療従事者の説明を十分に理解できない，**他人に誘導さ**

れやすい，十分な根拠を伴わずに「自己意思」を決定し表明してしまう，などの問題を生じる．そのために，「自己意思」が揺れて変化し，どれが「自己意思」であるか判断が困難な場合，あるいは，「自己意思」として表明された内容が客観的に相当な治療と評価できない場合，どう対応すべきかという困難が生じる．

＊また，患者あるいは家族との間で適切な医療内容について合意が得られない場合には，客観性と公正性を担保しながら，医療従事者がチームとして医療内容を判断するほかない．日本医師会は，日本医師会第Ⅹ次生命倫理懇談会「平成18・19年度生命倫理懇談会答申―終末期医療に関するガイドラインについて」で，終末期医療に関してガイドラインを示している．

b）身体拘束の適切な運用

＊安全を確保するために認知症の人の身体を拘束することがやむをえない場合がある．「当該利用者又はほかの利用者等の生命又は身体を保護するため緊急やむをえない場合を除き，身体的拘束そのほか利用者の行動を制限する行為（以下，身体的拘束など）を行ってはならない」（「指定居宅サービス等の事業の人員，設備及び運営に関する基準」）とされる．一方，ベッドからの転落事故により高度後遺障害を残した事案について，「抑制帯を用いて拘束するのも必要やむをえない事情があった」との認定の下に，契約上の義務違反を肯定した判例も存在する[2]．身体拘束に関しては**要件にしたがった適切な運用が求められ**る．身体拘束の要否をめぐっても，家族と医療・介護従事者側で意見が一致しない場合があり，医療内容の決定と同様の問題が生じる．

C　認知症の人が社会生活のなかで被害者とならないための法的課題

1）身上監護的課題

a）認知症高齢者に対する支援制度

＊社会的な支援が必要な人に対する制度としては，社会福祉協議会の日常生活自立支援事業[3]と成年後見制度[4]の2つがある．**日常生活自立支援事業**は，認知症高齢者などで判断能力が不十分な人が生活を送れるよう，利用者との契約に基づき，福祉サービスの利用支援などを行うものであり，契約能力が残されていることが要件とされる．**成年後見制度**は，認知症高齢者などで判断能力が不十分でない人を保護する目的で，家庭裁判所に申し立てをして，判断能力に応じて，援助してくれる補助人，保佐人，後見人を立てる制度である．後見人には，本人の監護・財産管理権が与えられる．

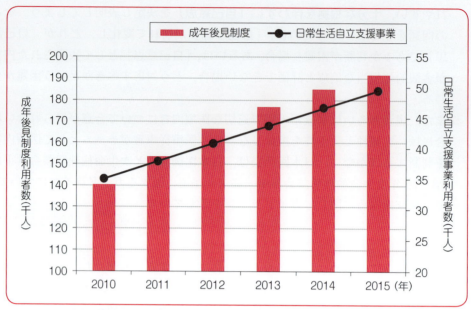

図Ⅶ-8　成年後見制度・日常生活自立支援事業利用者数
〔最高裁判所：成年後見関係事件の概況 http://www.courts.go.jp/about/siryo/kouken/index.html（2017年7月27日検索）/地域福祉・ボランティア情報ネットワーク：日常生活自立支援事業の問合せ・相談件数，実利用者数の実施状況 https://www.zcwvc.net/（2017年7月27日検索）をもとに筆者作成〕

* 利用者はともに増加傾向にあるが，これらの制度による支援が必要な人に対する利用率は低く，この点で課題が残されている（図Ⅶ-8）．
* 成年後見人の「身上配慮義務は，成年後見人の権限等に照らすと，成年後見人が契約等の法律行為を行う際に成年被後見人の身上について配慮すべきことを求めるものであって，成年後見人に対し事実行為として成年被後見人の現実の介護を行うことや成年被後見人の行動を監督することを求めるものと解することはできない」（JR東海事件最高裁判決[5]）とされている．成年後見人は，身上監護に関しては限定的な権限しかなく，居所指定権もないと解されており，現実の運用において困難が生じている．成年後見人に医療同意権を与える問題と同じく，今後の法整備が必要である．

b）認知症の人の行方不明対策

* 警察庁の「平成27年中における行方不明者の状況」[6]では，認知症による行方不明者数は年々増加し，2015年には全疾病の行方不明者数の66.4％を占めている（図Ⅶ-9）．
* 警察庁が認知症の人の行方不明者数の統計を公表した2013年から，報道機関によりこの問題が大きくとりあげられ，行方不明に悩む家族の深刻な実態が明らかとなった．認知症行方不明者の捜索を阻んできたのは，地方公共団体間の

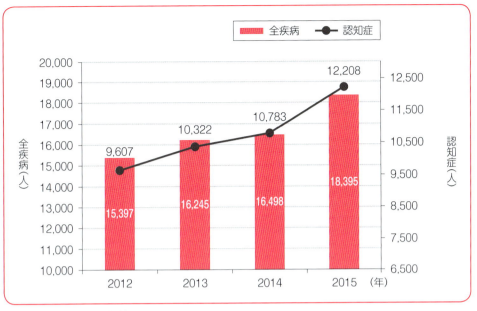

図Ⅶ-9　行方不明者数
〔警察庁生活安全局生活安全企画課：平成27年中における行方不明者の状況，2016 https://www.npa.go.jp/safetylife/seianki/fumei/H27yukuehumeisha.pdf（2017年7月27日検索）をもとに筆者作成〕

連絡網の未整備，警察と行政との連携の未整備および個人情報保護の壁であった．厚生労働省は，2014年，「身元不明の認知症高齢者等に関する特設サイト」を設置し，都道府県を越えた情報共有の場を設け，行方不明者の捜索に取り組む地方公共団体も増加してきている．新オレンジプランでは，第5の柱「認知症の人を含む高齢者にやさしい地域づくり」の中で「地域での見守り体制の整備」として提言をしている．

c）転倒・転落・誤嚥・誤飲・異食などの事故予防

✻ 認知症の人は，身体的機能・注意能力・認知能力の低下により，転倒・転落ならびに誤嚥・誤飲および異食行為による障害リスクなどが高い．厚生労働省人口動態調査によれば，65歳以上の不慮の死亡の中で，原因が転倒・転落および不慮の窒息（溺水を除く）の合計は年々増加して2015年は49.4％を占めている（図Ⅶ-10）．交通事故を原因とする死亡率が20年前に比べて半減し2015年には11.9％となっていることと対照的である．

✻ 認知症の人の家族は，医療・介護施設は，在宅介護では困難な転倒・転落・誤嚥などの事故を予防してくれると期待している場合が多い．そのため，医療・介護施設においてこれらの事故を防止することは容易でないという実態に直面している医療・介護従事者との間に認識の溝が生じている．この溝を埋める努力を怠ると，結果としては法的責任を負わない事故であっても，法的紛争とな

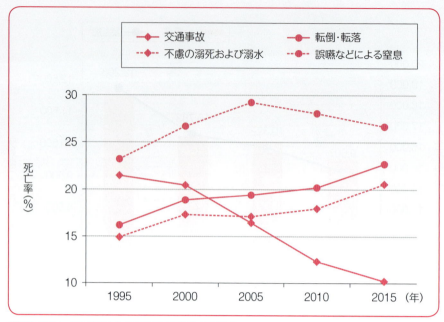

図Ⅶ-10　65歳以上の不慮の死亡の原因
[厚生労働省：不慮の事故の種類別にみた年齢別死亡数，2015 http://www.e-stat.go.jp/SG1/estat/List.do?lid=000001158057（2017年7月27日検索）をもとに筆者作成]

る可能性が高くなる．

* 医療・介護施設における事故対策は，第1に防止可能な事故に対しては必要な措置を講じて，事故を生じさせないこと，第2に防止し得ない事故については，①事故は避けられないにしても，これにより重大な健康被害が生じないような措置を講じ，②避けられない事故であったことについて本人と家族との認識の共有により，避けられない事故を紛争化させないことが重要である．

d）介護における虐待予防

* 認知症の人の介護において虐待が生じる場合がある．家族介護でも専門職介護でも生じている．厚生労働省の2014年度「高齢者虐待の防止，高齢者の養護者に対する支援等に関する法律に基づく対応状況等に関する調査結果」[7]では次の2つの特徴が指摘できる．第1に**養護者による虐待が大部分を占める**ことである．第2に**養護施設従事者などによる虐待事案が近年大幅に増加**していることである（**図Ⅶ-11**）．

* **虐待の原因**としては，①虐待者の要因（介護疲れなどによる介護者のストレスの増大など），②虐待を受ける側の要因（認知症による言動の混乱や身体的自立度の低さなどにより，自分の要望をうまく伝えられないことなど），③人間関係などの要因（家庭内における精神的・経済的な依存関係などのバランスが崩れることなど），④社会環境などの要因（都市部などでは，近隣との付きあいなど

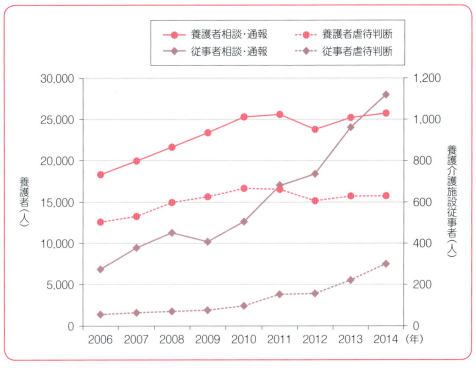

図Ⅶ-11 高齢者虐待相談・通報・判断件数
[厚生労働省：平成26年度高齢者虐待の防止，高齢者の擁護者に対する支援等に関する法律に基づく対応状況等に関する調査結果，2016 http://www.mhlw.go.jp/stf/houdou/0000111629.html（2017年7月27日検索）より引用]

が少なく，介護者が問題を抱え込みやすくなるほか，軽微な虐待の早期発見がむずかしいなど），が指摘されている[8]．

* 厚生労働省は，2016年2月19日，「養介護施設従事者等による高齢者虐待の状況等をふまえた対応の強化について（通知）」[9]を発し，高齢者虐待の疑いのある事案を的確に把握し，早期に対応するために，①市町村，地域包括支援センターや都道府県も含めた関係機関における体制整備，②認知症への理解を深めるための普及啓発と認知症の人の介護者への支援などへの取り組み，③高齢者虐待事案の早期発見，④初期段階における迅速かつ適切な対応，を提起している．

2) 財産管理的課題

* 認知症の人が，振り込め詐欺，訪問・電話による住宅リフォーム，健康食品や金融商品の販売などの**詐欺商法の被害**を受けるケースは少なくなく，このような被害にあったことが，成年後見制度を利用する契機となっている場合もある．
* 本来，成年後見制度は，被後見人を守る制度であるが，近年，成年後見制度に

おいて，成年後見人が財産管理を適切に行わず，財産の着服をする例が多発し，問題となっている．専門職の成年後見人の場合も例外ではない．現在の成年後見制度は，裁判所が成年後見人に対する監督を行うこととされているが，成年後見制度利用者数の増加により，裁判所の監督機能は不全に陥っている．宮崎県では，祖母が未成年者後見人であった際に本人の財産を横領した事案で，裁判所の監督が十分でなかったとして国に賠償責任を認めた判決がある[10]．

* 裁判所は，2012年から，信託銀行を利用した後見支援信託制度の活用で裁判所の後見監督業務の軽減を試みたが，裁判所の負担軽減にはなっても本人のための財産管理になっているのかとの批判もある．また，最近では後見監督人の積極的な選任などの対応も試みられているが，本来裁判所がなすべき業務を後見監督人に委ねてその費用を被後見人に負担させることが適切なのかという批判もある．

D 認知症の人が社会生活のなかで加害者とならないための法的課題

* 認知症の人による自動車運転で，見当識障害や認知障害などによる高速道路での逆走事故，線路内への乗り入れなどの交通事故が頻繁に生じ，「警察庁によると，2014年に75歳以上のドライバーが起こした死亡事故は471件で全体（3,639件）の12.9％．死亡事故前に認知機能検査を受けていた人のうち41.3％（181人）が認知症や機能低下のおそれがあると判定されている」（日本経済新聞2016年5月12日）と報じられ，道路交通法が改正されるにいたった．

* 改正前道路交通法では，75歳以上のドライバーは3年ごとの免許更新時に認知機能検査を受けているが，2017年以降は，①検査で認知症のおそれがあるとわかれば，交通違反の有無にかかわらず受診を義務づけ，②一定の交通違反を犯した人に対しても臨時の検査を受けることを義務づけ，検査の結果認知症と診断されると免許停止や取り消しとなる．受診を義務づけられる高齢者ドライバーは6万5,000人を超えると推計されている（読売新聞2016年9月14日）．

* この法改正に対しては，検査において診断を担当する医師が不足すると予想されており，この点の対策に加えて，さらに，**免許を失った高齢認知症の人の通院，生活用品の購入など生活を維持するための交通手段の確保**という対策が求められている．

E 認知症の人の介護者の責任をめぐる法的課題

* 最高裁は，2016年3月1日，認知症の91歳男性が，自宅近くの駅から列車に

乗り，隣の駅で降り，ホーム先端のフェンス扉を開けて，駅構内の線路に立ち入りJR東海の運行する列車に衝突して死亡した事故について，家族の責任を肯定した名古屋高裁判決を取り消し，介護家族の責任を否定する判決を言い渡した（前記JR東海事件最高裁判決）．

* この事件は，一貫して社会の注目を浴び，認知症の人の介護を担当する人々からは，一審・二審判決に対しては，認知症の人を介護する人の実情を無視したものであるとの批判がなされ，最高裁判決に対しては，「全国の家族と認知症介護にかかわる人々に大きな安心と元気を与えてくれました」（公益社団法人認知症の人と家族の会）などの肯定的な意見が多くを占めている．

* この事案は，認知症の症状が原因となって列車と衝突することにより命を落としたという**認知症の人が被害者**となった事案である．一面，JR東海の列車の運行に遅延が生じたことによる振替輸送などの費用の損害が生じた点については，**認知症の人が加害者**としての側面を有した事案である．

* 過失責任主義の原則から，違法行為に対する責任を問うためには，自己の行為が違法なものとして法律上非難されるものであることを理解し得る能力が必要とされているが，認知症の人はこの能力に欠けるため責任を負うことはない（民法第713条，責任無能力者）．

* 責任無能力者に代わり，責任無能力者の法定の監督者に責任を負わせたのが，民法714条である．原則的に責任無能力者を監督する法定の義務を負う者に賠償責任を認め，例外的に監督義務者がその義務を怠らなかったときなどは責任を免除している．責任無能力者の行為により損害が生じた被害者が救済されないという不合理な結果が生じることなく，かつ，責任無能力者が社会生活を送るうえで保護・監督すべき義務がある者に，その義務を尽くさなかったという点で責任を負わせる理由があることが根拠である．

* 成人の責任無能力者の場合には，「責任無能力者を監督する法定の義務を負う者」は，成年後見人が選任されている場合の後見人のみであるが，同居の親族などを「事実上の監督者」として，民法714条の法定監督義務者に準ずべき者として責任を肯定する判例法理がある．

* 一審・二審は，法律構成は異なるが，同居の妻（本件事故当時すでに85歳の高齢で，自らも要介護1）がまどろんで目をつむり，夫から目を離したことをもって，監督義務を尽くしていないとした点は共通である．これに対して，最高裁は，法定監督義務者に準ずべき者の責任を肯定するも，それが認められる場合としては，①その者自身の生活状況や心身の状況など，②認知症の人との親族関係の有無・濃淡，同居の有無そのほかの日常的な接触の程度，③認知症の人の財産管理への関与の状況などその者と認知症の人とのかかわりの実情，④認知症の人の心身の状況や日常生活における問題行動の有無・内容，⑤これらに対応して行われている監護や介護の実態などの諸般の事情を総合考慮し

て，その者が認知症の人を現に監督しているかあるいは監督することが可能かつ容易であるなど衡平の見地から，その者に対し認知症の人の行為にかかわる責任を問うのが相当といえる客観的状況が認められるか否か，という観点から判断すべきとした．

✻ 本件では，経済的損害を受けた者がJR東海という大企業であり，本件で損害の填補を受けなければJR東海の事業に大きな支障を生じるという事情がないこと，法定監督義務者に準ずべき者に問われた家族の介護の実態に照らして，社会的支持の得られる結論となった．

✻ しかしながら，裁判手続は，本来，法に基づき判断される手続である．本件のような事例に妥当な解決を導くのは，現行法の解釈では無理があり，立法的な解決が必要である．しかるに，最高裁は，本件において個別的に妥当な解決を導くために，法解釈で解決を図り，法定監督義務者に準ずべき者の要件を上記の通り一般的に提示した．最高裁が示した，上記法定監督義務者に準ずべき者の判断要素は必ずしも誰にでも容易に判断し得るとはいえず，かつ，家族の介護者が，健康であり，同居し，熱心に介護をしていた場合には，法定監督義務者に準ずべき者として認められる可能性が増大するという課題があることが指摘されている．

✻ なお，医療機関においては，「監督義務者に代わって責任無能力者を監督する者」（民法714条2項）に基づき，責任を負う可能性が生じる．

● 引用文献

1) 最高裁2000年2月29日判決・裁判所Web（裁判所ホームページ「裁判例情報」掲載判例 http://www.courts.go.jp/app/hanrei_jp/search1）
2) 広島高裁岡山支部：2010年12月9日判決．判例時報 **2110**：47-60．2011年
3) 全国社会福祉協議会地域福祉部/全国ボランティア・市民活動復興センター：地域福祉ボランティア情報ネットワーク http://www.zcwvc.net（2017年5月12日検索）
4) 裁判所：成年後見関係事件の概況，2016 http://www.courts.go.jp/about/siryo/kouken/index.html（2017年5月12日検索）
5) 最高裁2016年3月1日判決・裁判所Web（上掲[1]）
6) 警察庁生活安全局生活安全企画課：平成27年中における行方不明者の状況，2016 https://www.npa.go.jp/safetylife/seianki/fumei/H27yukuehumeisha.pdf（2017年7月27日検索）
7) 厚生労働省：平成26年度 高齢者虐待の防止，高齢者の養護者に対する支援等に関する法律に基づく対応状況等に関する調査結果，2016 http://www.mhlw.go.jp/stf/houdou/0000111629.html（2017年5月12日検索）
8) 東京都福祉保健局：高齢者虐待防止と権利擁護 http://www.fukushihoken.metro.tokyo.jp/zaishien/gyakutai/haikei/（2017年5月12日検索）
9) 厚生労働省：平成26年度「高齢者虐待の防止，高齢者の養護者に対する支援等に関する法律に基づく対応状況等に関する調査」の結果及び養介護施設従事者等による高齢者虐待の状況等を踏まえた対応の強化について（通知），2016 http://www.mhlw.go.jp/stf/seisakunitsuite/bunya/0000113067.html（2017年5月12日検索）
10) 宮崎地裁2014年10月15日判決・裁判所Web（上掲[1]）

7 社会変革の潮流からみた認知症

> ✓ *Essence*
> - 認知症の人どうしで話すことにはピアカウンセリングの力がある.
> - 政策や医療に当事者の意見を反映させることが望まれる.

A 認知症の人が社会を変える

1) オールドカルチャーからのパラダイムシフト

a) クリスティーン・ブライデン氏の活動から現在の認知症当事者の会の活動の展開

* クリスティーン・ブライデン氏は2003年に日本で初めて認知症の本人として講演を行った（図Ⅶ-12）．彼女は，講演の中で，認知症の人が困っていることは，もの忘れだけでなく，見え方や音による混乱もあること，さらにどのようにサポートしてほしいかということを述べた．
* 「本人がどのようにサポートされたいか，本人に聴く」というあたり前のことが，それまでは，「認知症の人は，話せない」といった間違ったイメージにより実現されなかった．認知症の体験と社会の偏見は，アイデンティティーにも影響をおよぼすことも語られた．

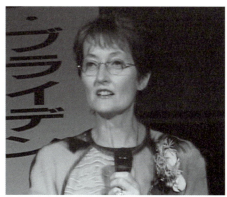

図Ⅶ-12 日本での初講演時のクリスティーン・ブライデン氏（2003年）
[撮影時に許可を得て掲載]

✽ 彼女の講演や著作は，介護者には多くの反省と共感をもたらし，認知症の本人には大きな勇気を与えた．

> **クリスティーン・ブライデン氏の言葉**
>
> 　認知症という烙印は，社会的孤立を意味します．認知症についての誤解とおそれが，マイナスイメージになり，私たちの社会とかかわるすべてに影響をおよぼします．
> 　私たちは一般にものを覚えない，理解しないといわれます．どうせ認知症の私たちにはわからないから，放っておいてもかまわないという態度があります．私たちは働くことも，車の運転も，社会貢献もままなりません．
> 　さらに私たちは，変な言葉遣いや奇異な行動をとらないか，常に見張られています．意見を求められることはなく，排除しても構わないと思われているのです．

[2003 年の講演 DVD[1]より]

b）2004 年アルツハイマー国際会議

✽ 2003 年の来日では，NHK のクローズアップ現代でインタビューが行われるなど，日本中で広く彼女の存在が知られるようになった．

✽ 翌 2004 年には，京都で国際アルツハイマー病協会による会議が行われた．

✽ この会議の中で，日本で初めて実名を出し，語ったのが越智俊二氏であった．越智氏は「私と同じような病気の人に望むこと，それは笑ってほしい．笑えるように勇気を出していろいろな人と出会ってほしい」と用意してきた文章を読み上げた．このことは，前年に彼女が講演を行ってきたことや，それ以前から彼女が国際アルツハイマー病協会で活動していたことが影響したと考えられる．

✽ その後，この波は日本中に広がり，太田正博氏や，足立昭一氏などが，次々にテレビで語り，講演を行っていくことになった（図Ⅶ-13）．彼らの姿は，認知症の人もメッセージを伝えたいと思っていることや，さまざまな希望をもって

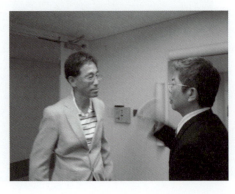

図Ⅶ-13 福岡で行われた認知症フォーラムの楽屋にて（2010 年 8 月）
左から太田正博氏，足立昭一氏．
足立氏は，手を振って一生懸命話している．

[家族より許可を得て掲載]

明るく暮らしていることを，社会に知らせていくことになった．

✽ 太田氏は，2011年福祉ネットワークの番組「認知症と向き合う」において，講演の中で「私たちは，認知症でできないことがいっぱいあります．一生懸命生きたいという気持ちはいっぱいもっています」と述べている．足立氏も「普通の生活が病気のために，できないかもしれない立場になって，そういう時に社会に，私たちは社会の中で自分らしくやりたい」など，本人の立場から，できないことがあっても，一生懸命生きたい，社会の一員でありたい，自分らしくいたいといったメッセージが伝えられるようになった．

✽ これらの認知症の本人の活動が，認知症になったら何もわからないといった，認知症へのこれまでのイメージを大きく変えるパラダイムシフトを起こした．

2) スティグマを除く

a) 痴呆症から認知症へ

✽ 2004年には，認知症介護研究・研修センターの3人のセンター長（当時，長谷川和夫：高齢者痴呆介護・研究・研修東京センター長，柴山漠人：高齢者痴呆介護・研究・研修大府センター長，長嶋紀一：高齢者痴呆介護・研究・研修仙台センター長）が，連名で「「痴呆」の呼称の見直しに関する要望書」という文書を作成し，坂口力 厚生労働大臣（当時）に提出した．これをきっかけとし，「痴呆」に替わる呼称が検討され，「認知症」とよばれることになった．

✽ 全国組織である「ぼけ老人を抱える家族の会」は，時を同じくして「認知症の人と家族の会（日本アルツハイマー病協会）」と名称を改めることとなった．

✽ 「痴呆」や「ぼけ」という侮蔑的な言葉から変更され，さらに「抱える家族の会」から「認知症の人と家族」という，家族だけでない認知症の本人も共に歩んでいく会として名称が替わったことは，家族や社会の意識を大きく変えることとなったと考える．

✽ 2005年には，認知症サポーター養成事業が始まるとともに，認知症の本人ネットワーク事業も国の補助金事業として開始された．

b) 2006年本人会議

✽ 本人ネットワーク事業では，2006年日本で初めての「本人会議」が開かれた．全国から7人の認知症の人たちが集まり，2日間にわたり思いを話しあい，「本人会議アピール文」として社会に発信した．

✽ 「本人会議」には，男性5名，女性2名，40代から70代の7人の認知症の人たちが全国6ヵ所から集まった．会議に出席した7人には，事前に筆者が廻り，それぞれの意見を聴いて，当日話しやすいように，また，それぞれの発言の機会があるように配慮した．2日にわたり意見交換を行い，本人アピール文

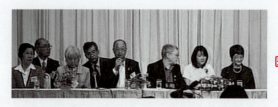

図Ⅶ-14　本人会議の後の記者会見（2006年）
［撮影時に許可を得て掲載］

を記者会見で発表した（図Ⅶ-14）．2日目には，クリスティーン・ブライデン氏と，夫（ポール・ブライデン氏）も参加し，交流会を行った（図Ⅶ-15）．

本人会議アピール文

本人どうしで話しあう場を作りたい
1. 仲間と出会い，話したい．助けあって進みたい
2. 私たちのいろいろな体験を情報交換したい
3. 仲間の役に立ち，励ましあいたい

認知症であることをわかってください
4. 認知症のために何が起こっているか，どんな気持ちで暮らしているかわかってほしい
5. 認知症を早く診断し，これからのことを一緒に支えてほしい
6. いい薬の開発にお金をかけ，優先度の高い薬が早く必要です

私たちのこころを聴いてください
7. わたしはわたしとして生きていきたい
8. わたしなりの楽しみがある
9. どんな支えが必要か，まずは，私たちに聴いてほしい
10. 少しの支えがあれば，できることがたくさんあります
11. できないことで，だめだと決めつけないで

自分たちの意向を施策に反映してほしい
12. あたり前に暮らせるサービスを
13. 自分たちの力を活かして働きつづけ，収入を得る機会がほしい
14. 家族を楽にしてほしい

家族へ
15. 私たちなりに，家族を支えたいことをわかってほしい
16. 家族に感謝していることを伝えたい

仲間たちへ
17. 暗く深刻にならずに，割り切って．ユーモアをもちましょう

2006年10月17日　本人会議参加者一同

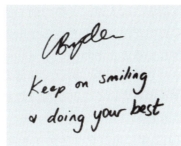

図Ⅶ-15 クリスティーン・ブライデン氏からのメッセージ（2006年）

3） 当事者と共に歩む

❋ 本人がこのように社会にメッセージを伝えられるようになったのは，認知症の早期診断技術が向上したことにもよるところが大きい．せっかく早期診断が可能になったのだから，それが早期絶望にならない社会づくりが必要である．

❋ 本人ネットワーク事業では，その後も各地域で本人交流会を行い，また本人交流会の方法を伝えていく研修を行っていった．各地の本人交流会では，次のようなことが語られた．

本人どうしで話すこと（ピアカウンセリング）は，カウンセラー以上の力がある

Aさん「皆様とお会いして感じたのは，カウンセラー以上の能力がある．自分の感性，考え方とかがすぐわかる．悩んでいる方々の相談相手が十分お答えできる」
Bさん「悩む必要ないですよ．何も悩む必要はない．今を生きてたらいいと思います」
Aさん「なるほど．スポーツでも人生でも真似するのがいちばん早く上達する」
Bさん「教えてもらってもなかなか覚えられない．僕らもうね」

[社団法人 認知症の人と家族の会：平成19年度老人保健増進等事業報告書「認知症を知り地域を作るキャンペーン：本人ネットワーク支援事業報告書」, p.23, 2006]

❋ テレビや講演会で，認知症の本人が語ることによって，認知症の人の気持ちや体験を知ることができた．これまでの認知症へのネガティブなイメージだけでなく，それぞれの人々が自分らしく生きていく姿は，聴衆に大きな感動を与えた．

❋ さらに，認知症の人どうしが話すことの意味が重要であると気付かされた．支援者がどれだけ励ますよりも，**本人どうしの励ましあいには大きな力がある**．とくに，認知症と診断された初期には，「自分だけがなぜこんな病気になったのだろうか」という，認知症への拒否感が強く，自暴自棄になり怒りっぽくなったり，反対にうつ症状が現れ，自分の力を過小評価して自信がなくなることが多い．そういう人が，ほかの認知症の人の話を聞くことでさまざまことを知り，何かをやってみたいと思えるようになることがわかった．

- ✤ 認知症の本人が，大勢の前で講演をして，多くの人の理解を深めてもらうことも大切だが，本人どうしが出会い，話すことによって，新しい生き方への希望がもてることがわかった（図Ⅶ-16）．
- ✤ そして仲間と話しあい，共通の課題について社会にアピールを行ったり，解決策を求めていくことが自分たちにできるのではないかと認識されるようになってきた．
- ✤ 2012 年に再びクリスティーン・ブライデン氏が来日した講演のときには，認知症の当事者である佐藤雅彦氏，佐野光孝氏，中村成信氏が，3 人で講演を行った[1]．筆者が彼らのそばで感じたのは，本人たちに自分たちでできるという自信が生まれたこと，また仲間と一緒であることが自信を強められたということだった．

4） 政策に当事者が参加する

a） 日本認知症ワーキンググループの発足

- ✤ 2012 年に「認知症当事者研究会」が発足し，「3 つの会」が生まれた〔「つたえる」「つくる」「つながる」を通して「認知症と生きる時間」をかけがえのないものに！　http://www.3tsu.jp/?p=7546（2017 年 4 月 24 日検索）〕．
- ✤ そして，2014 年 10 月には，「日本認知症ワーキンググループ」が発足し，厚生労働大臣に意見を提出した．その趣旨である 3 つの内容を以下に示す．

> 1. 認知症施策等の計画策定や評価に，認知症本人が参画する機関の確保
> 2. 認知症の初期の「空白の期間」解消に向けた本人の体験や意見の集約
> 3. 認知症の本人が希望をもって生きている姿や声を社会に伝える新キャンペーン

- ✤ 施策への参画は，すでに海外では認知症の人の意見が反映された認知症対策がとられている国もあることから，日本でも同様の取り組みをするための研究会が 2015 年度から開始された．
- ✤ また，認知症の初期の「空白の期間」とは「診断前後の空白期間」のことである．認知症の診断や治療をどう受けるかわかりにくい，診断を受けてもその後利用できるサポートがほとんどないことなどをさす．認知症の対策は，ほとんどが介護に関することで，認知症の初期への対策はほとんどない．
- ✤ さらに，3. にあるように，認知症のネガティブなイメージが多く，希望をもって生きていることをまだまだ知らない人も多くいるため，**認知症の人たちは，偏見を払拭する取り組みを望んでいる**．
- ✤ この提案により，2015 年には「日本認知症ワーキンググループ」のメンバーが，首相と会談し，新しい認知症施策「新オレンジプラン」の柱の 1 つに，「認

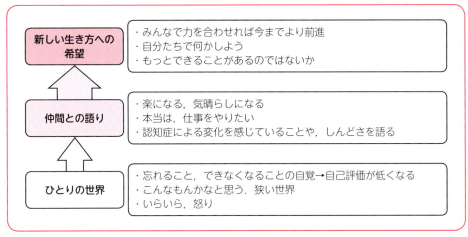

図Ⅶ-16 本人交流会から見えてきた，認知症の本人たちの本人どうしで話をすることによる変化

[社団法人認知症の人と家族の会：平成19年度老人保健推進等事業報告書「認知症を知り地域を作るキャンペーン：本人ネットワーク支援事業報告書」，2006より引用]

知症の人やその家族の視点の重視」が挙げられた．
* 今後，認知症の診断を受けた後，認知症の本人どうし出会える場があること，彼らの意見が施策に反映されるような取り組みがますます望まれる．

5） 医療に当事者が参加する

* 診断を行うのは医療機関である．**認知症の本人どうしが出会える場**であるが，ほとんどの病院ではそのような場が設けられていない．
* 筆者は，2006年から医師と連携して本人交流会を認知症疾患医療センターで行ってきた．1ヵ月に1回の受診日に，診察だけでなく本人と家族が別々に交流している．疾患や介護，支援制度などを学ぶ時間も設けている．
* **会話が楽しめなくなった本人には，音楽や体操などを楽しめる内容も工夫し**，そのときどきの変化を家族と相談し，医師に情報提供している．
* 医療機関が診察や検査の場になるだけでなく，**本人や家族がリラックスして相談できる場や知識を得る場**になることが重要ではないだろうか．
* 同時に認知症の進行によりほとんど話せなくなってしまった人と思われている人たちにも，発言をする場や機会が必要ではないかと考える．
* クリスティーン・ブライデン氏の最初の著作を助けたエリザベス・マッキンレー氏は，「人の話を聞くということは，その人を1人の個人として認めること」[2]であると述べている．進行した認知症の人の声にも耳を傾けなければ話そうともしないだろうし，その声も聞こえない．それぞれの認知症の人の声を聴

き，発信できる人には，その発信をさまざまな形でかなえていくことが，ケアパートナーとして重要なことだろう．

● 引用文献
1) 沖田裕子：認知症の人から学ぶ　クリスティーン・ブライデン講演より［DVD］（永田久美子監修），シルバーチャンネル，2012
2) エリザベス・マッキンレーほか：認知症のスピリチュアルケア　こころのワークブック，p.25，新興医学出版社，2010

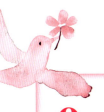

8 各国の対策からみた認知症

✓ Essence

- オーストラリアの認知症国家プロジェクトは，他国よりも早い1990年代の段階から始まった．
- デンマークでは，アルツハイマー型認知症の患者に対して身体的運動プログラムを開発し，機能維持や生活の質改善に向けた取り組みが行われた．
- 英国は認知症国家戦略に対するアウトカム指標を9項目設定し，どのくらい達成されているかを認知症の人の視点で測れるようにしている．
- スウェーデンでは，レジスター制が導入されており，医師や看護師が臨床情報を各自登録することにより知の集積を行っている．
- 2013（平成25）年に初の「G8認知症サミット」が開催され，認知症の現状と対策についての意見交換が行われ，G8共同で取り組む努力事項についての宣言および共同声明の合意がなされた．
- 認知症サミット日本後継イベントが「認知症に対する新しいケアと予防のモデル」と題して行われ，その後，日本では認知症対策推進総合戦略が策定された．
- パーソンフッドを尊重するための実践的な活動をする国際的なグループ（Global Action on Personhood：GAP）が設立された．GAPの名称は，認知症の人と私たちとの間（ギャップ）をなくそうという意味が込められている．GAPでは，認知症に関する世界中の不適切な言葉を適切なものにするための活動を開始している．

A オーストラリア：革新的早期認知症支援プロジェクト

* オーストラリアでは，ケアが必要な高齢者へのサービスは，「高齢者ケア法」によって定められている．この法律では，高齢者の状態に合わせたいくつかのケアパッケージが用意されている（表Ⅶ-5）．
* なかでも，認知症の人へのパッケージはEACH-Dとよばれている．ケアパッケージの基本は在宅生活を支援するCACP（家事援助，福祉機器の使用，レスパイトケア，身の回りのケア，移送など）であり，EACH-DはCACPに看護と認知症のケアやほかのサービスとの連携が加えられている．
* 認知症の人への**在宅ケアのパッケージ化**は，オーストラリアの特徴ともいえる．

表Ⅷ-5　オーストラリアにおける高齢者ケアのパッケージの種類

種類	パッケージ	根拠法	内容
退院支援	Transition care	高齢者ケア法	療法，ソーシャルワーク，ケースマネジメント，看護ケア，介護ケア
在宅ケア	HACC（Home and community care）	地域在宅ケア法	軽度のケアニーズを有する高齢者や65歳未満の障害者に提供される在宅ケア
在宅ケア	CACP（Community aged care package）	高齢者ケア法	計画とケースマネジメントが必要となる，複合したケアニーズを有する高齢者に提供される在宅ケア
在宅ケア	EACH（Extended aged care at home）	高齢者ケア法	CACPよりも高レベルの高齢者に提供される代替的な在宅ケア
在宅ケア	EACH-D（Extended aged care at home Dementia）	高齢者ケア法	認知症を有する高齢者に提供されるEACHプログラム
施設ケア	RAC（Residential age care）	高齢者ケア法	高齢者向け施設の入所サービス

[厚生労働省：認知症ケアの国際比較に関する研究　平成22年度　総括・分担報告書，p.144，医療経済研究機構，2011より引用]

✱ オーストラリアでは，1992年から5年間にわたり「認知症ケア国家行動計画」，2006年から5年間は，「認知症対策国家戦略」を実施してきた．他国よりもいち早く国家プロジェクトとして認知症対策に着手した国ともいえる．

✱ 2006年に策定された「認知症対策国家戦略」では，認知症当事者のQOLを改善することを理念とし，認知症の人だけでなく，家族，専門職，中央組織などが策定に参加した．国家戦略では，優先する事項として，**ケアと支援，認知症に関する情報やサービスへのアクセスと公正，情報と教育の提供，研究，人材と訓練**，の5項目を掲げている．

✱ 「認知症対策国家戦略」と同時並行で，多様なプロジェクトが行われている．2007年には，保健・高齢化省とアルツハイマー病協会が共同で「認知症支援国家プログラム」を作成し，認知症ケアの方針を次のように掲げた．

- より多くの認知症の人が自宅で生活できるようになる
- 認知症に関する情報へのアクセスが容易にできるようにする
- 認知症と共に生活する人たちに提供される情報や支援・サービスを向上する
- 認知症の人たちのQOLを向上する
- ケアラー（介護者）がバーンアウトするリスクを低減する
- 認知症の人たちへのケアの質を向上する

✽ さらに，2013年には次期認知症国家戦略（2013～2017年）に向けたコンサルテーションペーパーを公表した．ここでは優先すべき対策として，**政策，人材，教育，研究，多様なニーズ，環境と地域**，の6つを掲げており，国家戦略が継続的な実施となるように準備が行われている．

B デンマーク：認知症国家戦略

✽ デンマーク政府は2010年末に，認知症国家行動計画（以下，行動計画）を発表した．認知症患者数は，2015年には92,288人，そして，2040年には164,304人になるという推計が示されている．

✽ 2011年から2015年にかけて実施された行動計画の策定は，社会省，内務保健省，財務省，コムーネ連合，レギオン連合の3省2機関の行政官が関わり策定にいたった．

✽ これまでも，質の高いケアを展開するために，自治体レベルでさまざまな取り組みをしてきたが，政府による行動計画は，**デンマークにおける認知症ケアの質を全国的に均一化していこう**というねらいがあった．

✽ その背景には，これまで自治体ごとのボトムアップで柔軟な体制でカバーできていた認知症の治療やケアを国全体で捉えてみると，**地域間格差や自治体間の連携を阻む**という課題があった．

✽ 行動計画策定は，今後30年間で認知症の人の数が倍増し，国家規模で対応しなければ国家の存続にかかわるという危機感に端を発している[1]．

✽ 行動計画では，3,000万クローネ（約5億4,000万円）の予算を計上し（デンマークの人口は日本の20分の1である），7分野に配分し，4年間の実施期間内に認知症に関して14のアクションプランを定めた．7分野は以下の通りである．

・自治体の認知症の発見からケアまでの実践プロセス（認知症マネジメントプログラム）
・早期発見と健康維持
・心理社会的療法を取り入れた行動・心理症状（従来BPSDとよばれる症状）への対応
・法律と権利
・ボランティアの協力と家族の介護負担軽減
・認知症専門職教育
・研究活動と普及啓発

- すべてについて詳しく説明することはできないが，研究活動と普及啓発について述べると，国立認知症研究・知識情報センターがデンマークの認知症研究の拠点となっており，プログラム開発などを行っている．
- 2012年には，アルツハイマー型認知症患者の身体的健康，機能，能力，生活の質の改善を目的に，ADEX (the effect of physical exercise in Alzheimer's disease) という身体的運動プログラムを開発した．初期のアルツハイマー型認知症と診断を受けた約200名に対して週3回の身体トレーニングを理学療法士のもとで1年間行うというもので，2014年に終了している．

C 英国：認知症国家戦略

- 英国保健省は，2009年「認知症と共によき生活をおくる：認知症国家戦略」が発表された．
- 英国の認知症患者数は，2009年時点で約70万人と報告されており，今後30年をかけて約140万人に達すると予測されている．
- 国立監査局では，認知症患者の増加に伴い社会保障費などがかさみ，経済にも多大な影響があることが試算され，今後の状況が危惧された．そのため，長期的な展望で「節約」を意識した政策を立てる必要があった．このことに政治的な関心も高まり，国家戦略策定にいたった．
- 英国の認知症国家戦略の基本理念は以下3点である．

  - 認知症の医療・介護に携わる専門家，ならびに一般市民を含む非専門家，双方への認知症に関する正しい理解の普及
  - 適切な診断を早期に受けられ，その後，質の高い包括的な支援・治療がうけられるようなサービスモデルの整備
  - 当事者ならびにケアラーのニーズに基づいた幅広いサービスの実現

- この理念を具現化していくために17項目の目標が定められた．その後，認知症のBPSDとよばれる症状に対して過剰な抗精神病薬が用いられていることが明らかとなり，抗精神病薬の使用の低減についても目標に追加された．
- 認知症国家戦略は2014年までの5年間の計画であるが，最終年度にはとくに積極的に取り組まなければならない課題として，早期診断・支援のための体制整備，総合病院における認知症ケアの改善，介護施設の認知症ケアの改善，ケアラー支援の強化，抗精神病薬使用の低減[2]，の5つが掲げられた．
- このなかでもとくに，早期診断・支援の体制づくりはもっとも重要な課題と位置づけられており，英国はその整備に踏み切った．

- その1つが「メモリーサービス」である．高齢人口の約4万人に1ヵ所の割合で拠点を整備した．ここでは心理士，作業療法士，看護師，ソーシャルワーカーをはじめとする専門職がチームとなり支援している．
- 認知症が重症化する前に，発症後のできるだけ早い段階で認知症を発見し，残された本人の能力を尊重した生活プランを作成するとともに，適切な初期治療・初期支援を集中的に届けることによって認知症をもちながらも地域で生活を続けられる体制を固めることがメモリーサービスの目的である[2]．
- 英国における国家戦略では，特徴の1つとしてケアラー支援がある．国家戦略が始まるよりも前の1995年には「ケアラー法」が試行されている．これは，家族介護を担う人のための法律であり，認知症の人のニーズはもとより，介護家族のニーズをきちんとアセスメントし，ケアラーとなる家族に対してもサービスを提供しようとするものである．
- 国家戦略の実施に伴い，英国ではアウトカム指標の9項目を定めた．これは，認知症の人とともに生きる人の視点に立った指標となっており，パーソン・センタード・ケアと合致するものだといえる．

英国アウトカム指標の9項目
- 私は，早期に認知症の診断を受けた
- 私は，認知症について理解し，将来についての意志決定の機会を得ている
- 私の認知症や私の人生にとって最前の治療と支援が受けられている
- 私の周囲の人々，私のケアをしている人々が十分なサポートを受けている
- 私は，尊厳と敬意をもって扱われている
- 私は，私自身を助ける術と周囲の誰が支援してくれるのかを知っている
- 私は人生を楽しんでいる
- 私は，コミュニティの一員であると感じ，自分がコミュニティの中でできることに貢献したいと思う
- 私には，周囲の人々に尊重してもらいたい余生の在り方があり，それが叶えられると感じている

D スウェーデン：認知症ケアの保障と国家対策

* スウェーデンでは，1960～1970年代に精神病院が廃止された．それまで，認知症の人は精神病院が治療や暮らしの場の中心とならざるをえなかったが，暮らしの場は地域に変わっていった．**自治体のケアサービスを充実させることにより地域生活を可能にする政策が強く打ち出された．**
* スウェーデンにおけるケアの保障は，1982年に制定されたSoL法（社会サービス法）が基本となっている．それを補完する形で，LSS法（特定の機能障害がある人への援助とサービスに関する法律），LASS法（アシスタント法）がある．
* SoL法では，経済的および社会的保障が不十分であり，生活条件の平等の保障がなされておらず，地域生活への積極的参加がむずかしい人を対象と規定している．また，LSS法における特定の機能障害を有する者には，知的障害や自閉症だけでなく成人後になんらかの外傷や身体的疾患によって引き起こされた脳障害で重篤かつ恒久的な知的機能障害にある人や，通常の高齢化ではないほかの恒久的な身体的，精神的機能障害にある人が規定されている．
* 認知症による特有の社会生活上の支援は，LSS法に基づいてケアが提供される（高齢者が抱える一般的な生活支援ニーズについては，SoL法で行われる）．
* 2015年のスウェーデンの高齢化率は19.9％である．認知症の人は，約16万人と推計さており，今後2050年には約24万人になる見込みである．認知症の症状がみられる者のうち，医学的な診断を受けている者は約3割と報告されている．
* 2010年，「認知症ケアガイドライン」が定められ，認知症ケアの国家戦略について次の16項目が示された．

> ①予防，②検査，③社会的介入，④フォローアップ，⑤利用者を中心としたケア（パーソン・センタード・ケア），⑥基本的な介護および看護，⑦多様な倫理的背景をもつ人たち，⑧終末期の緩和ケア，⑨活動と施設，⑩日中活動，⑪再定住と特別な住居，⑫他職種チームを基本とした働きかけ，⑬教育，⑭薬物療法，⑮特定の状態における検査，ケア，治療，⑯家族支援

* スウェーデンでは，**国家戦略が示される前から「レジスター制」を導入しており**，臨床情報の登録制度が活用されている．認知症の診療やケアに当たる医師や看護師らによって入力されており，研究，診断，ケア，医療などの質の担保のための指標となっている．
* 認知症ケアのガイドラインを評価するうえでもレジスター制は重要と認識されている．

Column
バディブック

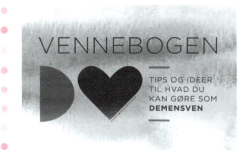

デンマークアルツハイマー病協会は,「バディブック」を発行した.あなたが認知症の人の友人として何ができるかについてのアイディアとヒントが書かれている.この取り組みは,日本の認知症キャラバンメイトの取り組みにヒントがあったという.

「私の友人のジョアンは,毎週日曜日の朝,私の家に来てドライブに誘ってくれる.私たちは,契約をしているわけではありません.海へドライブに行きます.私にとって,ちょうど居心地のよい関係なのです」

この一例は,実際に認知症の人が友人との関係について書いているものである.このように,認知症の人の近くにいる私たちがどんなふうにかかわったらよいのかを認知症の人たちからのメッセージで綴られている.

E 認知症サミット

1) G8認知症サミットの概要

* 2013(平成25)年12月11日,ロンドンで「G8認知症サミット」が開催された.日本からは厚生労働副大臣が出席し,英国のデイビット・キャメロン首相(当時),ジェレミー・ハント保健大臣(当時)など,各国の政府代表のほか,欧州委員会,WHO,OECDの代表が出席した.

* また,各国の認知症専門家や製薬会社代表なども参集し,世界的な共通課題である認知症について,各国の施策や認知症研究,社会的な取り組みなど幅広い観点からその現状や取り組みを紹介するとともに,熱心な意見交換が行われた.

* 厚生労働副大臣は,日本の高齢化と認知症の現状,認知症施策推進5か年計画(オレンジプラン)などについて説明を行った.

* 会議の成果として,G8各国代表者の間で,認知症問題に共に取り組むための努力事項を定めた「宣言(Declaration)」(表Ⅶ-6)および「共同声明(Com-

表Ⅶ-6　G8認知症サミット宣言の主な内容

- 認知症の人々およびその介護者の生活の質を高めるとともに，精神的および経済的な負担を軽減するためのさらなるイノベーションを求める
- 2025年までに認知症の治療または病態修飾療法を同定し，また，その目的を達成するために認知症に関する研究資金を共同で大幅に増やす．また，認知症関連の調査研究に従事する人々の数を増やす
- 資金提供を行う研究に関する情報を共有し，また，ビッグデータ構想の共有を含む，連携と協力が可能な戦略的優先領域を同定する
- 協調的な国際研究行動計画を策定する
- 可能な限り公的資金によるすべての認知症研究に対するオープンアクセスを奨励する
- 経済協力開発機構（OECD）と連携し，現在の国内の研究インセンティブ構造を評価する
- 2014年，OECD，WHO，欧州委員会，神経変性疾患に関するEUの共同プログラム（JPND）および市民社会との連携の下，一連のハイレベルフォーラムを開催し，次のことに焦点を当てた分野横断的なパートナーシップとイノベーションを構築する
    ―社会的影響への投資（social impact investment）英国主導
    ―新しいケアと予防のモデル（new care and prevention models）日本主導
    ―学術界と産業界のパートナーシップ（academia-industry partnership）カナダとフランスの共同主導
- WHOとOECDに対し，認知症をグローバルヘルスに対する増大する脅威として同定し，また，認知症の人々に対するケアとサービスの向上に向け，ヘルスケアシステムと社会的ケアシステムを強化するために各国を支援するよう要請する
- 高齢者による人権の享受に関する国連の独立専門家（UN independent expert）に対し，認知症を患う高齢者の視点を，その取組に組み入れるよう要請する
- 認知症を患っている人々を威厳と尊敬をもって接し，そして，可能な限り，認知症の予防，ケア，治療への貢献を高めることを要請する
- 市民に対しスティグマ（偏見），疎外および不安を緩和する世界的な取り組みを継続・強化するよう要請する

munique）」に合意した．

2) 認知症サミット日本後継イベント

✻ G8認知症サミットにおいて，認知症に対する新しいケアと予防のモデルに関するフォーラムを日本主導で行うことが合意され，2014（平成26）年11月に厚生労働省，国立長寿医療研究センター，認知症介護研究・研修東京センターの主催で認知症サミット日本後継イベントが開催された．

✻ 開会には安倍晋三 内閣総理大臣（当時）からのスピーチがあり，日本における認知症施策を加速するための新たな戦略の策定について，塩崎恭久 厚生労働大臣（当時）に指示がなされた．

✻ 続いて認知症における尊厳についてOECDとWHOの代表者から発表がされ，地域における認知症予防とケア，認知症予防とケアへの科学的アプローチ，認

知症にやさしいコミュニティと ICT の活用，将来に向けた課題について各国の代表者から報告された．

a）各国の報告の結果
❋以下の4項目が提案された．

①地域における認知症予防とケア
- 認知症の人がよりよく生きていける社会の実現
- 医療・介護・リハビリなどによる，認知症の各ステージに応じた，適切かつ切れ目ない連携
- 早期診断・早期対応
- 医療・介護従事者への教育・研修
- 介護者に対する十分な支援
- 費用対効果を考慮
- 認知症の本人の視点の尊重
- パーソン・センタードな人間関係を重視したケア

②認知症予防とケアへの科学的アプローチ
- 適切な生体指標，データ収集方法等の標準化，得られたデータの共有化
- 国際協調の促進のため，研究成果・好事例の集約・共有
- さまざまな危険因子・防御因子に対する総合的なアプローチ
- 食事，禁煙や運動など生活習慣の改善
- 発症前段階における先制治療の可能性

③認知症にやさしいコミュニティと ICT の活用
- 認知症の人がよりよく生きていける社会の実現
- 「認知症の人に優しい社会」の実現のため，企業，行政機関，教育機関，住民の協働
- 介護者の負担軽減のためのロボット技術の発展
- 今後の認知症研究に関する新たな方法論を提供するための ICT による膨大な情報の蓄積

④将来に向けた課題
- 「認知症の人に優しい社会」の構築のため，新たなケアと予防のモデルの確立
- 地域のさまざまな関係者の連携と官民産学などのさまざまな主体の協働
- 研究成果・好事例の情報共有や共同研究を国際的に促進
- ケアや予防を担う人材への教育
- 認知症の病態解明を進め，予防や治療の研究開発に繋げるための国際連携も

視野に入れたコホート研究
- 認知症への理解を促進するため，世界規模で，認知症サポーターのような普及啓発

3) 認知症サミット日本後継イベント後の展開

* 2015（平成27）年1月に厚生労働省は，認知症の人の意思が尊重され，できる限り**住み慣れた地域のよい環境で自分らしく暮らし続けることができる社会の実現**を目指し，新たに「認知症施策推進総合戦略」（新オレンジプラン）を関係する11府省庁と共同で策定した（☞p.196，第Ⅶ章3）.

* 認知症サミットを契機として，日本を含めた各国が認知症対策を重点的な問題として取りあげるようになった．現在はG8/G7のみでなく，WHO加盟国全体でグローバルな認知症対策が検討されるようになった．今後ますます認知症対策が加速するだろう．

F 認知症ケアにおけるギャップを埋めるためのグローバルな活動

　本稿は，ドーン・ブルッカー（Dawn Brooker）氏が執筆した原稿を本人の了解を得て，Global Action on Personhood（GAP）のメンバーである中川経子氏が翻訳し，同メンバーの筆者が日本の状況に合わせて加筆修正したものである．

1) Global Action on Personhood（GAP）の発足の経緯

* 2014年11月に，先進国首脳サミット（G7）の後継イベントが，東京で開催された．そこで取りあげられたテーマは，アルツハイマー型認知症治療修飾薬の開発や，予防，ITの活用が主であり，ケアの重要性については，ほとんど語られることはなかった．
* また，発表者や出席者の多くは男性であり，女性の発表者や熟練したケアや技能の必要性に言及した発表は，英国から招かれたブルッカー氏をはじめとするごく一部であった．
* これら数々の彼女の疑問に，賛同の意思を表明した彼女の個人的なネットワークが立ち上がり，今このときにも，さまざまな自由が制限され，心理的ニーズが阻害され，パーソンフッドが低められている人たちを支援する実践的な活動をすべきだと信じる国際的なグループ（Global Action on Personhood：GAP）が設立された．

2) パーソンフッド

* 認知症と共に生きる人たちが直面している困難は，世界中共通であり，それは，そこで提供されているケアや支援の質が低く，不十分なために，彼らのパーソンフッドが傷つき損なわれているためであると，私たちは確信する．
* 認知症と共に生きる人たちが，確実にそのパーソンフッドを維持し周囲の人たちや社会との絆を保つ機会を得られるようにすることによって，彼らが，独立性，自律性を確保し，人としての成長を続け，喜びと楽しみを実感し，自身にとって意味のある活動に携わり，人生に対する達成感，満足感，そして幸福感を維持していくことができる．

3) GAP（ギャップ）

* 英語のGlobal Action on Personhoodのそれぞれの単語の頭文字を並べるとGAPという綴りになる．ギャップとは，人や物の間や，今いるところと，本当はいたいところやいるべきところを分かつ隔たりのことである．認知症に伴う認知能力の低下によって（とくにより進行した認知症では），人々の間にギャップ（隔たり）が生まれる．
* 通常，BPSDとよばれている状態は，これが「症状」と訳されていることから，わかるように，認知症にはつきものであると考えられている（☞p.18，第Ⅱ章1）．しかし，BPSDの大半は，適切に対処されずに放置された，せん妄や疼痛，認知能力に対する理解の欠如，不十分な栄養状態や脱水，不適切なコミュニケーションの取り方，その人の人生歴についての知識不足，総合的に質の低い認知症ケア，退屈，満たされていない情緒的ニーズのような問題によって引き起こされている．
* もしも，その人がBPSDというレッテルを貼られているような反応を介してしか自分のニーズを表現することができないとしたら，これが認知症と共に生きる人たちと，その人を助けることができる人たちの間のギャップをさらに広げてしまう．
* 私たちは，そのギャップを埋めるために手を差し伸べ，その人のニーズに適った支援を提供することによって，認知症と共に生きる人たちのパーソンフッドを支えることができる．そのギャップを埋めることによって，私たちは，お互いに結びついていること，また，「私たち」と「あの人たち」が別々に存在しているのではなく，ただ「私たち」だけが共にあることがわかるはずである．

4) 私たちの提案するメッセージ

✽ 認知症と共に生きる人たちは，認知症ケアの質が十分に高ければ，避けられるはずの苦悩・苦痛に日々，さらされている．周囲の人の深い理解と，優れたケアの技能がありさえすれば，このような不要な苦しみはなくなるはずである．

✽ このようなケアが真に実践されれば，認知症と共に生きる人たちのニーズは正しく理解され，尊重され，ただ単に，鎮静を図るために多量の抗精神病薬を投与したり，人を縛りつけたりするといった悪弊は絶たれ，認知症と共に生きる人たちと私たちといった区別や隔たりもない社会が，国を超えて実現するはずである．

5) なぜ，GAP なのか？—グローバル・アクション（世界規模の行動）

✽ 世界中の，認知症と共に生きる人たち自身や，また，彼らの家族や友人たちの多くが，途方に暮れ，打ちひしがれている．

✽ 熟練のスキルを必要とするケアや，支援や援助を提供する方法に関しての知識や情報はたくさんあるが，それらを実践に移すまでの間には，さまざまな隔たり（ギャップ）があり，そのために，認知症と共に生きる人たちやその家族，さらには支援を提供するスタッフまでもが，本来感じずにすむはずの苦しみにさらされている．これは，困難な課題であり，世界レベルでの対応が求められている．

✽ 世界の多くの国々では，よい実践を行っているにもかかわらず，それぞれが孤立した島のように，ほかの国々と隔たり（ギャップ）がある．私たちは，この国とあの国といった国と国との隔たり（ギャップ）を失くす努力をすべきである．

6) GAP in dementia care

✽ 私たちは，世界各国の実践家，研究者，学者，認知症と共に生きる当事者たちと家族介護者たちの，非公式の国際的なネットワークである．認知症と共に生きる人たちにとってパーソンフッドの尊重が重要であること，行動を起こさなければ，彼らの心理的，情緒的，社会的ニーズは無視され，彼らのパーソンフッドは損なわれることを，世に知らしめて理解してもらうことを目指している．

✽ 私たち，GAP が，過去 2 年間にわたって取り組んでいることは，世界中の認知症における不適切な言葉をより正しい表現に変更することである．

✽ 言葉のみを変更しても，その背後に潜む文化を変革しなければ，根本的な解決にはならないことは当然である（痴呆を認知症に変更した例など）．しかし，通常用いられる言語が人々の思考，文化に与える影響は大きいことも事実であ

り，言語に関するサブグループにおいて検討を重ね，適切な言葉の利用に関するガイドラインの英語版を作成中である．そこには，「縛りつけ」や「くくりつけ」を「固定」「安全ベルト」などのように，曖昧な表現をして事実を直視しない日本の事例も盛り込まれている．

✻ 驚くべきことに，それらの曖昧な言葉の表現は世界中で似通っている．そのため，まず，基盤となる英語版を作り，その後，各国の事情，表現に合わせたものを作成する予定である．

● 引用文献
1) 山崎修道：デンマークの認知症国家戦略の概要．認知症国家戦略の動向とそれに基づくサービスモデルの国際比較研究報告書，46-54，2013
2) 西田敦志：英国の認知症国家戦略．海外保障研究 **190**：6-13，2015

● 参考文献
・中西三春ほか：オーストラリアの認知症対策．海外社会保障研究 **190**：24-37，2015
・鐘ヶ江寿美子：オーストラリアの認知症国家戦略．老年精医誌 **24**（10）：1007-1013，2013
・ベンクト・エリクソンほか：現代社会の挑戦課題としての認知症ケア：スウェーデンとノルウェーを例として．社会問題研究 **64**：27-45，2015 http://hdl.handle.net/10466/14447（2017 年 4 月 25 日検索）
・岡部史哉：スウェーデンにおける高齢者政策の動向—高齢者ケアサービスを中心に—．健保連海外医療保障 **100**：16-32，2010
・汲田千賀子：デンマークの認知症ケア国家戦略と福祉・介護人材．海外保障研究 **19**：39-51，2015
・厚生労働省：認知症ケアの国際比較に関する研究 平成 22 年度 総括・分担報告書．医療経済研究機構，2011

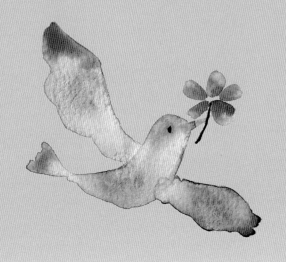

第VIII章

パーソン・センタード・ケアを実践するためのチームとその人材育成

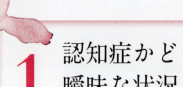

1 認知症かどうか曖昧な状況におかれた人を支える

✓ Essence

- 認知症予防のためには，認知機能が低下した高齢者のスクリーニングを円滑に実施し，より効果的なプログラムを開発して持続的に活動を継続できる環境を創出することが重要である．
- 地域において認知症予防を実践できる人材育成が必要となる．
- 地域リソースを活用した認知症予防プログラムは，高齢者の認知機能の向上に効果を有する．
- 健診，人材育成，プログラムの実施といった一連の認知症予防事業の実施によって認知症予防に対する地域全体の意識は向上し，行政と民間企業や学術団体との協同の重要性が示唆された．

A 地域での認知症予防の重要性

- 加齢とともに増加する認知症は，患者本人や家族のサポート体制が不十分であるとともに多額の医療や介護費用を要することから，予防や治療方法の確立は急務である．とくに日本の急速な人口構造の変化を考慮すると，認知症に対する課題は今後ますます重要となる．
- 現在のところ，認知症の主な原因疾患であるアルツハイマー病や脳血管疾患の根治的治療法は確立されていないため，**認知症を予防または発症を遅延するための取り組みが認知症対策として重要**な役割を担う．
- また，介護予防事業などで認知症予防の取り組みを効果的に遂行するためには，より高い効果が期待でき，かつ事業実施の必要性が高い高齢者を地域から選択する必要がある．

1) 認知症予防のための取り組み

- 非薬物療法による認知症予防を目的とした介入方法としては，習慣的な運動の促進[1-3]，抗酸化物質や抗炎症成分を多く含む食物の摂取[4-6]，社会参加，知的

活動，生産活動への参加[3,7,8]，社会的ネットワーク[9]が，認知症発症に対する保護的因子として認められている．これらの知見から，高齢期には，**身体活動の向上，知的活動の実施**，あるいは社会参加を通して**対人交流を増やす**ことが認知症予防のために重要であると考えられる．

✲ 近年のシステマティックレビューによると，認知症の危険因子である糖尿病，高血圧，肥満やうつ，身体活動不足，喫煙が，アルツハイマー病発症にどのような影響を与えているかをみたところ，米国においては身体活動不足がもっともアルツハイマー病に強く寄与していたことが明らかとされた[10]．

✲ これらの結果は，認知症予防のためには，**習慣的な運動習慣を身につけること**が重要であることを示唆している．しかし，運動介入による認知機能向上に対する効果は一定していないことや，認知機能が低下した高齢者の多くが十分な運動負荷をかけられない，あるいは運動に興味をもたずに参加を拒否する問題への対処が課題として残されている．

✲ 運動以外で検討が進められている介入方法としては，認知トレーニングや社会的交流などが挙げられる．**認知トレーニング**では記憶機能の向上が検証されており，**社会的交流**では，定期的に会う友人や家族の数が十分な群は乏しい群に比べ，認知症の発症率が低いことが観察研究により示唆されている．高齢者の孤立に関する研究においても，認知症発症との高い関連が報告されている．

✲ 先行研究の結果からみると，運動のみではなく，これらの活動を組み合わせた複合プログラムが認知症を予防するために奏功するかもしれない．また，認知症予防を目的とした，これらの活動促進の取り組みは地域支援事業などで実施されているが，その事業期間は数ヵ月間に限定されている場合が多く，プログラムを持続できるしくみに関する検討が必要である．

✲ われわれは，認知症予防活動を通じて高齢者間の社会的ネットワークを強化することが，認知症予防の取り組みを持続させ，その効果を保持するうえで有効であると考えているが，その系統的な取り組みの方法，およびその効果は明らかにされていない．

2) 地域における認知症予防の推進モデルの構築

✲ 以上から，認知症予防を成功へ導くために解決すべき点として，①**認知機能が低下した高齢者のスクリーニングを円滑に実施**し，②**より効果的なプログラムを開発して持続的に活動を継続できる環境を創出する**ことが重要と考えられる．

✲ このような効果的で持続可能な認知症予防システムを構築するためには，健康な中高齢者がもつ経験や知恵を引き出して，認知機能が低下した高齢者との共助関係のなかから新たなコミュニティを創出することが重要であろう．

✲ その創出のために，地域で働く看護師は中核的な役割を担う場合が多く，具体

的な手段を熟知しておく必要がある．われわれは科学技術振興機構（JST）の戦略的創造研究推進事業において，地域で認知症予防の推進モデルを構築してきた．以下には，そのモデルの詳細について紹介する．

B プロジェクト内容

* 本研究開発プロジェクトでは，認知症予防スタッフの養成システムと認知症予防プログラムを開発し，高齢者の共助による認知症予防の取り組みを行った．これらの効果はランダム化比較試験にて検証し，その取り組みが行政事業として実装されることを目指した．
* 地域における**軽度の認知障害高齢者をスクリーニングする**ために，高齢者機能健診を実施した．コミュニティにおける認知症予防プログラム（コミュニティ・プログラム）の効果検証については，認知機能が低下した高齢者を対象としたランダム化比較試験にて認知機能低下および認知症発症抑制効果を検証した．**認知症予防スタッフの養成**については，開発した研修プログラムにて認知症予防スタッフを育成し，スタッフとして活動することの効果を縦断的に検証した．
* コミュニティ・プログラムへの参加や認知症予防スタッフの養成によってコミュニティ全体の認知症に対する理解などの波及効果についても検証した．
* このような個人レベルおよび地域レベルのアプローチにより，認知症予防を通してコミュニティを創出することを本研究開発の目標とした．

C スクリーニング検査の実施（高齢者機能健診）

* 対象は，愛知県大府市在住の65歳以上の高齢者と名古屋市緑区在住の70歳以上の高齢者とした．実施期間は，2013（平成25）年6〜12月であった．
* 検査内容は，認知症の危険因子である認知機能検査，質問調査，運動機能検査，採血，活動量調査などとした（図Ⅷ-1）．
* 愛知県大府市在住の65歳以上の高齢者533名（参加率26.4％）が参加し，名古屋市緑区（70歳以上）では5,257名（参加率21.7％）が参加した．
* 高齢者機能健診は，従来型の病気を発見することを目的とした健診とは異なり，自分の脳とからだの状態を客観的に把握し，生活習慣を見直すきっかけづくりを目的とした健診である．
* 本取り組みを通じた成果としては，まだ高齢者機能健診が地域に浸透していない状況のなか，20％を超える高齢者が受診したことと，地域で認知機能が低下

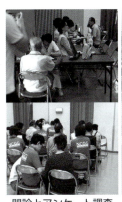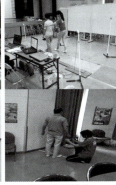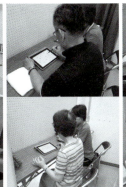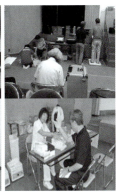

| 問診とアンケート調査 | 運動機能検査 | 認知機能検査 | 体組成検査と血液検査 |

図Ⅷ-1 高齢者機能健診（健康チェック2013）の実施風景

した高齢者をスクリーニングできたことがもっとも大きいと考える．今後の認知症の早期発見や予防に関するデータ構築および科学的根拠提供に非常に役立つことと考えられる．

✿ これらの知見から，高齢者に対する認知症のリスクの早期把握の必要性を確認し，75歳以上の健康診査などの**行政事業へ認知症健診の導入**を提案していく必要がある．

D 認知症予防スタッフ養成の実施

1) 実施の目的と結果

✿ 認知症予防スタッフ養成事業は，地域における認知症予防活動の実施が可能な人材を育成し，認知機能が低下した高齢者との共助関係のなかから**新たなコミュニティを創出する**ことを目的とした．大府市および名古屋市緑区在住の中高年者を対象に，既存の認知症サポーターやNPO法人に協力を依頼して募集を行った．

✿ 研修から最終的には98名が認知症予防スタッフとして認定を受け，高齢者機能健診やコミュニティ・プログラムなどに従事するようになった．また，認定を受けたスタッフのスキルやモチベーションを向上させるために，**定期的なフォローアップ研修**を行った．

✿ さらに，98名に上る認知症予防スタッフの勤怠管理のために，システムを開発・適用した．その結果，認知症予防スタッフの活動状況を公平かつ効率よく管理することができた．

✿ 認知症予防スタッフ養成のもう1つの目的は，活動による役割創出の自身の身

体・精神的健康に対する効果を縦断的に検証することであった．2年の縦断研究による主な結果としては，自分の認知機能を肯定的に評価するようになったことが示唆された．また，認知症予防スタッフとしての活動を継続していくには，「知識の習得」や「自尊心の高揚」といった動機づけが重要であることが示唆された．

2) 事業終了後の調査

* 本事業終了後の認知症予防スタッフの活動継続性については，該当自治体とスタッフ本人の意向を調査した．該当自治体とは協議を重ねてきたが，現在は受け皿がほとんどない状況である．認知症予防スタッフによる事業終了後の活動に対する意向調査では，自立した活動を行う意向はないことがわかった．
* ただし，一部のスタッフでは，地域でできる認知症予防活動として，自発的に認知症カフェを企画し，開催を予定している．地域で継続的に活動できるしくみに関しては，自発的な活動の支援や活動場提供などのため，今後も引き続き検討が必要である．
* これら一連の活動によって認知症予防に資する人材の養成方法が明らかになったので，この方法を用いて国立長寿医療研究センターにて**コグニサイズ指導者研修**および**コグニサイズ実践者研修**を事業化している．

E コミュニティ・プログラムの開発と実施

* 2013（平成25）年度に実施した高齢者機能健診の受診者のうち，名古屋市緑区では認知機能に軽・中程度の低下がみられる高齢者を対象とし，認知症予防プログラムの効果検証を実施した．
* 内容としては，コミュニティの地域リソースを活かして民間フィットネス施設（計3施設）と連携し，10ヵ月間（1回90分，週1回，計40回）の運動プログラムを実施した．
* その結果，認知機能（論理的記憶テスト）の一部の指標に，介入効果が確認された（図Ⅷ-2）．また，脳画像解析の結果，女性においては，白質内の萎縮の進行が抑制されていることが確認された．さらに，日常活動，持久性体力の向上，睡眠の質の改善，ソーシャルネットワークの強化など，身体・心理・社会的側面に対しても，介入効果があることが示唆された．
* 本事業の結果により，運動教室を用いることで，身体機能とともに認知機能の向上，白質内の萎縮の進行抑制が認められた．

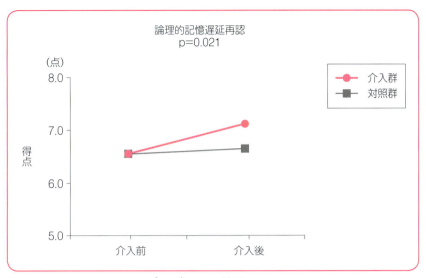

図Ⅷ-2　コミュニティ・プログラムの効果
高得点ほど良好な認知機能を示す.

F　コミュニティの波及効果に関する調査

✻ 本事業が始まる前の 2013（平成 25）年 6～8 月に名古屋市緑区在住の 70 歳以上の方（24,508 名：要介護認定者を除く）へ郵送による質問紙調査を行った. 事後調査として，2 年後の平成 27 年 6～7 月に，事前調査の回答者 16,276 名のうち，死亡・転出者 606 名を除く 15,670 名を対象とし，郵送による質問紙調査を実施した.

✻ その結果，認知症予防に関する認識への波及効果が示唆された（図Ⅷ-3）.

G　まとめ

✻ 認知症の原因疾患であるアルツハイマー病の総患者数の推計は，1999 年から 2005 年の 6 年間に約 6 倍に増加し，その医療費は 3 倍に膨れ上がっている.

✻ また，国民生活基礎調査による介護が必要となった主な原因をみると，2001（平成 13）年には認知症が原因で要介護となったものは 10.7％（第 4 位）であったのが，2014（平成 26）年には 15.3％（第 2 位）となり，認知症の問題が介護の主要な問題となってきている.

✻ 認知症の危険因子として，身体活動の低下とコミュニケーション不足は主要な問題であり，本研究によって，それらの効果的な解消方法が明示された.

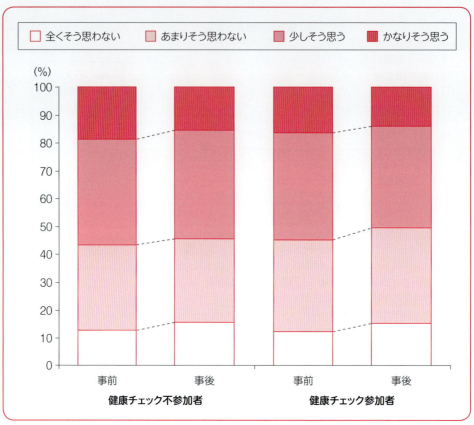

図Ⅷ-3 「認知症予防に効果的な予防法があるかどうか」に対する住民全体の認識の変化

一連の認知症予防事業前後における地区の高齢者全体のアンケート調査によって,「認知症には効果的な予防法がない」に対して「そうは思わない」と回答する者の割合が,健康チェック参加,不参加者とも事後に上昇した.

> ✻ 今までの研究と異なる点は,研究成果が民間事業や行政事業として直接導入できる点にある.そのため,周知が図られ多くの施設や自治体で取り組みが始まれば,将来の認知症予防に寄与できる可能性が高いものと考える.その実現のためには,多様なステークホルダーが共同して1つの事業に取り組むことが重要であると考えられた.

● 引用文献

1) Scarmeas N et al：Influence of leisure activity on the incidence of Alzheimer's disease. Neurology **57**：2236-2242, 2001
2) Lindsay J et al：Risk factors for Alzheimer's disease：a prospective analysis from the Canadian Study of Health and Aging. Am J Epidemiol **156**：445-453, 2002
3) Verghese J et al：Leisure activities and the risk of dementia in the elderly. N Engl J Med **348**：

2508-2516, 2003
4) Morris MC et al : Dietary intake of antioxidant nutrients and the risk of incident Alzheimer disease in a biracial community study. JAMA **287** : 3230-3237, 2002
5) Engelhart MJ et al : Dietary intake of antioxidants and risk of Alzheimer disease. Jama **287** : 3223-3229, 2002
6) Barberger-Gateau P et al : Dietary patterns and risk of dementia : the Three-City cohort study. Neurology **69** : 1921-1930, 2007
7) Wang HX et al : Late-life engagement in social and leisure activities is associated with a decreased risk of dementia : a longitudinal study from the Kungsholmen project. Am J Epidemiol **155** : 1081-1087, 2002
8) Wilson RS et al : Participation in cognitively stimulating activities and risk of incident Alzheimer disease. JAMA **287** : 742-748, 2002
9) Fratiglioni L et al : Influence of social network on occurrence of dementia : a community-based longitudinal study. Lancet **355** : 1315-1319, 2000
10) Barnes DE et al : The projected effect of risk factor reduction on Alzheimer's disease prevalence. Lancet Neurol **10** : 819-828, 2011

2 急性期病院での多職種連携と看護師の役割

✓ Essence

- 専門職チームで医療を実践することにより，通常のケアと比較して在院日数を短縮させることができる．
- 院内デイケアにおける看護師の役割は的確なアセスメントに基づいた看護計画の遂行と，認知症の人・家族双方へのケアである．
- 急性期病院の看護師は，身体合併症の治療が円滑に進むよう苦痛の軽減を図ったり，多職種との連携で，ADLを保持する調整役を担う．

✻ 地域包括ケアシステムにおける急性期病院の役割は，適切な医療を展開することに特化していく．適切な医療を提供し患者の回復を最大限に促進することにより，住み慣れた場所での療養生活が可能となる．病院中心の医療から，在宅で療養するというあり方への移行が進められている．

✻ 急性期病院の多様な専門職は，退院後，在宅で療養する患者の生活がどのようなものかという在宅の視点を重視し，医療だけでなく介護・ケアの重要性や医療・介護の連携の必要性を認識することが重要である．

✻ 患者と家族が望む適切な医療を受けながら地域で暮らすためには，入院早期から看護師の働きかけにより，**患者と家族を医療の視点から，自宅で生活するという視点へと移行させていくことが重要である．**それが急性期病院の看護師の役割でもある．

✻ 本稿では，治療を受けている認知症の人の生活機能を低下させないこと，治療前の生活に近づけ，地域で暮らすため必要な看護の実践の紹介を通して，認知症ケアにおける急性期病院での多職種連携と看護師の役割について述べる．

A 急性期病院に入院する認知症高齢者のケア提供に必要なチームアプローチ

1) 認知症ケア加算

✻ 老人医療・看護の専門職チームが認知症および認知機能低下のある入院高齢者

表Ⅷ-1 認知症高齢者の日常生活自立度

ランク	判断基準	見られる症状・行動の例
Ⅰ	何らかの認知症を有するが，日常生活は家庭内および社会的にほぼ自立している	
Ⅱ	日常生活に支障をきたすような症状・行動や意思疎通の困難さが多少見られても，誰かが注意していれば自立できる	
Ⅱa	家庭外で上記Ⅱの状態が見られる	たびたび道に迷うとか，買い物や事務，金銭管理などそれまでできていたことにミスが目立つなど
Ⅱb	家庭内でも上記Ⅱの状態が見られる	服薬管理ができない，電話の応対や訪問者との対応など一人で留守番ができないなど
Ⅲ	日常生活に支障を来たすような症状・行動や意思疎通の困難さが見られ，介護を必要とする	
Ⅲa	日中を中心として上記Ⅲの状態が見られる	着替え，食事，排便，排尿が上手にできない，時間がかかる．やたらに物を口に入れる，物を拾い集める，徘徊，失禁，大声・奇声をあげる，火の不始末，不潔行為，性的異常行動など
Ⅲb	夜間を中心として上記Ⅲの状態が見られる	ランクⅢaに同じ
Ⅳ	日常生活に支障を来たすような症状・行動や意思疎通の困難さが頻繁に見られ，常に介護を必要とする	ランクⅢに同じ
M	著しい精神症状や問題行動あるいは重篤な身体疾患が見られ，専門医療を必要とする	せん妄，妄想，興奮，自傷・他害等の精神症状や精神症状に起因する問題行動が継続する状態など

[厚生労働省：要介護認定 認定調査員テキスト2009改訂版，p.157 http://www.mhlw.go.jp/file/06-Seisaku jouhou-12300000-Roukenkyoku/0000077237.pdf（2017年1月13日確認）より引用]

に医療を提供すると，通常のケアと比較して平均在院日数が短縮することが指摘された．これらの研究成果[1]をもとに，2016（平成28）年度の診療報酬改定において「身体疾患を有する認知症患者に対するケアの評価」として，「認知症ケア加算1，2」が新設された．これにより病院における認知症をもつ入院患者への適切な医療評価や，認知症ケアの質の向上が期待されている．

* 老人医療・看護の専門職チームは，高齢者医療に専門性をもつ，医師，看護師のほか理学療法士，作業療法士，臨床心理士，薬剤師，ソーシャルワーカー，栄養士，などで構成される．
* 認知症ケア加算の対象者は，**認知症高齢者の日常生活自立度判定基準のランクⅢ以上に該当される者とされる**（表Ⅷ-1）．認知症と診断されていなくても，ランクⅢ以上に該当すれば，対象者となる．

- 認知症ケア加算1は，14日以内の入院期間では，0点（1日につき），15日以上の入院期間では30点（1日につき）が算定でき，認知症ケア加算2は，14日以内の入院期間では30点（1日につき），15日以上の入院期間では10点（1日につき）が算定できる．ただし，身体拘束を実施した日は，1日につき所定点数の100分の60点（加算点数の40％減）と定められている．
- すなわち，**認知症ケア加算**とは，身体拘束をせずに，入院初期からチームとして目標と方略を共有し，積極的にケアを提供することでの成果を期待するしくみといえる．

2) 急性期病院における認知症ケアチームの目的

- 身体合併症を有し，急性期病院に入院する認知症高齢者の多くは心身の状態が複雑であり，社会背景も多様である．そのため，多職種チームによるアセスメントおよび治療ケア提供が体制として整えられることが重要である．
- 体制として，①チームメンバーの力量の担保と役割の明確化，②チームケア内容の明確化，③チームメンバーの役割の明確化，が必要である．

3) チームメンバーの力量の担保

- 認知症ケア加算1の算定条件は，認知症ケアにかかわるチームの設置が大きな特徴である．必要とされるチームメンバーは専任の常勤医師，常勤の看護師，常勤の社会福祉士または精神保健福祉士である．
- とくに看護師は，認知症患者の看護に従事した経験を5年以上有し，認知症看護にかかわる研修を修了した専任の常勤看護師であることとされる．
- これに該当する適切な研修とは，国または医療関係団体などが主催する研修で（6ヵ月以上かつ600時間以上の研修期間で，修了証が交付されるもの），認知症看護に必要な専門的知識・技術を有する看護師の養成を目的としたものである．現在この条件を満たす者は，**認知症看護認定看護師**，**老人看護専門看護師**，**精神看護専門看護師**などが相当する．
- 医師，看護師，社会福祉士，精神保健福祉士に加え，理学療法士，作業療法士，薬剤師，管理栄養士がチームに参加することが望ましいとされる．
- 認知症ケア加算2では認知症ケアチームの設置は求めないが，すべての病棟に，適切な研修を受けた看護師を複数名配置することとしている．この研修は認知症看護対応力向上研修などの名称で，現在日本各県看護協会，学会などが実施している．

4) チームケア内容の明確化

* 急性期病院の認知症ケアチーム体制の内容は，下記の通りである．
* 認知症ケアチームは，認知症の人のケアにかかわるカンファレンスを週1回程度開催し，チームの構成員および当該患者の入院する病棟の看護師など，必要に応じて当該患者の担当医師が参加する．
* チームは週1回以上，各病棟を巡回し，病棟における認知症の人に対するケアの実施状況の把握や病棟職員への助言などを行う．さらに，身体拘束の実施基準や鎮静を目的とした薬物の適正使用などの内容を盛り込んだ認知症ケアに関する手順書（マニュアル）を作成し，認知症ケアの実施状況などをふまえ，定期的に当該手順書の見直しを行う．
* また，チームにより，認知症の人にかかわる職員を対象とした，認知症ケアに関する研修を定期的に実施する．

5) チームメンバーの役割の明確化

* **医師**は，認知症の診療を行い，主疾患やその治療との関連，身体の変調，薬剤の影響などを考え，必要に応じて主治医に連絡したり，主治医からの相談を受ける．
* **社会福祉士**または**精神保健福祉士**は，認知症の本人の心理的状態を査定（アセスメント）し，家族と連絡をとる．家族の意見や希望を確認して，介護保険などの制度を利用し，在宅療養への調整を図る．
* **理学療法士，作業療法士**は認知症の人の日常生活を生活機能からアセスメントし，生活機能の向上を目指した運動練習やアクティビティなどを企画実施する．
* **薬剤師**は，主疾患やそのほかの症状の治療として処方されている薬剤について，認知症やせん妄症状への影響を考え，調整，減薬，変更などを医師と協議する．本人や家族が自己管理，服薬しやすいように調薬方法，管理方法を考えていく役割をもつ．
* **管理栄養士**は，入院患者が自分自身でおいしく食べられるように，好みや調理形態を工夫する．認知症の人の嗜好や特徴に応じた食形態，盛りつけ，適切なカロリー管理などが主な役割となる．

第Ⅷ章　パーソン・センタード・ケアを実践するためのチームとその人材育成

B 院内デイケアによる多職種連携と看護師の役割

事例 17 緊急入院後に認知症の症状が強くなりケアが困難となったQ氏

Q氏，84歳，女性．大動脈瘤解離，前頭側頭葉変性症（FTLD）．

2年前から前頭側頭葉変性症（FTLD）にて加療中であった．大動脈解離にて保存的治療のためICUに緊急入院した．その後，状態が安定したためICUから心臓血管外科病棟に転棟したが，興奮状態によるケア拒否，昼夜逆転のため日中傾眠傾向があった．Q氏は脳の側頭葉の前方部の限局性萎縮に伴い，意味記憶（語義，理解または物品の同定）の選択的かつ進行性の障害が特徴でいくつかの単語が繰り返し出てくる残語状態，自発性の低下とみられるような状況があり，日常生活動作のほとんどが介助で行われていた．

1) 事例のアセスメントとケアの実際

* Q氏は興奮状態やケア拒否，昼夜逆転のほか，歩行訓練中でも傾眠傾向が強く，理学療法士が抱えて歩行させていた．病棟看護師はそれをなんとかしたいという気持ちがありながらも，ケアへの困難感も抱いたことから，Q氏にとってもストレスフルな状態と考え，院内デイケア参加となった．
* 院内デイケア参加当初は傾眠傾向が強く，何にも興味を示す様子は見られなかったが，Q氏にとっての院内デイケアは，病室から離れた場所でのひととき，気分転換を図るためのものであった．

2) ケアの方法と対応

a) 院内デイケア参加1週目

* Q氏の状況を病棟看護師や理学療法，作業療法士と共に考えた．
* 普段家で行えていたように，家族が持参した下着や寝衣をたたんで整理整頓したり，入浴時に着替えを準備したりすることでQ氏のできることを入院生活に取り入れた．「新しい下着が届いたから」と伝えて入浴や清拭をして着替えを促すとQ氏も納得し，興奮することなくケアにつながった．
* 歩行訓練中ほとんど傾眠傾向が強かったQ氏であったが，理学療法士の熱心な歩行訓練により，無表情で理学療法に抱えられるように歩行していたQ氏の表情は徐々に変化し，やがて笑顔がみられるまでになっていった．Q氏のリラッ

クスの表れと考える．

b）参加2週目

* 環境の変化に戸惑いながら入院生活を過ごしていたQ氏は，院内デイケアのなかで，もっている能力と影響されやすい特性を活かして，参加者全員とカレンダー作りや工作に取り組むことで情緒の安定を保つことができた．
* 院内デイケアのQ氏の様子を病棟看護師に伝え，Q氏のもてる力を引き出したことで，日常生活動作も全介助から一部介助へと向上し，病棟での入院生活に変化をもたらすことができた．

c）参加3週目

* Q氏の療養環境を病棟，そして院内デイケアというそれぞれの場面で捉えるのではなく，継続した生活として捉えるようにした．そしてQ氏をとりまく心臓血管外科医，病棟看護師，リハビリテーション療法士などが問題を共有し，また家族から情報を得ることでQ氏のQOL向上に結びつけることができた．
* 前頭側頭変性症特有の行動特性を利用し，適応的な行動の習慣化を目的とした意味性認知症に対する非薬物療法は，在宅でのQOLを維持するカギになる[2]．患者自身の能力や行動特性を活かしたケアはBPSDを低減させ，その人らしさを中心におくケアにつながる．
* 意味性認知症をもちながら，一人暮らしをしていた地域に戻ることはできないと思われたが，入院中に多職種でかかわったことでQ氏らしさを取り戻すことができ，再び在宅で暮らせるようになった．

4）認知症をもつ人と暮らす家族への対応

* ICUから心臓血管外科病棟に戻ったときのQ氏の混乱状況を思うと，Q氏が地域で暮らすためには家族の支えが必須となる．とくに，その**家族を支えるのは誰になるのか**と考えることも大切である．
* 身内が急性期疾患で入院すると，家族はその段階で主介護者になる[3]．急性期病院の入院期間は短縮しているため，主介護者である家族の心が定まらないうちに，急性期病院から退院するのである．
* 退院後，体力の衰えた認知症の人を在宅で介護するとき，家族の介護負担感は想像以上になる．だからこそ医療者は，治療を受けた認知症の人を，退院までに治療前の状態に近づけなければならない．
* 急性期病院での看護師は，認知症をもつ人と家族に対して何ができるのかを考え，認知症の人と家族が地域でよりよく生きるための支援をつなぐ役割を担っていると考える．

5) 事例から考える看護師の役割

* 看護師は，Q氏の認知機能，身体機能，身体疾患の状態を把握し，認知機能にみあった説明や対応ができるような個別性のある看護計画を立案する必要がある．しかし看護計画通りに進むことがむずかしい場合も多いだろう．看護師はQ氏に対して適切な苦痛の緩和やBPSDへの対応の工夫ができるよう，症状や行動の変化を注意深く観察していく．同時にQ氏の家族の気持ちを汲みとるといった，家族を含めた看護を考えていく必要がある．
* 理学療法士，作業療法士によるQ氏のADLの評価やリハビリテーションの進捗状況を把握し，現在のQ氏のADLに沿った看護計画になっているか，理学療法士，作業療法士との情報交換や意見交換を適宜実施する．この連携が病棟での看護，リハビリテーション内でのプログラムの有効性をもたらし，Q氏にとって効果的なケアにつながる．
* 医師は，Q氏の身体症状や精神症状の出現により，患者の認知機能にみあった身体症状の評価や，BPSDの出現する背景を評価する．認知機能の診断や適切な薬剤選択により，明確に本人と家族へ説明することができる．それによって家族の不安や苦痛も軽減するとも考えられる．
* 入院中の患者は薬剤投与により効果的な治療経過をたどるが，Q氏にとっては認知症をもつことでさまざまな影響を受けている可能性がある．薬剤師は，医師や看護師から得た情報により，認知機能やせん妄を引き起こしているかもしれない薬剤の評価をする．それはQ氏の症状や行動の軽減や改善につながる専門的な役割を担っていることから，薬剤師との連携も重要である．
* Q氏の退院を早期から想定して，医療ソーシャルワーカー（MSW）には，Q氏の身体症状・精神症状の程度や頻度，家族の状況などの情報提供をしながら，Q氏が自宅に戻っても困らないような体制作りを検討する．
* 本人であるQ氏，家族，看護師，医師，理学療法士，作業療法士，薬剤師，MSWと連携して，Q氏の現在の状況に対応したり，今後の退院に向けての支援を行う．

C 急性期病院での多職種連携と看護師の役割

* 急性期病院において，看護師はまず，身体合併症の治療を効果的・効率的にできるだけ短期間で行うことができるように，**医師，薬剤師と情報を共有しつつ治療の必要性および治療への反応と効果をアセスメント**する．また，苦痛の軽減を工夫し，治療が円滑に行われるようにする．そして，せん妄などの治療に伴って生じる非効果的反応の原因を探り，その原因を除去する．これには医

師，薬剤師との協働が必須である．

✻ 入院によって生活機能を低下させないように，積極的に生活機能障害への援助（食事，排泄，移動など）を展開する．そのために理学療法士や作業療法士と連携し，積極的なケアと生活時間の構造化を行う．さらに，入院中の生活を意味ある時間とするために，**アクティビティケア**などの企画実施が必要となる．加えて外来病棟と継続したケア提供ができるように認知症の人へのケアの方向性を確立することも看護師の役割といえる．

✻ 急性期病院での多職種連携における看護師は，**患者をとりまく多くの職種と情報交換**し，その場面に適した職種がリーダーシップを発揮できるような**調整役**を担っている．この連携が認知症ケアチームの活動の充実にもつながっていく．

● 引用文献

1) 亀井智子ほか：認知症および認知機能低下者を含む高齢入院患者群への老年専門職チームによる介入の在院日数短縮等への有効性；システマティックレビューとメタアナリシス．老年看護学 **20**(2)：23-35，2016
2) 小森憲治郎ほか：意味性認知症の臨床症状：BPSDとその対応を中心に．老年精医誌 **24**：1250-1257，2013
3) 高原昭：認知症の人と暮らす人の"介護うつ"．老年社会科学 **34**(4)：516-521，2013

● 参考文献

・鈴木みずえ：急性期病院でのステップアップ認知症看護，日本看護協会出版会，2016
・鈴木みずえ：急性期病院で治療を受ける認知症高齢者のケア，日本看護協会出版会，2013
・鷲見幸彦：認知症の身体合併症医療はどうあるべきか，老年精医誌 **23**(増刊-1)：101-107，2012

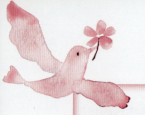

3 介護保険施設における支援

> ✓ **Essence**
> - 認知症の人が施設に生活の場を移したとしても，それまで培ってきたその人なりの生活機能が施設の中でも発揮できるように支援していくことがQOLの向上につながる．
> - 認知症の人の生活を支援するためにはケアチームとして医療職や福祉職などの多職種連携・協働が重要であるが，その中心的存在は常に認知症の人本人である．
> - 介護職との連携・協働における看護職の役割は「看護の専門性と視点で介護の現場に積極的に参加すること」「認知症ケアの質を高めるためのよきパートナーとして存在すること」である．

A 介護保険施設の特徴

1) 介護保険施設の種類と目的

❋ 介護保険法に基づく介護保険施設は，「**介護老人福祉施設**」と「**介護老人保健施設**」がある．「**介護老人福祉施設**」は老人福祉法と介護保険法に規定された特別養護老人ホームであり，「**介護老人保健施設**」は介護保険法に基づく施設である．
❋ 各施設の特徴と相違について表Ⅷ-2に示す．

a) 特別養護老人ホームの概要と特徴

❋ 特別養護老人ホーム（以下，特養）は要介護高齢者に対し「施設サービス計画に基づき介護・日常生活上の世話，機能訓練，健康管理および療養上の世話」を行うことを目的とする施設である（介護保険法8条27）．2015（平成27）年度より**特養は在宅での生活が困難な要介護3以上の中重度者を支える施設**としての機能に重点化された．これにより特養は医療ニーズの高い中重度の要介護高齢者や認知症の人の終の棲家として暮らしを支援し，その暮らしの延長として，その人らしさを尊重した安らかな最期を迎えられるよう看取りケアの充実が求められている．

表Ⅷ-2　介護保険法に基づく介護保険施設の相違とそれぞれの特徴（100床あたり）

	指定介護老人福祉施設 （特別養護老人ホーム）	介護老人保健施設
関係法規	老人福祉法 介護保険法	介護保険法
開設	老人福祉法に基づき認可されている特別養護老人ホームの開設者が，都道府県知事へ申請を行うことで介護老人福祉施設として指定される	介護保険法に基づき都道府県知事へ開設申請を行い，開設許可を受ける
利用対象者	常時介護が必要で，在宅生活が困難な要介護度3以上の高齢者	病状安定期にあり，入院治療をする必要はないが，リハビリや看護介護を必要としている要介護者
介護の特徴	施設サービス計画書に基づき，入浴，排泄，食事などの介護その他の日常生活上の世話，機能訓練，健康管理および療養上の世話 （介護・日常生活上の世話）	施設サービス計画書に基づき，看護，医学的管理の下における介護および機能訓練その他必要な医療ならびに日常生活上の世話 （看護・医学的管理下での介護，機能訓練）
医療	医学的指導管理の範囲を超えるものについては医療保険を使い病院受診を行う	施設療養上，必要な医療の提供は介護保険の基本施設サービス費に包括されている
職員数	医師（非常勤）　　　必要数 看護職員　　　　　3人 介護職員　　　　　31人 機能訓練指導員　　1人 生活相談員　　　　1人 介護支援専門員　　1人 栄養士　　　　　　1人	医師　　　　　　　1人 看護職員　　　　　10人 介護職員　　　　　24人 PTまたはOT　　　1人 支援相談員　　　　1人 介護支援専門員　　1人 栄養士　　　　　　1人 薬剤師　入所者の数を300で除した数以上

[厚生労働省：介護老人福祉施設・介護老人保健施設の人員，施設及び設備並びに運営に関する基準（平成11年3月31日厚生省令第40号）http://www.mhlw.go.jp/stf/shingi/2r985200000239zd-att/2r98520000023dtt.pdf（2017年5月14日検索）をもとに筆者作成]

b）介護老人保健施設の概要と特徴

＊介護老人保健施設（以下，老健）は要介護者に対し「施設サービス計画に基づき看護，医学的管理の下における介護および機能訓練そのほか必要な医療ならびに日常生活上の世話」を行うことを目的とする施設である（介護保険法8条28）．老健の基本方針として「居宅における生活への復帰を目指すものでなければならない」（介護老人保健施設の人員，施設及び設備ならびに運営に関する基準）とされているが，さらに2015（平成27）年度より「在宅復帰支援の強化および施設と在宅の双方にわたる切れ目ない支援」が重点化された．

＊これにより老健は「要介護者や認知症の人に対してリハビリテーションを提供し**在宅復帰を目指す施設**」としての役割を期待されている．

2) 入所者の状況

✳ 各施設とも入所者の約90%が後期高齢者で，要介護度3以上の利用者は70%を超えている．また入所者の95%以上が認知症を有しており，そのうち認知症高齢者の日常生活自立度判定基準（☞p.261，表Ⅷ-1）におけるランクⅢa以上の認知症をもつ高齢者が，特養では73.9%，老健では56.3%を占め，年々重度化している[1]．

B 介護保険施設における認知症の人の生活とケアの方向性

1) 介護保険施設に入所するということ（入所前）

✳ 認知症の人が介護保険施設に入所するきっかけの1つとして，認知症が進行し在宅サービスを利用しても，なおかつ家族が介護の限界を感じたときがある．認知症の人が家で暮らし続けることが，かえって本人・家族の不安や混乱を生じさせていると考えられる場合，施設入所によって家族は緊張と介護の重圧から解放され，優しく安定して本人にかかわることができる．

✳ また，医療ニーズが高い認知症の人が医療機関から直接入所する場合も多い．

✳ いずれにしても，認知症の人にとって居場所が変わるという生活環境の大きな変化は**リロケーションダメージ（移り住みの害）**を伴い，心身の状態悪化を招きやすい．

2) 入所当初における生活の特徴とケア（入所時の支援）

✳ 入所時に介護支援専門員が中心となりサービス担当者会議（ケアカンファレンス）を行うが，今後の生活について本人・家族の意向を確認し，入所後の生活が本人の尊厳を守るものとなり，その人なりの生活機能が発揮できるよう施設サービス計画書（施設ケアプラン）が作成される．

✳ 現実の世界が少しずつあやふやになっていく認知症の人は，日常生活行為の1つひとつがむずかしくなり，自分の気持ちを表すことや，周りとのコミュニケーションをとること，記憶することやその場に応じた判断をすることに支障を生じる．周囲から見ればちぐはぐな言動をとっているとみなされ，周りの人との間でさまざまなトラブルが発生することも多い．しかし，いちばん混乱し，困っているのは認知症の人自身であることを認識し，ケアスタッフは「その人が今，何に困っているのか，何を望んでいるのか」という**不安やストレスの要因をアセスメントし，それを緩和させるためのケアの実践**が必要である．そして認知症の人が「ここは安心できる自分の居場所」と思ってもらえるような生活環境を創り出すことが重要である．

3) 施設での生活の継続とケア（施設の生活に適応するまで）

* 生活するとは生命維持に必要な基本的生命活動である「呼吸すること，適切に食べること，身体の老廃物を排泄すること，眠ること」などだけではなく「他者との交流などを通して楽しみや興味・関心を寄せること，さらに自分のもっている力を発揮できる場があることで自分の存在価値（有用感）を感じられたりすること」など精神活動を伴うと捉えることができる．しかし，認知症の人はその障害ゆえにこの生活を自分のペースで行うことや，どのようにしたいのかを周りに伝えることがむずかしくなっている．

* 認知症のために見失われがちな**その人の尊厳や個性，可能性，願いや希望**を見出して，可能な限りその人が**その人らしく生活ができるように**支援していくことが重要であり，本人なりの生活のしかたや，自分で決める力を周囲が大切にし，それを生かした生活の組み立てを支援していくこともまた重要である．

4) 退所時の支援にむけて

* 認知症の人の退所先は自宅，ほかの介護施設への入所，病院への入院などさまざまである．いずれの場合においても，退所後，認知症の人にとって必要なケアが継続されるように，情報を提供していかなければならない．

* 退所先が自宅やほかの介護施設であれば，担当の介護支援専門員や関連する職種に参加を求め退所前カンファレンスを開催し，自宅や施設での生活に必要な介護サービスや生活の中でのリハビリテーション，医療的ケアなどについて**情報を提供し共有することが必要**である．認知症の人のこれまでの生活状況や，ADL状況，その人のケアのポイントなどについて，**個別的かつ具体的な情報を提供する必要がある**．つまり，居室環境や日常生活リズム，普段の呼び方や具体的なコミュニケーションの取り方，その人が出すサインの読み取り方などである．施設におけるこれまでのアセスメントや施設サービス計画書（施設ケアプラン）を活用した情報提供も1つの方法である．

5) 看取りの準備にむけて

* 介護施設は認知症の人が，自分らしさを保ちながら日常を送ることができる生活の場である．その生活の場で最期を迎えることを希望する認知症の人本人や家族に対して，その想いを受け止め，看取りの過程が本人・家族の意向に沿ったものであるよう，その人らしい安らかな最期を迎えられるよう，日々の生活を支えることが求められる．

* 本人・家族の意向に沿った看取りケアをしていくためには，**自施設での看取り**

ケアの方針をスタッフ間で共有し，さらに**本人や家族に十分説明したうえで**それぞれの役割を果たしていくことが必要である．とくに特養において看護職は唯一の医療職として医療的判断を必要とする場面が多くなる．看取り期の医療的判断とは医療処置をするのではなく，死の過程にある人の症状の観察や日々の様子をアセスメントし，そのときどきに必要なケアを判断することである．また，その過程において，本人・家族が**希望しない限り身体的負担を増やさない**よう，**必要以上の医療的介入をしない死を迎えられるように**，そして穏やかな最期を迎えられるようケアスタッフとともに支援していくことである．

* 看取り期において看護職は医師との連絡や家族への対応，介護職への支援などケアチームの中心として実質的なマネジメントをしていくという大きな役割を担う．そこには病院ではない介護施設という生活の場における死の質について**看護職自身の死生観について考えを深めていくことが求められる**．

C 介護保険施設におけるケア体制

1) 多職種によるチームケア体制

a) 各介護保険施設における人員，施設および設備ならびに運営に関する基準

* **特養**は「中重度の介護が必要な高齢者・認知症をもつ高齢者の暮らしの場」として，**老健**は「要介護者や認知症の人に対してリハビリテーションを提供し在宅復帰を目指す施設」としてそれぞれの役割を背景に従業者の員数が提示されている（☞p.269，表Ⅷ-2）．そのなかでとくに医師，看護職員，介護職員，理学療法士などにおいて特徴的である．
* **医師**は特養において健康管理および療養上の指導を行うために必要な数とされており事実上，非常勤である場合が多いが，老健においては，療養上の必要な医療の提供およびリハビリテーションの指示と在宅復帰に向けて常勤を必置としている．
* **看護・介護職員数**は，必要員数としての総数は特養，老健ともに同じだが，看護職の比率はそれぞれの施設および看護・介護の特徴によって大きな差がある．
* **機能訓練**は，特養では「訓練を行う能力を有する者」としての機能訓練指導員は理学療法士などに限らず看護職員なども含まれているが，老健においてはリハビリテーションの提供を遂行するために理学療法士などは必置となっている．

b) 認知症の人の生活を支援するためのケアチーム

* 介護保険施設では介護保険法で位置づけられている「介護支援専門員」がケアマネジメントの中心となり，生活支援のための**施設サービス計画書（施設ケアプラン）を作成する**ことが義務づけられている．施設サービス計画書（施設ケ

アプラン）の作成にあたっては，介護支援専門員がサービス担当者会議（ケアカンファレンス）を開催し，多職種の専門的な見地からの意見を求めるものとされている．ここでいうサービス担当者とは表Ⅷ-2（☞p.269）で示した各施設の「人員，施設及び設備並びに運営に関する基準」の職種などをいうが，認知症の人本人や家族の生活に対する意向や希望を聴く場として，本人や家族のサービス担当者会議（ケアカンファレンス）への参加は有用である．

✳「その人を中心にしたケア」を話しあう場の中心的存在は認知症の人本人でなければならないし，本人が話しあいの内容を理解できなくても，**話しあいの輪の中にいることが重要**である．そのことでケアスタッフも認知症の人を意識し，声かけを行うなど認知症の人との相互関係を構築していくことにつながる．

2) 多職種連携のポイント

✳ 介護保険施設では利用者個々の生活を支援するという観点から，医療職や福祉職などの多職種連携・協働がとくに求められる．その多職種連携・協働の土台となるのが**サービス担当者会議（ケアカンファレンス）**である．多職種がケアチームとして「認知症のために見失われがちなその人の尊厳や個性，可能性，願いや希望を見出して，可能な限りその人がその人らしく生活ができるように支援していく」という共通の目標に向けて，多面的視点からケアの方針について話しあう重要な会議の場である．

✳ 時に各専門職間での考え方や見解に相違が生じることもあるが，その発言に耳を傾け，その意見の論拠を尋ねながら，**会議の内容が利用者中心になっているか確認していくことが必要**である．相違する意見の調整根拠は常に「その人を中心にしたケア」であり，多職種連携・協働の土台である．そしてその連携・協働を促進させるのが，専門職としてそれぞれに培ってきた専門性の視点を専門職どうしが尊重することである．相手の専門性を尊重することは自分自身の専門性を尊重してもらうことにもつながる．

✳ さらに互いを尊重する心は，職員が認知症の人に接するときの言葉や態度にも表れ，認知症の人はそれを敏感に感じ取る．ケアスタッフ間の円滑なコミュニケーションは認知症の人へのケアのあり方にもよい影響を与える．

D チームにおける看護職の役割

1) 看護職と介護職の連携・協働における看護職の役割

✳ とくに認知症の人の身近にいる看護職と介護職の連携・協働は重要不可欠であ

る.「認知症のために見失われがちなその人の尊厳や個性,可能性,願いや希望を見出して,可能な限りその人がその人らしく生活ができるように支援していく」という共通の目標に向かって,介護職は認知症の人が今までに獲得してきた生活や社会活動を考えながら,その人らしい生活づくりにかかわっていく.看護職は健康という視点から看護判断と医療ケアの知識と技術を用い,その人の**心身の状態に適した支援方法を判断し,説明し,対処していく**.どうしてこのような看護判断をしたのか,どうしてこのような医療ケアをするのか,介護職にわかりやすく伝え,共有することで介護職が主体的に介護を実践していくときの根拠となり側面的支援につながっていく.

❈ たとえば食事ケアにおいて,誤嚥しやすい認知症の人が安全に口から食べることを支援するためには,口腔内の状態や歯の問題,嚥下の状況,姿勢の保持,食事時間や周りの環境などさまざまな要素をアセスメントし,食事の形態やその人に適した食事環境の設定や用具の選択,ケアの具体的方法などを判断する.

❈ 一方,食事は美味しく,楽しく食べることで生きる喜びにもつながる.美味しく,楽しく,安全な食事へのケアは,一人ひとりの心身の状況に応じた支援が行われる必要があり,そこには**日常生活行為における直接的な支援を行う介護職員の視点と医学的知識を有する看護職の視点の統合が必要である**.

❈ このように介護職と看護職の密接な連携に基づき,日常生活の支援が安全に安心して安楽に行われることは認知症の人のQOLを高めていくことにつながる.

❈ 看護職と介護職の連携・協働における看護職の役割は「看護の専門性と視点で認知症介護の現場に積極的に参加すること」「認知症ケアの質を高めるためのよきパートナーとして存在すること」である.

2) 病院との連携

a) 入院時における病院の看護職と施設の看護職との連携

❈ 認知症の人が身体疾患の治療のため病院に入院することはまれではない.入院に際し施設の看護職は入院先の看護職に看護サマリーとして情報を提供するが,その内容は認知症の人が適切な医療や看護を受けられるような内容になっているだろうか.

❈ 認知症の人にとって入院という状況は日常生活が一変することになる.そこから発生するリロケーションダメージや,体調の変化を適切に伝えられないもどかしさや苦痛,不安,おそれ,自分を脅かすように取り囲む見知らぬ人々や,異様な器械類,聞きなれない音などに**自分で対処できなくなり激しい言動や行動**などを引き起こしやすい.入院による混乱を最小限に止め,必要な医療や看護を安全に適切に受けられるように,医療情報とともに生活情報を提供し施設から病院へ「つないでいく」のは施設の看護職の役割である.

- ✼ とくに認知症の症状が日常生活場面でどのような形で表れやすいか，その人のケアのポイントはどこにあるのかなど，**個別的かつ具体的な情報を提供する必要がある**．たとえば食事では，食事の形態や食べる量，食事の好き嫌い，食事環境，介助が必要な場合は介助者の座る位置や1回量，介助のタイミングや介助者の声かけのしかたなどである．排泄，入浴，更衣などについても同様である．また，居室環境や日常生活リズム，普段の名前の呼び方や具体的なコミュニケーションの取り方，その人が出すサインの読み取り方などである．
- ✼ 病院で認知症の人の療養生活を支える看護職にとっても，個別的かつ具体的な生活情報は，認知症の人のこれまでの**生活機能を維持し，認知機能や残存能力の低下を予防するケアの実践**につなぐことができる重要な情報である．病院の看護職は施設の看護職から積極的に情報を収集することも大切である．

b）退院支援における病院の看護職と施設の看護職との連携

- ✼ 身体疾患に伴う身体症状や，検査・治療に伴う苦痛や不安は，**せん妄の発症や激しい言動を誘発し治療に支障をきたしやすく，入院の長期化につながる**．認知症の人が必要な医療を適切に受け，医療機関から元の施設へ円滑に退院ができるように支援する必要がある．病院の看護職は介護施設からのケアのポイントなどの情報を活用し，認知症の人が示す多様な行動が最小限になるようなケアを実施する．
- ✼ 施設の看護職は，入院中の認知症の人を訪問して，現状を病院の看護職と共有する．また退院前カンファレンスに参加し，認知症の人の退院の目安となる病状の回復状態と現在の生活機能について把握し，認知症の人に必要なケアや生活リハビリテーションが施設においても適切に継続して行われるように受け入れ準備を進めていくことが必要である．

● 引用文献
1) 厚生労働省：平成25年介護サービス施設・事業所調査の概況, p.18, 2013 http://www.mhlw.go.jp/toukei/saikin/hw/kaigo/service13/index.html（2016年7月24日検索）

● 参考文献
- 諏訪さゆりほか編：医療依存度の高い認知症高齢者の治療と看護計画, 日総研, 2006
- 日本看護協会編：介護施設の看護実践ガイド, 医学書院, 2013
- 特定非営利活動法人全国高齢者ケア協会編：介護と看護の連携のためのマニュアル, 高齢者ケア出版, 2008
- 水野裕：実践パーソン・センタード・ケア, ワールドプランニング, 2010

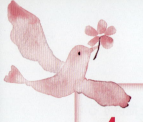

4 認知症の人への災害時の支援

> **✓ Essence**
> - 認知症の人は，災害に関する自覚などが乏しいために，被災のリスクが高くなる．
> - 災害時の認知症の人に対する看護支援は，認知症という疾患の理解ならびに観察アセスメント・評価，そしてコミュニケーションスキルの習得，日ごろからの周到な準備，などが挙げられる．

A 災害とは

* 日本の災害対策基本法における災害の定義は「災害に関する看護独自の知識や技術を体系的にかつ柔軟に用いるとともに，ほかの専門分野と協力して，災害のおよぼす生命や健康生活への被害を極力少なくするための活動を展開すること」とされている．
* 災害は自然災害と人為災害に分類され，基本的には自然災害を優先して対応にあたる．自然災害は，大きく，気象災害と地震・火山災害とに分けられる．人為災害には戦争やテロが含まれており，また，鉄道・航空機・自動車などの交通機関の事故，原子力発電所や工場の爆発事故，有害物質の流失事故なども人為災害に含まれる．
* 2011（平成23）年に発生した東日本大震災は，東北地方太平洋沖地震という自然災害，およびこれに伴う原子力発電所の事故という人為災害が複合した災害である．

B 災害看護

1) 災害看護の定義

* 日本災害看護学会では災害看護を次のように定義している．

> 災害に関する看護独自の知識や技術を体系的にかつ柔軟に用いるとともに，ほかの専門分野と協力して，災害の及ぼす生命や健康生活への被害を極力少なくするための活動を展開すること．

* 災害看護は，災害直後における支援だけではなく，長期にわたり支援していくものである．

2) 災害看護の原則

* 災害時の看護職の役割は，災害の種類，時間軸，活動場所，機能や立場，支援参加状況でそれぞれ変化していく．

C 災害の各局面における認知症の人への支援

* ①超急性期―救出・救助期，②超急性期―早期，③急性期，④亜急性期，⑤慢性期―復旧復興期，⑥静穏期，⑦準備期，のように災害を時間軸で区分けしたものを災害サイクルという（図Ⅷ-4）．
* 災害サイクルに沿った認知症の人の健康アセスメントと看護実践が重要となる．疾患の状態，個人の性格や置かれている生活環境など，多くのアセスメントと判断を行い，支援にあたっていかなければならない．
* 併せて日本老年看護学会の「大規模自然災害時の高齢者支援ガイド」も参照されたい[1]．

1) 超急性期―救出・救助期

* 名称の通り，災害発生時，数時間を指す．
* 発生数時間では，災害現場周辺の人的資源による救助，トリアージ，応急処置，避難所への誘導などが，この時期の全体の流れとなる．

> 東日本大震災の発生時は，筆者の施設では利用者の安全を確認しながら施設外へ避難誘導をし，全員送迎車に乗ってもらった．しかし，地震を自覚できず車から降り施設へ戻ろうとしたり，興奮してしまったりという危険な行動も見受けられた．

a) 落ち着いて避難行動がとれるように誘導

* 突然の災害で認知症の人の多くは混乱し，症状が悪化するなど，災害によって認知症の人が被災者となる事例が多発している．

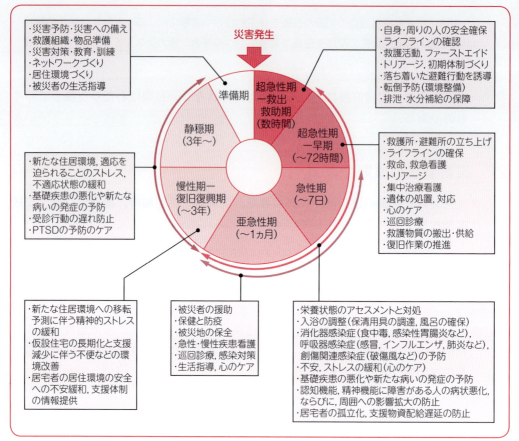

図Ⅷ-4　災害サイクルからみた災害看護
[日本看護協会災害救護対策委員会：災害サイクルをご存じですか？　http://www.kana-kango.or.jp/wp/wp-content/uploads/2014/04/pdf_useful_saigai_01.pdf（2017年4月24日検索）/日本老年看護学会災害支援検討委員会：大規模自然災害時の高齢者支援ガイド　http://184.73.219.23/rounenkango/iinkai/saigai2015.html（2017年4月24日検索）を参考に作成]

①避難支援の困難

❋ 高齢者の3割強は，自宅周辺における自然災害の危険がある場所を知らず，また避難経路・避難場所の存在を知らない．被災自体を認識できない．さらに避難場所などの防災情報について，聞こえない，見えない，同居者がおらず伝達が遅れるなどで情報が入手しにくい状況も想定される．これは，**災害発生直後に認知症の人の避難を支援することが非常に困難**な状態といえる．

❋ 災害にあたっての情報不足が，認知症の人の被災を広げることにつながるため，災害発生時において認知症の人たちが適切かつ迅速に避難できるよう，地方公共団体は，避難情報を早期に確実な方法で提供することが重要である．

❋ 災害発生時は認知症の人たちの避難が困難な状況にある．たとえば，緊張すると足がうまく運べない，障害がある，筋力低下がある，関節症があるなど，**逃**

げ遅れる要因を抱える認知症の人は多い．近隣の協力を得ながら，迅速な避難が行えるような支援体制づくりが必要である．

②転倒予防
- ✲ 認知症ケアの重要な役割として，安全を予測し，安全に過ごすことを支えることが挙げられるが，認知症の人は常に危険と隣りあわせである．
- ✲ ある認知症の人は手すりをつかみ損ねて転倒して上腕骨折をした．視空間認知障害から空間距離の誤差が生じ，転倒したものと考えられる．絨毯に靴の底がひっかかり転んだ人もいる．とくに高齢者の場合のすり足歩行，前傾姿勢，絨毯，合わない靴の選択などが要因といえる．
- ✲ また爪変形の高齢者の約半数は1年間のうちで転倒を経験しているといわれている．避難所ではすぐに入浴もできず，足の裏の角質が分厚くなっていく．これは床や靴をしっかり把持できないことにつながる．

b) 家族・親族など安心できる人と共にいることができる居室の確保をする
- ✲ 認知症の人は家族や馴染みの知りあいなどと一緒にいることで安心感が保てる．半面，家族がその対応に追われ，疲弊してしまうことも多くみられるため，**家族へ労いの言葉をかけること**も重要である．

c) 落ち着き，安心できるように声をかける
- ✲ 支援者は自己紹介を行い，基本的な関係性を築いてから，声をかけるように心がける．またリアリティオリエンテーションなども安心感につながっていくスキルの1つである．

2) 超急性期―早期

- ✲ 災害発生～72時間を指す．医療機関の傷病者の搬送，DMAT（災害派遣医療チーム）や自衛隊による支援が集中してくるのが，この時期の全体の流れである．

> 熊本地震の際の避難所の例である．認知症の母親と一緒に避難している人からのメッセージであった．「看ててくれる人がいるだけで助かります．なだめ，納得させるのに，精一杯です．食料や水まで気が回りません．目を離すと，外に出ます．布団被って寝てほしい，といっても，寝てくれない．強い余震がきても，ボーッと，椅子に座ったままです．水が一瞬出た今，歯を磨こう，と声をかけても，動きません」

- ✲ 看護職は，通常ではない医療体制のなか，アセスメントと判断を即座に行ないながら，高い技術を提供していくことが求められる．
- ✲ 認知症の人が安全に過ごしていくためには，本人・環境・支援体制の3方向か

らアセスメントしていくことが重要となる．生活環境，つまり避難所生活（食事や排泄，入浴場所など）がその人にとって安全であるか，対象者の危険認知能力，認知障害，記憶障害，見当識障害，視空間認知障害，周辺症状，などはどうか．そして家族や看護者側の疾患の理解，技術などもモニタリングしておく必要があるだろう．

a）認知症の人の混乱

* まずは被災後に暮らしの場が変化することによる混乱，記憶障害により避難所にいる意味がわからなくなる，これまでの生活習慣が継続できない，雑音が多すぎるなど認知症の人は災害で不安を抱くことになる．そのために興奮状態となったり，せん妄状態となったりして不眠が起こることが多々認められる．また逆に無為・無関心や抑うつ状態から自分の世界に引きこもり，眠ってばかりいることも見受けられる．
* たとえば見当識障害で，ここはどこ？　今はいつ？　あなたは誰？　の不思議に悩まされ，自分が今いる場所すらわからず不安な気持ちを抱えている．それに加え，自分の避難生活場所を認知できずに，「自分の家に帰りたい」と悲しくもなる．また家に置いてきた大切なものについての物盗られ妄想などから，嫁を疑ったり，娘を責めたり，と他者との関係でトラブルを起こすことも多く，心が不安定となっていく．

Column

生活の拠点の適応困難

　被災程度によっては，避難所や一時的措置として入院・入所が行われる．避難所などは集団での暮らしとなるため，トイレをはじめ室温や換気の調整も非常に困難な状態となる．こうした生活の拠点で，認知症の人は容易に健康障害や生活障害を起こしていく．しかし，認知症の人は自らの不調を我慢し，あるいは適切に表現できず，慢性疾患が急性増悪となったり，腸管感染症・呼吸器感染症が重度化したりと悪循環を繰り返すこととなる．

　避難所では，若者たちは自宅の片づけや物資調達で留守がちであり，残るのはあまり動けない認知症の人たちがほとんどとなる．

b）避難所における環境づくりと支援

* 避難所では，少しでも安心でき，快い時間が確保できるような支援をするため，感覚器・知覚，記憶障害や見当識障害といった認知に関する事柄，ストレスに耐える力や環境の快適性，他者との関係調整能力などについてアセスメントしていくことが重要となる．

- ✿ 認知症の人と一緒にほっとできる空間作りを目指す．そのときの環境を認知症の人の目線になって想像してみよう．馴染みの家財や道具があることで安心する場合もある．

① 位置情報の明確化
- ✿ トイレ，部屋などの場所に慣れていない，視空間認知障害がある場合は，トイレの場所や居室がわからず，失禁したりうろうろ歩き回ったりといった行動がみられる．
- ✿ 認知症の人にとって明確で優しい位置情報の提供が必要である．

c）アクティビティケアの提供

- ✿ 認知症の人は外出する目的や手段がなく，避難所や住宅の中でも活動することなく過ごすことで**生活不活発病**（廃用症候群）になる．これは，筋力や関節のみならず，脳神経，感覚器，消化器，脳神経や循環器などのあらゆる機能が低下する病態である．認知症の人が日常生活のなかで役割を持って社会生活に参加できる支援までが重要とされる．
- ✿ **アクティビティケア**は「障害をもった高齢者が普段の"あたり前の日常生活"に少しでも近づけるためのすべての援助行為」であり，決して暇つぶしではない．
- ✿ 認知症の人たちが避難所で過ごすことになっても，なるべく「普通の暮らし」を継続できるよう，大切な人生の一時期を人間らしく生きていけるような視点を盛り込んだケアのあり方がアクティビティケアである．
- ✿ 避難所で音楽，体操，ゲーム，お茶会，など少しでも**楽しい時間の確保**を考えることが必要である．

d）認知症の人の健康管理

- ✿ 避難生活が続けば，当然，脱水，尿路感染症，腸管感染症，呼吸器感染症，肺炎，深部静脈血栓のリスクは高くなる．また，慢性疾患の服薬管理も不十分となり，症状が悪化したり，認知症の人ゆえにせん妄が起こったりとリスクが高い．さらに認知症の人は自分の不具合を表現できない場合も少なくない．とにかくできるだけ正確に情報収集することが大切である．

① バイタルサイン
- ✿ 認知症の人は自分で症状を訴えることが少ない．そのため，避難所や被害家屋で暮らす認知症の人のバイタルサインは，看護職にとって新鮮な情報となる．
- ✿ **体温**：認知症の人は気温が高くても寒いと感じたり，低くても寒さを訴えない場合がある．高齢になると新陳代謝の低下や体熱が伝わりにくく，体温は低めとなってくる．さらに体温調節機能も低下するので，外気温によって体温が変動しやすい状態となっている．36.5℃が平熱ではなく，その人にとっての平熱を比較し，感染症などを早期発見していく．

* **呼吸**：認知症の人は呼吸苦を訴えられないことも多いため，アセスメントが重要である．認知症高齢者の場合，肺胞（息を吸うとそれが膨らみ吐くと縮む）の弾性がなくなり，膨らんだ肺胞が十分に縮まず，いつも空気が肺の中に残りがちになる．そのために必要な酸素が十分に入らなくなる．また横隔膜の上下運動や肋骨の運動も筋力低下から十分に行えなくなってきている．それに伴い呼吸回数，リズム，深さ，活動時の呼吸の乱れなど目立つようになる．精神的ストレスや感染症でも呼吸の変化はあるので，気をつけてみていきたい．
* **循環**：認知症の人は感情のコントロールができにくい場合，認知症のない人に比べて，血圧が急に変化する場合がある．高齢者の脈拍は，だいたい1分間に60～70回が正常範囲と考えてよい．高齢になれば当然血管の壁が硬くなり（動脈硬化），血管の弾力性が欠けてくるため，それによって抵抗も大きくなり，血圧が高くなっている．精神的ストレスや加齢による循環への影響は血圧の変化（収縮期血圧），不整脈の出現，末梢循環障害が挙げられる．

②低栄養・栄養の偏りなどのリスク軽減
* 原因をアセスメントし，対処する[2]．

Column

栄養状態のアセスメントのポイント

　高齢の認知症の人は，加齢に伴う消化器機能低下，社会的・環境的要因，薬物の副作用などにより栄養障害を起こすリスクが高い．活動や免疫能力の低下を引き起こし，死にいたるまでの大きな問題となる．ゆえに避難生活では栄養状態のアセスメントが必要である．体重の変化や摂食・嚥下状態，食思不振にかかわる要因もしっかり把握していくことが重要となる．

　とくに，以前腹部の手術をしたことがあったり，もともと頑固な便秘であったりするような認知症の人は腸閉塞を起こす危険性が高い．通過障害があると腸の中に食べたものや胃液や腸液などの消化液，ガスなどがたまり腸が膨らむ．激しい腹痛，悪心，嘔吐，おなかがはる，排便やオナラがでないなどの症状には注意する．

③ライフライン途絶による十分な水の確保困難の支援（浴室での入浴困難）
* 保清用具の調達[2]，自衛隊支援による風呂，近隣の保健・福祉施設・保養所・旅館などの風呂を利用する．水分補給は**脱水**との関連もあるため，認知症の人にはそのつど促すようにする．

④消化器感染症，呼吸器感染症または創傷関連感染症および破傷風のリスク軽減[2]
* 避難所では，免疫力が低下した高齢者や認知症の人たちが集団で生活しているため，感染症には常に注意する．食中毒やノロウイルスやロタウイルスなどの**感染性胃腸炎，感冒・インフルエンザ，肺炎**が考えられる．日中に生活リズムや体力低下などの把握，呼吸器疾患の既往もみていく必要がある．

* 肺炎患者数は災害発生後10〜20日後がピークで，誤嚥性肺炎が多い．ただし，感染ではなく粉塵が原因ともいわれている．うがいやマスク着用を促していくとよい．

⑤基礎疾患の悪化や新たな疾患や病状などの発生リスク軽減
* 福祉避難所対応が必要な人の抽出，服薬管理の見守りを行う[2]．
* 脱水予防，高血圧のコントロール・血圧測定，服薬，呼吸器疾患に対する対策（喘息，COPD，サルコイドーシス，粉塵など）を図る[3,4]．認知機能，精神機能に障害がある人の病状悪化，周囲への影響拡大のリスクがある[5]．

⑥血栓・塞栓症予防
* 避難所生活で**血栓塞栓症**が多く認められる．血栓の要因は，動かないこと（避難所や車生活），水分摂取の減少（ライフラインの遮断），ストレスによる凝固系の亢進，などが挙げられる．またこのような**血栓は脳梗塞の発生につながる危険性**が高い．
* 避難生活でいかに運動を取り込み，栄養バランスのとれた食事，適度な水分摂取を取り入れるかが重要である．

⑦排泄状態の調整
* 避難所で多いのが，**尿路感染症**である．災害急性期のトイレ環境は劣悪である．体力低下，免疫力低下の認知症の人は容易に起こす疾患ともいえよう．起炎菌としては大腸菌などの腸内細菌のほかに，MRSA，緑膿菌などもあげられる．尿意を何回も訴え，**排尿時に痛み**が伴ったり，**発熱**があったり，**血尿**がみられたりする．

⑧睡眠・休息と活動の必要性
* 高齢者は，活動性の低下から身体可動性障害，廃用症候群，ひいては認知機能の低下に陥るなどの最悪な状態へつながるケースも見受けられる．それを補うために，日中に睡眠をとってしまって夜間に眠れない「昼夜逆転」という生活になり，その結果，食生活などをも含む生活リズムが乱れる状況に追い込まれる．とくに認知症の人は**睡眠障害や生活リズムの乱れ**が起きやすい．

⑨服薬管理のポイント
* **服薬（薬物療法）**している場合，服薬種類が多い，複数の医師にかかっている，処方されている薬の内容の理解，飲みにくい，など多くの問題が高齢の認知症の人にはある．また薬の作用，副作用，相乗・拮抗作用など調べておくことも必要だろう．
* 認知症の人は**服薬管理が不十分**であり，合併症が悪化していく危険性も少なくない．現在の食事摂取状況・栄養バランスを鑑みながら，医師と相談をし，服薬の調整・管理を考えていく．

e）精神ストレスの緩和

* 自宅や家屋の流失・破壊，自宅と異なる不自由かつプライバシー保護が確保されない生活，狭小化した対人関係，見通しがつかない将来への不安，多種多様なボランティアの調査・応対の必要性などによる**精神的ストレス**[2]，などが被災者には当然あるが，それは認知症の人も同様である．
* 地域の福祉協議会などと連携を図り，多種多様なボランティアによってストレス回避し，ボランティアの活動状況の把握をする．また災害派遣精神医療チーム・心のケアチームとの協力を図る．

Column

ストレスと疾患の関係

震災直後にはストレスが引き金となって，出血性の消化性潰瘍が発生しやすい．

東日本大震災の後4週間の心不全，急性冠症候群，脳卒中がいずれも震災前4週間と比べて優位に増加した（2012）．また，震災直後，急激なストレスで心機能に負荷がかかり，壮年者・高齢者（認知症の人も含む）とも血圧上昇が認められ（筆者の経験），上昇した血圧は継続するといわれている．そのため高血圧による脳出血や大動脈解離などは長期的にフォローする必要がある．

---

3) 急性期

* 被災後4〜7日の期間を指す．災害の全貌の把握，災害医療支援計画の立案などが行われる時期である．
* 救助された重症患者に対しての集中治療はもちろん必要であるが，集団感染，栄養バランスの低下，慢性疾患の急性増悪，急性のストレス障害を起こしやすい時期であるため，こうした問題にも対応する必要がある．
* 認知症の人はせん妄や混乱を引き起こしやすいほか，廃用症候群や**エコノミークラス症候群（深部静脈血栓症/肺塞栓症）**のリスクが高い．
* これらの予測される健康問題をより早く抽出し，予防的に看護実践をしていく．

> 筆者が東日本大震災で避難所に行った際に見かけた光景は，ダンボールで仕切られた生活空間であった．外はまだ雪がちらつき，非常に寒い．避難所でも一定の室温は保てず，水・食料の制限も多い．住み慣れた家を離れて他者との集団生活のなかで，毎日，豆腐の味噌汁，ごはん，さんまの缶詰が続く．トイレも思うように使えず，お風呂にも自由に入れない．

①環境調整
- 認知症の人は転倒の危険性が高いが，慣れない環境ではさらに危険性が高まるため，環境整備（居室，トイレ，階段などの段差，照明など），居住空間のオリエンテーションを行う．

②排泄・水分補給の早期対応
- 脱水，便秘のリスクへの早期対応では，排泄・水分補給の保障を行い，いつでも安心して排泄できる**トイレの確保**，水分補給のための**飲み物の確保・配給**を手配する[2]．

③浮腫の軽減
- 浮腫の要因は，加齢による心，腎臓などの機能低下による水・電解質調節能の低下，栄養状態の低下（低アルブミン血症），慢性静脈不全による静脈圧亢進，などといわれるが，重力が原因になる循環障害であることも案外多い．つまり，認知症の人は実行機能の障害から座っている時間が長く，下肢に行った血液が心臓ポンプ機能低下のために心臓に戻りにくくなっている状態が**浮腫**といえる．
- 両下腿に明らかな浮腫が認められた場合，すでに少なくとも3～4 kgの水分がたまっている．この血流のうっ滞が原因で深部静脈血栓を起こし，肺塞栓（エコノミークラス症候群）までいたったケースは避難所で報道されることもあった．
- 動脈系の浮腫を起こせば，血栓が起き，それが剝離して脳内血管に流入し脳梗塞，心臓の血管（冠動脈）に詰まると心筋梗塞を起こす．
- 引き続き超急性期―早期の認知症の人への具体的支援も継続する．

4） 亜急性期

- 災害発生数日～1ヵ月の期間を指す．ライフラインの復旧，ボランティア派遣が行われる時期である．まだ避難所の生活を強いられている場合が多い．
- 全般的に看護職は，①被災者の援助，②保健と防疫，③被災地の保全，④急性慢性疾患看護，⑤巡回診療，感染対策，⑥生活指導，心のケア，という役割を担う．
- 救助された重症患者に対しての集中治療はもちろん必要であるが，集団感染，栄養バランスの低下，慢性疾患の急性増悪，急性のストレス障害を起こしやすい時期であるため，こうした問題にも対応する必要がある．
- また，エコノミークラス症候群（深部静脈血栓症/肺塞栓症）も認知症の人のリスクが高く，多く発症する．これらの予測される健康問題をより早く抽出し，予防的に看護実践をしていかなければならない．
- 認知症の人へは，引き続き超急性期―早期，急性期の具体的支援を継続していくことになる．

5) 慢性期—復旧復興期

❋ 災害発生から3年経過し，慢性期になると，生活の拠点が避難所から仮設住宅に移るというような変化がある．被災者は再度環境の変化に適応していかなければならない．不十分な復興では，生活調整の準備が整わず，ストレスが過大になる危険性も考えられる．認知症の人は対応が不十分になるとより一層の混乱を引き起こすことになる．

①新たな住居環境への適応を迫られることでのストレス・不適応状態のリスクの軽減

❋ 生活拠点が仮設住宅に代わり，**新たな対人関係構築が始まる時期**である．時間をかけて慣れてきた避難所から環境が変化することは，認知症の人にとってのダメージが大きい．

❋ 人間関係の構築への支援としては，アクティビティケア提供や外出を促すことが重要となる．

②元の生活環境に戻れないことへの精神的ダメージ，生きがい・楽しみの喪失への対応

❋ 生活拠点が，住み慣れた自宅から避難所，そして仮設住宅と変化していく．その過程で元の暮らしに戻れないというダメージが大きくなってくると予測される．上記に述べたように，外出を促したり，新しい友人づくりのための**アクティビティケアを提供**したりすることは，**閉じこもり**（活動範囲，対人関係の狭小化）への対応，**低活動性**（ADL・IADLの低下，買い物・調理・摂食意欲の低下）の予防につながる．

③必ずしも快適でない仮設住宅の長期化と支援減少への対応

❋ 個々の仮設住宅へ対する対応が求められる時期である．室内の温度調整不備・騒音なども認知症の人は大きなストレスにつながりやすい．また仮設住宅へ移動したと同時に支援が減少するという傾向もあり，転居後の生活支援が重要である．社会資源の活用，行政での見守りも必要となる．

④基礎疾患の悪化，新たな疾患発症，受診行動の遅れへの対応

❋ 新たな生活拠点となるため，適切な受診行動への配慮は必須である．

❋ 引き続き超急性期—早期，急性期，亜急性期の認知症の人への健康管理の支援を行っていく．

6) 静穏期

❋ 被災後3年以上を経過した時期を指す．地域社会が再建し被災者らが以前のような生活に戻りつつある時期である．復興住宅，新たな自宅の建築，街並みの復旧などが行われる．

❋ 慢性期—復旧復興期と同様，**新たな住居環境への適応**がうまくいかない認知症の人が見受けられると考える．上記同様，新たな人間関係の構築への支援，生

きがい・楽しみを見出す支援，閉じこもりへの対応，低活動性の予防，基礎疾患の管理と健康管理が挙げられる．

①訪問する
❋ 孤独死を防ぐためにも，自宅へ訪問し，次のような状態の有無を確認する．
- 新聞や郵便物がたまっていないか
- 洗濯物を干しっぱなし，あるいはまったく干していない
- 夜中でも電気がついている，あるいはまったく明かりがついていない

②行政などと連携を図る
❋ アクティビティケアなどを企画し，認知症の人も含めた住民間の交流を図る．

③役割を調整する
❋ 町内会や中学校区域で，花・植物の手入れ，ゴミ当番などの役割を調整し，活動に参加できるよう働きかける．

Column
孤独死を防ぐ

東日本大震災で被災した岩手，宮城，福島3県で，プレハブ仮設住宅での「孤独死」が毎年増え続け，5年で計190人にのぼった．男性が72.1％を占めた．多くの被災者が災害公営（復興）住宅などに移るなか，取り残された被災者が誰にも看取られずに亡くなっている．「近所づきあいが希薄になり，見守りが機能しにくくなっている」（宮城県内の社会福祉協議会）という．復興住宅への転居が2013年以降に本格化し，自力で新たな住まいを確保した人の退去も進むなか，プレハブ仮設の住人は6万人近くいる[6]．

7) 準備期

❋ 被災地のみならず，各都道府県で防災についての意識を高める期間となる．

❋ 災害の経験を活かし，新たな災害への対策をたて，地域の認知症の人およびその支援者に対して知識と訓練を通して技術を普及していく．たとえば，普段からの備えとしての物品の紹介，災害時に被害をできるだけ少なくする環境調整，居住する地域の災害対策の把握，など伝えていく．

❋ 再度の災害発生に備え，各医療機関は組織のネットワークや役割を明確化し，組織内外での具体的な担当の確認をしておく．さらに，関係部署や機関や団体，住民組織などとの連絡網を整備し，認知症の人の家族に情報伝達の方法について確認を行うことも災害への備えとして重要である．

● 引用文献

1) 日本老年看護学会：大規模自然災害時の高齢者支援ガイド，2015
   http://184.73.219.23/rounenkango/iinkai/saigai2015.html（2017年1月25日検索）
2) 兵庫県立大学地域ケア開発研究所/災害健康危機管理WHO協力センター
   http://www.u-hyogo.ac.jp/careken/（2016年8月31日）
3) 日本呼吸器学会：その他呼吸器疾患に関するQ＆A．
   http://www.jrs.or.jp/modules/citizen/index.php?content_id=132#a01（2017年9月14日検索）
4) 日本循環器学会ほか：2014年版災害時循環器疾患の予防・管理に関するガイドライン．2014
   http://www.j-circ.or.jp/guideline/pdf/JCS2014_shimokawa_d.pdf（2017年9月14日検索）
5) 認知症介護情報ネットワーク：避難所での認知症の人と家族支援ガイド（支援者用）
   https://www.dcnet.gr.jp/support/research/center/detail.html?CENTER_REPORT=201 & center=3（2017年9月14日検索）
6) 朝日新聞デジタル：震災の仮設住宅，5年間で190人が「孤独死」（2016年2月18日）
   http://www.asahi.com/articles/ASJ2L354YJ2LUBQU00N.html（2017年4月24日検索）

5 認知症の人を支援する人材の育成システム

✓ Essence

- 「痴呆」から「認知症」へ用語の変更に伴い,「認知症を知り地域をつくるキャンペーン」の一環としての「認知症サポーターキャラバン」が開始された.
- 介護専門職の育成には,質と量の両面の担保が求められる.
- 認知症介護実践研修事業は,介護実務者を講師役として養成する点が画期的な研修システムである.
- 認知症看護に対する高度な実践力を備えた看護師として,認知症看護認定看護師と老人看護専門看護師がある.
- 学会などの認定資格には認知症ケア専門士・認知症ケア上級専門士,認知症予防専門士などがある.

A 市民の育成 〜認知症サポーター キャラバン・メイト〜

1) 認知症を知り地域をつくるキャンペーン創設の背景

- パーソン・センタード・ケアを実践するためのチーム,ならびに人材育成について考えるうえで,「認知症の人やそのケアをどう捉え,何を重視すべきか」という考え方を共有することはとても重要である.
- 日本では,時代に応じて考え方が変化してきたが,認知症をもつ本人の視点に立ち,尊厳を重視するケアが重要だという方向に舵を切るきっかけとなったのは,2003年に出された「2015年の高齢者介護〜高齢者の尊厳を支えるケアの確立に向けて」(高齢者介護研究会報告書)[1]である.
- この報告書の影響を受け,2004年12月に「痴呆」から「認知症」へ用語が変更された.その際,単に用語変更の周知だけではなく「認知症」や「認知症をもつ人々」への偏見や誤解を解くことを主眼とした「認知症を知り地域をつくるキャンペーン」がスタートした.

2) 「認知症を知り地域をつくるキャンペーン」の概要

✱ 用語の変更に続く2005年度を，国は「認知症を知る1年」と位置づけた．そして2009年度を中間年，2014年度を10ヵ年の終了年度とし，4つの取り組みを含む「認知症を知り地域をつくる10ヵ年構想」を展開することとなった（表Ⅷ-4，図Ⅷ-5）．

✱ なかでも，認知症サポーター100万人キャラバンの取り組みは，その中心となる活動である．まずは，都道府県・市区町村等自治体と全国規模の企業・団体などと共催で認知症サポーター養成講座の講師役（キャラバン・メイト）を養

表Ⅷ-4　認知症を知り地域をつくる10ヵ年構想の取り組み

1．認知症サポーター100万人キャラバン
2．「認知症でもだいじょうぶ町づくり」キャンペーン
3．認知症の人「本人ネットワーク支援」
4．認知症の人や家族の力を活かしたケアマネジメントの推進

「認知症を知り地域をつくる10ヵ年構想」には，上記4つの主な取り組みが含まれている．

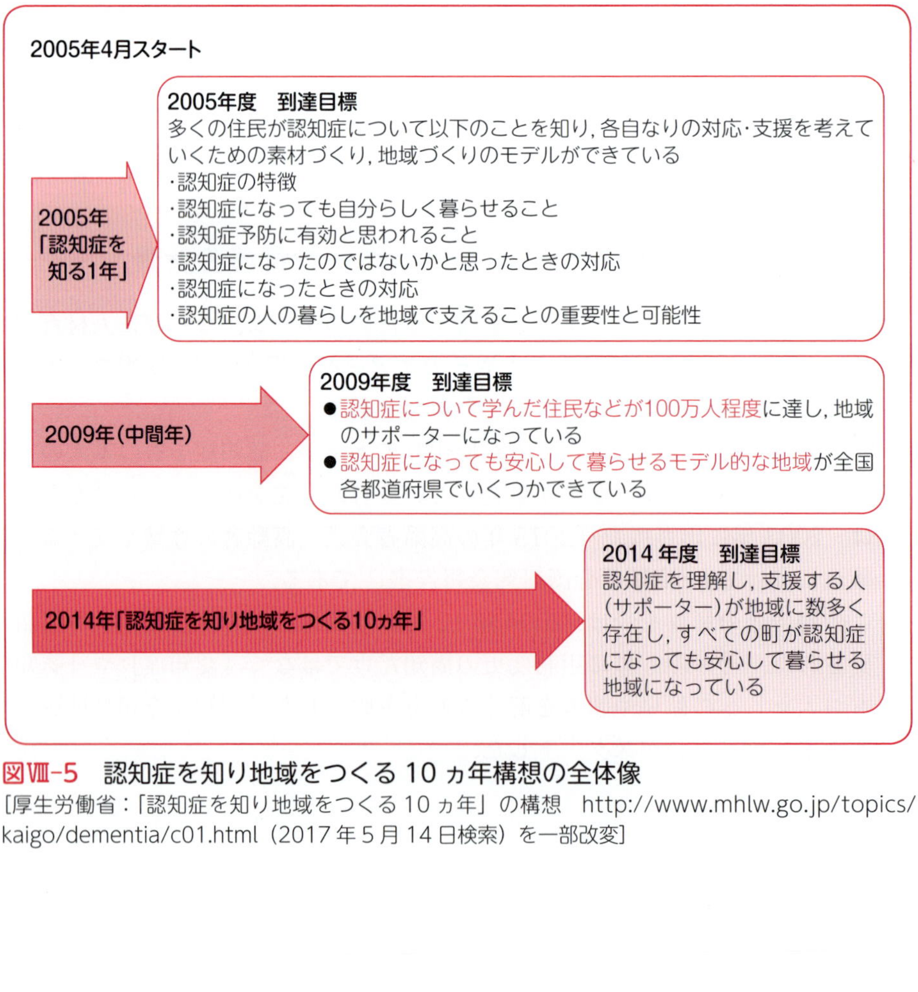

2005年4月スタート

2005年「認知症を知る1年」

2005年度　到達目標
多くの住民が認知症について以下のことを知り，各自なりの対応・支援を考えていくための素材づくり，地域づくりのモデルができている
・認知症の特徴
・認知症になっても自分らしく暮らせること
・認知症予防に有効と思われること
・認知症になったのではないかと思ったときの対応
・認知症になったときの対応
・認知症の人の暮らしを地域で支えることの重要性と可能性

2009年（中間年）

2009年度　到達目標
● 認知症について学んだ住民などが100万人程度に達し，地域のサポーターになっている
● 認知症になっても安心して暮らせるモデル的な地域が全国各都道府県でいくつかできている

2014年「認知症を知り地域をつくる10ヵ年」

2014年度　到達目標
認知症を理解し，支援する人（サポーター）が地域に数多く存在し，すべての町が認知症になっても安心して暮らせる地域になっている

図Ⅷ-5　認知症を知り地域をつくる10ヵ年構想の全体像
［厚生労働省：「認知症を知り地域をつくる10ヵ年」の構想　http://www.mhlw.go.jp/topics/kaigo/dementia/c01.html（2017年5月14日検索）を一部改変］

成する．そして，キャラバン・メイトが「認知症サポーター養成講座」を開催するしくみとなっている．

a) 認知症サポーター，キャラバン・メイト養成講座のカリキュラム

✴ 2つの養成講座のカリキュラムは，認知症を正しく理解し，偏見をなくすことを目指したものである（表Ⅷ-5）．そして，本人の立場で気持ちを理解し接することの大切さを伝えるために，寸劇や紙芝居，ロールプレイなど，相手に応じた工夫が各地で実施された．

b) 認知症サポーターの役割

✴ 認知症サポーターは，「認知症について正しく理解し，偏見をもたず，認知症の人や家族に対して温かい目で見守る"応援者"」[2]とされている．「認知症サポーターは"なにか"特別なことをやる人ではありません」[2]とされているが，地域のなかでの**相互扶助のネットワーク形成**やまちづくりを担うリーダー役も期待されている[3]．

✴ 一般市民向けと同時に，商店，金融機関，交通機関の職員など，企業向け認知症サポーター講座も展開された．業務のなかで認知症の人と接する機会がある人々が正しい知識を得ることで，認知症の人が不利益を被るトラブルを未然に

表Ⅷ-5　認知症サポーター養成講座，キャラバン・メイト養成研修のカリキュラム

認知症サポーター養成講座の基本カリキュラム（90分程度）	キャラバン・メイト養成研修のカリキュラム（6時間程度）
1）認知症とはどういうものか 2）認知症の症状 3）中核症状 4）行動・心理症状とその支援 5）認知症の診断・治療 6）認知症の予防についての考えかた 7）認知症の人と接するときの心構え 8）家族の気持ちを理解する 9）認知症サポーターにできることについて 講座修了後，オレンジリング*と修了証が授与される	1）オリエンテーション（認知症サポーターキャラバンとは） 2）認知症サポーターに伝えたいこと 　・認知症を理解する 3）認知症サポーター養成講座の運営方法 　・認知症の人を地域で支える 　・キャラバン・メイトの役割と講座運営の実際 4）キャラバン・メイトの登録について 受講要件： ・認知症介護指導者研修・実践リーダー研修修了者，介護相談員，家族の会，民生児童委員，自治体が認めた行政職員，介護従事者，医療従事者，そのほかボランティアなど ・上記の要件を満たすとともに，年間10回程度「認知症サポーター養成講座」をボランティアの立場で実施できること

*オレンジリングは，認知症サポーターの証として，養成講座の修了者に渡される．「認知症の人を応援します」という意思を示す目印となる．
［齋藤正彦ほか：キャラバン・メイト養成テキスト，p. 9～10，p. 95，NPO法人地域ケア政策ネットワーク，2014をもとに筆者作成］

防ぐ役割を担うことができる．

3) キャンペーンの成果と課題

* 認知症サポーター数は毎年順調に増加し，開始から4年足らずの2009（平成21）年5月末には，当初の目標である100万人が達成された．2016（平成28）年12月末で830万人を超えている[4]．
* 一方，自治体間で認知症サポーターやキャラバン・メイトの養成数にバラつきがあり，取り組みへの格差が生じていることが課題として浮上している．また，講師役を担うキャラバン・メイトの数は増えても，実際の活動につながっていないメイトが全国平均で3割強とも報告されている．その要因として「組織化の不足」「行政などの後押しの不足」による活動の立ち上げの困難さ，個人的な要因では「知識不足」や「負担感」などが報告されている[5]．

4) 今後の展望

* 認知症サポーターキャラバンの取り組みは，国の施策として新オレンジプランでも位置づけられ，2017年度の新たな数値目標が掲げられた．しかし，現在生じている自治体間の取り組みの格差などの解決のためにも，それぞれの地域のニーズに合った独自の役割を作り出していくことが必要であろう．
* 毎年1月に，認知症サポーターキャラバン活動報告会が開催され，さまざまなユニークな活動が報告されている．たとえば，在宅の認知症の人を訪問して**話し相手**になったり，**買い物の支援**をする活動，認知症の本人と家族が集える**カフェの運営**，子ども向けの**キッズサポーター養成講座の開催**など，地域の実情に応じたさまざまな工夫がなされている[6]．
* 活動が盛んな静岡県富士宮市の例をみると，小・中・高校でサポーター養成講座を行い，修了した学生をボランティアとしてグループホームで受け入れる体制が整備されている．また，コンビニエンスストアやタクシー会社などにもサポーター養成講座を行い，市がステッカーを交付している[7]．これが「応援者の目印」として，認知症の本人や家族の安心につながっていると思われる．
* 認知症サポーターキャラバンは，あくまでボランティアであり，活動を継続していくためには行政のバックアップ体制が欠かせない．そして，官民一体となって，自分たちの地域に必要な役割やそれができる人材を創っていくことが重要である．

B 介護職の育成

1) 認知症介護実践研修事業について

a) 画期的な研修システムの創設

* 日本の認知症介護研修事業は，2000年に発表されたゴールドプラン21における「痴呆性高齢者支援対策の推進」の3つの柱の1つとして，翌2001年より開始された．3つの柱とは「**痴呆性老人グループホームの整備**」「**痴呆介護の質的向上**」「**権利擁護体制の充実**」である．グループホームの整備をはじめとして，認知症高齢者に対する介護サービスの充実を図るとともに，介護の質的な向上を目指すことが，国の施策の方向性として示された[8]．

* 本研修事業は，現場の介護実務者やリーダーに対する研修の企画や講師役を，認知症介護指導者として養成された介護実務者自身が担うという，画期的なしくみをもつ研修体系である[9]．すなわち，すでに現場での実践を十分に積んだ専門職に，自らの**実践を体系づけて理論的に説明できる能力を教授**することによって，スポーツにおける名プレーヤーを名トレーナーに育て上げるという考え方に似たしくみである．

* その後，「痴呆」から「認知症」への用語変更などを受けて，2006年度に認知症介護実践研修事業に改定されたが，本研修カリキュラムの主眼は，新しい認知症の考え方の普及推進であり，認知症介護の理念の重要性が強調されている．もちろん，医学的理解，アセスメントとケアプラン作成，コミュニケーション技法などの知識や技術が盛り込まれており，介護専門職の基本的知識，技術の向上に貢献したのは間違いない．しかしそれだけにとどまらず，知識・技術の根幹となる理念こそが介護に必要だという考え方を介護現場に浸透させるのに大いに貢献したと考えられる．

* 認知症介護実践研修事業は，主として現場経験2年程度の人を対象とした「認知症介護実践者研修」，現場のリーダーを対象とした「認知症介護実践リーダー研修」，これらの研修の講師役を担う人々を対象とした「認知症介護指導者養成研修」の3段階の研修である（**図Ⅷ-6**）．

* そのほかに，グループホームの管理者，サービス提供責任者，事業所の開設者に受講が義務づけられた公的な研修も設けられ，施設の一般職員からリーダー，管理者までに対する段階的な研修が整備された．

* 2006年度の改定後，知識の普及の段階はある程度終えたものとみなし，実践者研修はさらに，「認知症の人の生活支援」を主とした実践的な力をつけることを主眼としたものとなった．実践リーダー研修では，専門知識の修得というよりも，チームケアを推進するリーダー養成を主眼とする内容とされた．さらに

認知症介護指導者養成研修

ねらい：認知症介護基礎研修および認知症介護実践研修を企画・立案し，講義，演習，実習を担当することができる能力を身につけるとともに，介護保険施設・事業者等における介護の質の改善について指導することができる者を養成すること

対象者：①医師，保健師，助産師，看護師，准看護師，理学療法士，作業療法士，言語聴覚士，社会福祉士，介護福祉士もしくは精神保健福祉士のいずれかの資格を有する者またはこれに準ずる者，②実践リーダー研修了者，③相当の介護実務経験を有する者，④認知症介護基礎研修または認知症介護実践研修の企画・立案に参画し，または講師として従事することが予定されている者，⑤地域ケアを推進する役割を担うことが見込まれている者

期　間：講義・演習　19.5日
　　　　職場実習　4週間
　　　　他施設実習3.5日，実習のまとめ14時間

目標値：2,200人*

認知症介護実践リーダー研修

ねらい：ケアチームにおける指導的立場として実践者の知識・技術・態度を指導する能力および実践リーダーとしてのチームマネジメント能力を修得させること

対象者：①介護保険施設・事業者等において介護業務におおむね5年以上従事した経験を有する者，②ケアチームのリーダーまたはリーダーになることが予定されている者，③実践者研修修了後1年以上経過している者

期　間：講義・演習　56時間
　　　　実習（課題設定420分，職場実習4週間，実習のまとめ420分）

目標値：4万人*

認知症介護実践者研修

ねらい：施設，在宅に関わらず認知症の原因疾患や容態に応じ，本人やその家族の生活の質の向上を図る対応や技術を研修すること

対象者：①身体介護に関する基本的知識・技術を修得している者，②おおむね実務経験2年程度の者

期　間：講義・演習　31.5時間
　　　　実習（課題設定240分，職場実習4週間，実習のまとめ180分）

目標値：24万人*

図Ⅷ-6　認知症介護実践者等養成事業による認知症介護指導者を養成する研修の段階性
*目標値は新オレンジプランでの2017年度末までに目標とする人数.
[厚生労働省老健局：介護保険最新情報「認知症介護実践者等養成事業の円滑な運営について」の一部改訂について．2015 http://www.yurokyo.or.jp/system/insurance/pdf/insurance_vol535.pdf（2017年9月20日検索）をもとに筆者作成]

　指導者養成研修では，研修講師として事業所内の介護の質向上に寄与する役割に加えて，地域全体の質向上を視野に入れたカリキュラムに改訂されることとなった．いずれの段階においても，パーソン・センタード・ケアの視点が強化されたことはいうまでもない．

＊一方，多くの介護事業所で**慢性的なマンパワー不足**によって，無資格，未経験であっても雇用せざるをえない状況が常態化していることを受け，2016年度より，初任者向けの「認知症介護基礎研修」が創設された．長期間の研修を受

講するのがむずかしい事情を考慮し，研修は1日（講義3時間，演習3時間）とし，講義部分については自宅でのeラーニング受講も可能となった．

b）認知症介護研修システムの成果と課題

* 介護現場にはパーソン・センタード・ケアの理念がかなり普及し，身体拘束の廃止など，ケアの質向上に向けた取り組みは確実に進化しているといえる．しかし一方で，認知症の人々が劣悪な環境に置かれたり，職員から虐待を受けたりするケースも後を絶たず，**事業所間での質の格差は以前より拡大していると言われている**[10]．また，入所施設職員向けの研修はある程度整備されてきたが，在宅関連の事業所職員向けの認知症介護研修はいまだ十分とはいえない．

* 2015年度末現在で，認知症介護実践者研修の修了者数は約22万人，実践リーダー研修の修了者は約3.5万人と報告されている[11]．また，認知症介護指導者研修の修了者（以下，指導者）数は2015年度末現在で2,150人である．介護従事者全体が171万人（2013年度調査[12]）であることを考えると，指導者数は非常に少ないといわざるをえない．

* しかし，2015年度の指導者の活動実態調査[13]によると，**専門職向け研修の講師以外に，地域住民向けの認知症啓発活動，認知症の人や家族の相談支援，行政や地域包括支援センターとの連携，認知症ケア研究の推進**などの役割を担っていることが明らかになった．認知症介護研修体制が2001年度に確立されてから，認知症の人への権利擁護意識やパーソン・センタード・ケアの理念は，ケア現場に少しずつだが根付いてきた．各都道府県で活動する指導者やリーダーの地道な活動が功を奏したといえるだろう．

c）介護専門職の育成において目指すべき方向性

* 先にも述べたが，受講しやすさを考慮した認知症介護基礎研修が整備されたとはいえ，介護従事者のすべてが研修を受講することはむずかしい．まずは，可能な限り十分な研修体制を構築することが必要だが，少なくとも介護現場のリーダークラスの人が必要な知識と，ケア現場におけるOJT技術を身につけられるようにする必要がある．彼らが後輩や部下の育成にあたることで，外部研修の不足を補うことが可能になると考えられる．介護現場のリーダーに対するOJTのスキルアップ研修体制の構築が望まれる．

* もう1つ目指すべき方向性として挙げるならば，外部研修（Off-JT）がどこまで現場のケアに活かされ，認知症の人々のQOLがどう向上しているかの評価の整備であろう．現状の研修の効果評価については，直後の試験や自己評価で終わっていることが多い．研修修了者がケアを行うことによって，認知症の人々の生活がどう変化したのかを評価することが必要である．いわゆるアウトカム評価の方法を検討することが，認知症介護研究・研修センターなどの研究

機関において，これからの重要な取り組みの1つとして位置づけられている．

C 看護職の育成と今後の展望

1) 認知症の人に関心を寄せる看護職の必要性

- これまで認知症の人の受療先は，診断のための外来受診や認知症疾患治療病棟への入院など，精神科や神経科を主とする医療機関が中心であった．しかし，高齢化の延伸に伴う認知症高齢者の増加により，**身体疾患の治療を目的に一般病院に入院する認知症の人が増えている**．
- 2014年に日本老年看護学会が老人看護専門看護師（以下，老人看護CNS），認知症看護認定看護師（以下，認知症看護CN）を対象に実施した調査[14]では，1病棟（平均病床数57床）あたり平均17人の認知症患者など（認知機能低下のある患者を含む）が入院し，そのうち10.8人（63.5％）がBPSDを有していた．これは，1人の日勤の看護師が7〜8人の患者を受け持った場合，そのうち2人は認知症を併存していることを示す値であるという[14]．
- 従来，在宅やグループホーム，介護保険施設などで積極的に推進されてきた認知症の人に対するケアが，近年は，内科や外科など身体疾患の治療を担う一般病院において，これまで認知症ケアを志向する機会の乏しかった看護職にも求められるようになった．
- とくに，身体疾患の治療を目的として入院する認知症の人の大多数が高齢であり，加えて，**身体の不自由さや痛みなどの"不調"と"環境の変化"という二重の苦痛に見舞われている**．
- 看護師は，認知症の人が訴えることのむずかしいさまざまな苦痛を察し，**治療と生活のバランスの取れる位置を探しあてる高度な実践力が求められている**．

2) 看護基礎教育課程で教授する認知症看護

- 看護基礎教育課程の中で，認知症看護は老年看護学科目の重要な課題として教授されている．**表Ⅷ-6**は，2017年まで用いられていた看護師国家試験出題基準の「老年看護学」科目から「認知症」の小項目を抽出したものである．
- 認知症は，「目標Ⅱ：さまざまな健康状態にある高齢者と家族の生活および健康を支える看護について基本的な理解を問う」の中の大項目「6. 高齢者に特有な症候・疾患・障害と看護」に位置づけられている．
- 平成30年版では，認知症高齢者の権利擁護に関する事項が，「4. 老年看護の基本」の中の「B. 老年看護の倫理」に「e. 認知症高齢者の権利擁護」として

表Ⅷ-6 看護師国家試験出題基準にみる「認知症」に関する項目

時期	大項目	中項目	小項目
平成26年版[1]	6. 高齢者に特有な症候・疾患・障害と看護	O. 認知症	a. 加齢による認知症の病態と要因 b. 認知機能の評価方法 c. 認知症の高齢者に対するコミュニケーション方法 d. 行動・心理症状と生活への影響 e. 認知症高齢者の権利擁護のための社会的支援・制度 f. 認知症の予防 g. 認知症の治療と援助 h. 認知症の療法的アプローチ i. 認知症高齢者の家族への支援とサポートシステム
平成30年版[2]	7. 高齢者に特有な症候・疾患・障害と看護	K. 認知症	a. 加齢による病態と要因 b. 環境と行動・心理症状 c. 認知機能の評価 d. 予防治療,療法的アプローチ e. コミュニケーション方法,療養環境の調整 f. 急性期一般病床での援助 g. 家族への支援とサポートシステム

[[1] 厚生労働省：保健師助産師看護師国家試験出題基準平成26年版 http://www.mhlw.go.jp/stf/houdou/2r9852000002ylby-att/2r98520000031ao9.pdf（2017年5月10日検索）/[2] 厚生労働省：保健師助産師看護師国家試験出題基準平成30年版 http://www.mhlw.go.jp/file/04-Houdouhappyou-10803000-Iseikyoku-Ijika/0000158962.pdf（2017年6月29日検索）をもとに著者作成]

収載されるなど，小項目が整理された．また，注目すべき点は，小項目に「f. 急性期一般病床での援助」が新たに設けられたことと，環境についての理解の重要性が強調されたことである．

✻ これらは，前述したように，認知症患者が複数名入院していることが病棟の日常になっている現状を受け止めて，強化された事項と考えられる．

✻ これまで，高度医療を担う病院に就職する多くの新卒看護師にとって，認知症看護は介護保険施設や在宅での看護に求められることであり，どこか他人事であったかもしれない．しかし，今回の出題基準改定で，学修と卒業後の実践との連続性が高まり，認知症患者を安易に身体拘束しない実践，あるいは意思疎通を諦めない実践の前進が期待される．

3) 認知症看護認定看護師の養成と活動

a) 分野特定の経緯と養成の概要

✻ 認知症看護CNは，1995年の認定看護師制度の発足から9年後の2004年に「認知症高齢者看護」として分野特定された．認知症高齢者の増加，傷病期間の

延長や療養場所の多様化，身体疾患管理や終末期ケアの必要性から，認知症看護に秀でた実践者の必要性が高まっていることを背景に，2004年秋に日本老年看護学会が，「老人痴呆看護認定看護」分野として申請した[15]．

* 申請の年はちょうど，世界アルツハイマー病協会国際会議の京都開催や痴呆から認知症への名称変更など，認知症新時代の幕開けの時期と一致する．そのため特定時の分野名は「認知症高齢者看護」であったが，その後，若年期認知症への対応も急務の課題であることを加味して，2007年から現在の分野名に変更された．

* 「実践」「指導」「相談」をCN共通の役割とする認知症看護CN教育課程の教育目的は**表Ⅷ-7**の通りである．認知症の人とその家族の生命，生活の質，尊厳を尊重する認知症ケアを，個人として，看護師チームの牽引者として，そして多職種チームの一員として展開できる能力の涵養（かんよう）が目指すところとなっている．また，基礎科目の中の必須科目に「看護倫理」が指定され，専門科目にも**「認知症看護倫理」**が配置されていることから，厳しい実践現場の中で**権利擁護**の担い手であることへの期待も伺える．

* 2017年の認知症看護CN教育課程は全国13ヵ所（うち4ヵ所は休止中），2017年7月時点での登録者数は1,003人（認定看護師全体では18,728人）である[16]．各機関の定員がおよそ30人なので，毎年200人以上が増えると見込まれる．

b）活動の実際と課題

* 認知症看護CNの所属先は圧倒的に病院が多い．日々の活動として，①認知症ケアチームなどの立ち上げ，②認知症ケアチームやリエゾンチームの一員として認知症やせん妄を対象とした**病院内のラウンド**，③**ケアカンファレンスの開催**，④病棟からの依頼によって不穏など対応困難な患者をアセスメントし，**担当看護師に助言**すること，⑤身体拘束は認知症に関する研修の企画，⑥各種のマニュアルや基準の作成と見直し，⑦もの忘れ外来や認知症外来での評価や相談，などに取り組んでいる．

* 2017年には認知症看護CNも1,000人を超えたが，大多数の認知症看護CNが1人きりの職場で日々，奮闘する状況に変わりはない．いずれの活動も，優れた実践能力がなければ賛同者・協力者を得ることはむずかしく，その活動は思いのほか孤独であり，自分の能力不足を痛感することもあるだろう．互いの実践能力を育て，職場での困難を乗り越える知恵を交換する場として，2015年には**認知症看護認定看護師会が設立**された．

* 認知症ケア加算1の新設によって，一般病棟では今まで以上に認知症看護CNが求められ，その力量が注目されている．

* 2012年の実態調査[17]では，回答した認知症看護CNの91.1%が「（職場から

表Ⅷ-7 認知症看護認定看護師・老人看護専門看護師の各教育課程の概要

	認知症看護認定看護師教育課程	老人看護専門看護師教育課程
目的	1. 認知症の人*とその家族の支援に関する最新の知識と技術を習得し，水準の高い看護実践ができる能力を育成する 2. 培った認知症看護の専門的な知識と技術を活かし，看護職に対して指導・相談対応できる能力を育成する 3. あらゆる場において，認知症の人*の生命，生活の質，尊厳を尊重したケアを看護職や他職種と協働して提供できる能力を育成する	老年看護の諸理論を系統的に学び，それらを基盤として，複雑かつ多様な高齢者とその家族へ看護を展開するための高度な看護判断，実践，評価する能力を修得するまた，専門看護師としての教育・相談・調整・倫理調整についての機能を学ぶ．さらに，研究成果の活用を通して，高齢者やその家族が尊厳のある，質の高い生活を送ることができるよう看護活動を展開する．以下の具体的な能力を有する高度実践者を育成する
到達目標（期待される能力）	1. 認知症の人*の意思を尊重し，権利を擁護することができる 2. 認知症の発症から終末期まで，認知症の人*の状態像を統合的にアセスメントし，各期に応じたケアの実践，ケア体制づくり，家族のサポートを行うことができる 3. 認知症の行動心理症状（従来 BPSD とよばれる症状）を悪化させる要因・誘因に働きかけ，予防・緩和することができる 4. 認知症の人*にとって安心かつ安全な生活・療養環境を調整することができる 5. 他疾患合併による影響をアセスメントし，治療的援助を含む健康管理を行うことができる 6. 認知症に関わる保健・医療・福祉制度に精通し，地域にある社会資源を活用しながらケアマネジメントできる 7. 認知症看護の実践を通して役割モデルを示し，看護職に対する具体的な指導・相談対応ができる 8. 多職種と協働し，認知症に関わる知識の普及とケアサービス推進の役割を担うことができる	1. 複雑な健康問題をもつ高齢者とその家族について，身体・精神・生活のアセスメント，および検査・治療・薬物の影響を査定できる 2. 複雑かつ多様な高齢者とその家族へ高度な看護判断に基づいて適切な看護援助を実施・評価できる 3. 必要な医療・ケアが円滑に提供されるようにチーム医療を推進し，保健医療福祉関係者との教育・相談・調整を図り，連携することができる 4. 高齢者の尊厳を守るために，適切な倫理的意思決定ができるように援助することができる 5. 老年看護の理論や質の高い最新の研究を理解し，実践に活用できる 6. 特定の老年看護領域についてさらに専門的な知識と技術を修得し，その分野の高度な看護援助を展開できる

*認定看護師基準カリキュラム（認知症看護分野）では「認知症者」を用いているが，本表ではテーマとの一貫性を担保するため「認知症の人」と記載した．
[日本看護協会：認定看護師教育基準カリキュラム（認知症看護分野）/日本看護系大学協議会：老年看護専門看護師教育課程．平成29年度版高度実践看護師教育課程基準 高度実践看護師教育課程審査要項，p.21, 2017 より抜粋]

の）出張・研修・休職」による就学であった．これは看護師のキャリア支援と病院の継続的な人材育成の観点から有効な面は多いが，2年間の大学院教育を自弁で過ごす老人看護CNSとは大きく異なる．意思的にも，経済的にも自立して学ぶことは高度専門職業人としての覚悟の強さに差が生じる可能性がある．認知症看護CNの増加が，CN集団にいっそうの厚みを持たせるかもしれない．

4) 老人看護専門看護師の養成と活動

a) 分野特定の経緯と養成の概要

* 1994年に制度化された専門看護師は，「実践」「相談」「調整」「倫理調整」「教育」「研究」の6つを役割とする．「老人看護」は，1996年の「がん看護」「精神看護」「地域看護」に続き，2001年に「小児看護」とともに分野特定が認められた．2017年現在は11分野があり，2017年12月現在の全登録者数は1,862人で，うち老人看護分野は107人である．2007年には日本専門看護師協議会も発足している．

* 「老人看護」分野の申請に際しては，当時，看護系大学で老人看護学を教授する研究者らが，研究助成を得て行った調査研究「老人看護領域におけるクリニカルスペシャリストの標準指導書の作成」によって教育目標，科目構成，教授内容などが開発された[18]．このときの研究組織が発起人となって1996年に日本老年看護学会が発足したことをふまえると，**高度看護実践**と**学術研究**の両方が老人看護CNSに求められているといえる．

* 現在の教育課程はこれまでの26単位の課程と，臨床薬理学，フィジカルアセスメント，病態生理学のいわゆる3P科目を強化した38単位の課程の2つが併存しているが，2020年までにすべての課程が38単位に移行する．老人看護CNS教育課程の目的・到達目標は**表Ⅷ-7**の通りである．

b) 活動の実際と課題

* 老人看護CNSは認知症ケアチームの一員としての活動，病棟看護師のサポート，家族の相談，研修の企画運営など，認知症看護CNと同様の活動にも従事する．

* それに加えて，1つには認知症看護実践の**新しいエビデンスを創出**する活動，2つには**倫理調整**，すなわち高齢かつ認知症というきわめて権利が脅かされやすい状態にある人々に治療や療養の過程で生じうる**不利益を回避し，取り除く活動**も行われている．そして，3つには蓄積したエビデンスや実践事例をまとめ，広めること，およびその手立てを講じることが取り組まれている．エンド・オブ・ライフを基盤において自分たちの実践をまとめ，書籍の出版にいたるという成果や，学術集会でのセッションの開催，講演活動などにより，自分たちの実践を積極的に公開している．

* 今後は，研究資金を獲得し，**新しい実践の効果を検証する取り組み**が期待される．

5) 育成システムの課題

* 超高齢社会に向けて，認知症看護を担う人材育成の期待に応えるには，認知症

看護 CN，老人看護 CNS ともに，更なる量的な拡充が共通の課題といえる．そのためには，看護基礎教育課程と CN，CNS 教育課程を繋ぐ実務（臨床経験）期間に，**認知症看護に対する動機づけを継続する，もしくは強化する経験**を重ねることが重要だと考える．そのためには看護師個人の努力だけでは困難なことが多く，看護管理者の後押しが不可欠である．**看護管理者**が認知症看護 CN や老人看護 CNS の成果を学び，認知症看護や老年看護を学ぶ研修を組み，日々の看護に反映するしくみを作るという意識が求められる．図Ⅷ-7 は，"看護基礎教育課程→実務→CN・CNS 教育課程→実務（資格更新）"という人材育成の道筋において，とくに実務期間に求められる課題を加えたものである．

* 「認知症の人はわけのわからないことを言うので手がかかる．できれば入院して欲しくない」という空気をもっている病棟に新人看護師が配属されたとしたら，看護基礎教育課程で認知症の人の健全さや可能性を学んでいても，実践力を伴わないがゆえに，結局，課題解決にいたらずに，希望を失くしてしまうかもしれない．そうならないためには，認知症看護への動機づけを深める経験を重ねられるような**病棟の風土づくり**が求められる．
* また，認知症の診断，薬物療法，有効な看護介入は日進月歩である．身体疾患や処置的な技術の研修に偏ることなく，認知症に関する新しい情報を，病院，

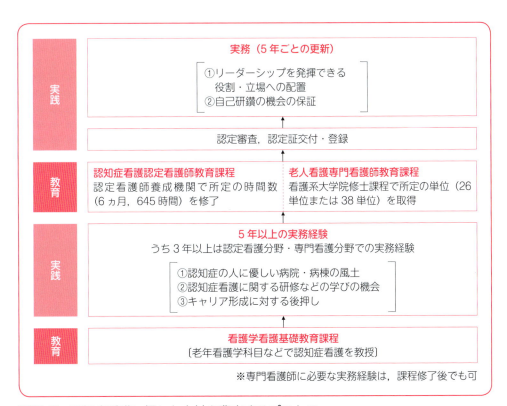

図Ⅷ-7 認知症看護に優れた人材を輩出するプロセス

病棟全体で学ぶ**研修のしくみ**も不可欠である．加えて，認知症看護に対する意欲の高い看護師や認知症の人に対して優れたかかわりをする看護師への，更なる**学習機会を動機づけ，支援**することも看護管理者の役割といえる．

* 資格取得後も5年ごとの更新が課せられている．更新には学会発表や研修会参加による一定の点数が必要であることから，学習機会を保証していくことが必須となる．また，優れた資格者がリーダーシップを発揮しやすい立場に配置されることも必要である．
* 認知症看護に優れた人材の育成には，認知症看護を主題とした教育と実践（実務）の積み重ねと，教育の場にあっても実践に携わり，実践の場にあっても学びの機会が保証される，切れ目のない人材育成システムが求められる．

D 学会などの認定資格と今後の展望

1） 学会・職能団体等による認定資格の概要

* 学術団体（学会），もしくは職能団体が制度化し，かつ「認知症」を名称に含む資格を**表Ⅷ-8**に示した．認知症の人を支援する人材として学会などによって認定される資格には，国家資格を基盤とするものと，国家資格を問わず現任者あるいは経験者を認定するものがある．
* 前者は医師や看護師などの基礎資格に加え，認知症領域に特化したより高度で専門的な医療やケアに関する十分な経験と能力があるという認定，後者の場合は，ともするとばらつきがちな支援に対し，一定水準の経験と能力があるという認定を目的としている．

表Ⅷ-8　学会・職能団体による認定資格

	創設年	資格名称	認定団体
国家資格を基盤とする	2004年	認知症看護認定看護師	日本看護協会
	2008年	認知症専門医	日本認知症学会
	2009年	認知症臨床専門医	日本精神科病院協会（日本精神科医学会）
	2014年	認定認知症領域検査技師	日本臨床衛生検査技師会・日本認知症予防学会
	2016年	認知症認定看護師	日本精神科病院協会（日本精神科医学会）
国家資格を問わない	2003年	認知症ケア専門士	日本認知症ケア学会
	2009年	認知症ケア上級専門士	日本認知症ケア学会
	2012年	認知症予防専門士	日本認知症予防学会

資格は認定制度創設年の早い順に示した．

- ❋ いずれの認定資格もここ十数年の新しい制度であることから，認知症医療・ケアに対する社会的なニーズの高まりに応え，多くの団体が支援のレベルアップ，あるいはボトムアップの使命をもち，**人材の質向上**を目指しているのが現在の流れではないだろうか．
- ❋ ここでは，とくに看護職が取得する可能性のある資格に限定して以下に紹介する．

2) 各認定資格の育成と役割

a) 日本認知症ケア学会による「認知症ケア専門士」

- ❋ 認知症ケア専門士は，日本認知症ケア学会（2000 年設立）による認定資格である．
- ❋ 認知症ケア専門士制度規則（2003 年）には，「認知症ケアに対する優れた学識と高度の技能，および倫理観を備えた認知症ケア専門技術士を養成し，日本における認知症ケア技術の向上ならびに保健・福祉に貢献することを目的とする」[19]とあり，2005 年に第 1 回の認定試験が行われた．試験の実施に合わせて 4 冊の標準テキストも編纂された．以降，毎年，認定試験は行われ，2016 年 8 月現在の認知症ケア専門士数は 3 万人を超えている．
- ❋ 資格取得の要件は，図Ⅷ-8 のように，①認知症ケアに関連する施設，団体，機関などにおける過去 10 年間中 3 年以上の認知症ケアの実務経験（教育，研究，診療を含む）を有すること，②認知症ケア学会が行う専門士認定試験に合格すること，の 2 点である．取得後には 5 年ごとの更新制度があり，さらに**認知症ケア上級専門士の資格**を目指すこともできる．
- ❋ 2009 年から認定試験が始まった**認知症ケア上級専門士制度の目的**は，「認知症ケアの専門職としての倫理観を備え，科学的なエビデンスや根拠に基づいた実践ならびにチームリーダー，アドバイザーとして活動ができる認知症ケア上級専門士を養成し，わが国における認知症ケア技術の向上ならびに保健・福祉に貢献すること」[20]とされている．
- ❋ **認知症ケア専門士の特徴**は，受験資格に職種の制限はなく，認知症ケアの実務経験のみが指定されていることと，資格取得後は**生涯学習活動**を中心に，資格更新，もしくは**上級資格への挑戦**を位置づけ，**継続的に学ぶことを重視**した制度となっている点である．
- ❋ 認知症ケア専門士の中でもっとも多い保有資格は介護福祉士，次いで介護支援専門員であることから[21]，その多くが在宅系，もしくは施設系のサービス提供機関に従事していると推測される．
- ❋ また，看護師も 4 番目に多く[21]，看護部のホームページに，専門看護師や認定看護師と並んで認知症ケア専門士取得者を紹介している病院も散見される．すでに 3 万人に達している認知症ケア専門士の規模は，連携の相手やチームの一員として共に働く資格集団であり，よりよいケアを受けたいと願う認知症の人

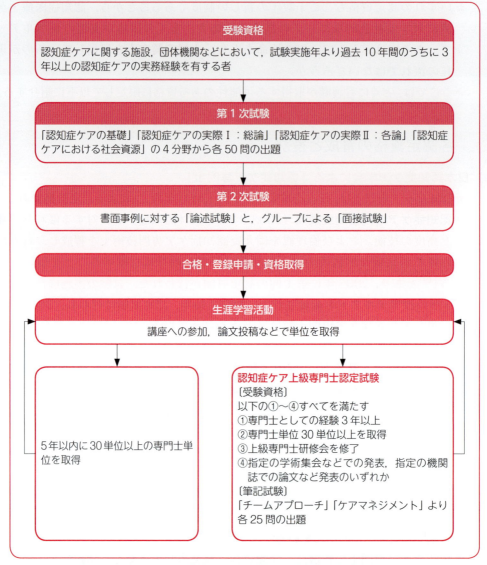

図Ⅷ-8　認知症ケア専門士・認知症ケア上級専門士資格の全体像
[日本認知症ケア学会：制度のながれ 本資格全体のフロー http://www.chihoucare.org/ (2017年5月9日検索) より許諾を得て改変し転載]

が認知症ケア専門士のいるサービス提供機関を選択することも可能な資格へと発展している．

b) 日本認知症予防学会による「認知症予防専門士」

＊認知症予防専門士は，日本認知症予防学会によって2012年に認定が開始された資格である．各地で開催される認知症予防教室の運営スタッフの知識や技術が，その効果に大きな影響をおよぼしていたことから，一定の専門知識とスキル

```
┌─────────────────────────────────────────────────────┐
│                    受験資格                          │
│ 以下の①～③すべてを満たす                              │
│ ①医療機関，介護施設，地域包括支援センター，企業，NPO法人， │
│  その他認知症予防関連施設などにおいて通算3年以上の     │
│  実務経験を有する者                                   │
│ ②日本認知症予防学会認定単位30単位以上を履修した者，     │
│  ただし，日本認知症予防学会学術大会認知症予防専門士    │
│  講座10単位を必ず履修すること                          │
│ ③日本認知症予防学会の会員である者                      │
└─────────────────────────────────────────────────────┘
                          ↓
┌─────────────────────────────────────────────────────┐
│ 認知症予防専門士認定試験                               │
│ ①筆記試験（『認知症予防専門士テキストブック』より出題）  │
│ ②集団面接                                             │
└─────────────────────────────────────────────────────┘
                          ↓
┌─────────────────────────────────────────────────────┐
│              合格・登録申請・資格取得                  │
└─────────────────────────────────────────────────────┘
```

図Ⅷ-9　認知症予防専門士の資格取得の方法
[日本認知症予防学会：認知症予防専門士 http://ninchishou.jp/index.php?id=44（2017年5月9日検索）をもとに筆者作成]

を有する専門資格の必要性を生じ，認知症予防専門士制度を立ち上げたという[22]．

＊資格取得の方法は**図Ⅷ-9**の通りである．

＊2011～2013年は制度化直後の措置期間として，学会主催の研修などによる単位取得者を認知症予防専門士として認定し，2013年に『認知症予防専門士テキストブック』が刊行され，2014年度から第1回目の認定試験が行われた[22]．まだ，資格保有者の規模や所属先は見えてこないが，**1次予防から3次予防を担う資格として今後の動向を注目したい**．

3) 今後の課題

＊認知症と共に生きる人が675万人と推計されている2025年に向けて，今後も認知症関連の認定資格が増える流れは続くと予測される．

＊実際，2016年からは日本精神科病院協会（日本精神科医学会）による認知症認定看護師の資格制度が開始されている．

＊資格職に期待されるのは，認知症の人自身で勝ちとることがむずかしい「本人中心のケア」を，ほかの資格職と手を携えながら牽引する専門性である．

＊資格取得を目指す側は，大きなうねりに惑わされることなく，資格を得るとは将来にわたって学び続けることと不可分であるという意識をもち，自身のキャリア形成を慎重に検討する必要がある．一方，施設・看護管理者側には，**意欲と適性のある人材の資格取得を支援し，力量が発揮できるポジションを開発**することが期待される．

●引用文献

1) 厚生労働省：尊厳を支えるケアの確立への方策．2015 年の高齢者介護〜高齢者の尊厳を支えるケアの確立に向けて〜 http://www.mhlw.go.jp/topics/kaigo/kentou/15kourei/3.html#3（2017 年 9 月 20 日検索）
2) 全国キャラバン・メイト連絡協議会：認知症サポーターとは．認知症サポーター養成講座標準教材「認知症を学び地域で支えよう」，p.24，NPO 法人地域ケア政策ネットワーク，2015
3) 厚生労働省：認知症サポーターに期待されること http://www.mhlw.go.jp/stf/seisakunitsuite/bunya/0000089508.html（2017 年 5 月 14 日検索）
4) 全国キャラバン・メイト連絡協議会：「認知症サポーターキャラバン」実施状況．2016 http://www.caravanmate.com/web/wp-content/uploads/2017/01/H28.12index01.pdf（2017 年 5 月 14 日検索）
5) 工藤禎子ほか：認知症キャラバン・メイト登録者の活動阻害要因―未活動者の自由記述の分析―．北海道医療大学看護福祉学部紀要（18）：9-16，2011
6) 全国キャラバン・メイト連絡協議会：認知症サポーターの活動事例，認知症サポーターステップアップ講座教材 3，p.8-25，NPO 法人地域ケア政策ネットワーク，2016
7) 富士宮市：市町村地域包括ケア推進事業・地域包括支援センター機能強化事業．p.20-23 http://www.city.fujinomiya.lg.jp/citizen/llti2b00000011s2-att/llti2b0000004tcm.pdf（2017 年 5 月 14 日検索）
8) 厚生労働省報道発表資料：今後 5 か年間の高齢者保健福祉施策の方向〜ゴールドプラン 21〜 http://www1.mhlw.go.jp/houdou/1112/h1221-2_17.html（2017 年 5 月 15 日検索）
9) 館石宗隆：わが国の痴呆性高齢者支援対策，作業療法ジャーナル **37**(9)：866-871，2003
10) 阿部哲也：わが国における認知症介護研修システムの動向．日認知症ケア会誌，**15**(2)：435，2016
11) 厚生労働省：H26 年度認知症介護実践者研修等受講者数等調べ①，都道府県・指定都市認知症施策担当者会議資料 本体資料（後編），p.127，2015 http://www.mhlw.go.jp/file/05-Shingikai-12301000-Roukenkyoku-Soumuka/03.pdf（2017 年 5 月 15 日検索）
12) 厚生労働省：介護人材の確保について．第 4 回社会保障審議会福祉部会福祉人材確保専門委員会資料，p.2，2015 http://www.mhlw.go.jp/file/05-Shingikai-12601000-Seisakutoukatsukan-Sanjikanshitsu_Shakaihoshoutantou/0000075028.pdf（2017 年 5 月 15 日検索）
13) 認知症介護研究・研修大府センター：平成 27 年度認知症介護研究・研修大府センター研究報告書，p.73，2016 http://y-ninchisyotel.net/pdf/o_h27kenkyu_doc.pdf（2017 年 5 月 15 日検索）
14) 日本老年看護学会老年看護政策検討委員会：老人看護専門看護師および認知症看護認定看護師を対象とした『入院認知症高齢者へのチーム医療』の実態調査報告書，64-67，2014
15) 太田喜久子：認知症高齢者（老人痴呆）看護認定看護師について，老年看護学，**9**(2)：133，2005
16) 公益社団法人日本看護協会：分野別都道府県別登録者数・教育機関数（日本地図版），17．認知症看護認定看護師数，2017 http://nintei.nurse.or.jp/nursing/wp-content/uploads/2017/08/17cn_ed201707.pdf（2017 年 10 月 11 日検索）
17) 公益社団法人日本看護協会認定部：2012 年認定看護師の活動及び成果に関する調査報告書，30-31，2013
18) 太田喜久子：老人看護学におけるスペシャリスト教育，老年看護学，**1**(1)：17-20，1996
19) 日本認知症ケア学会：専門士概要．http://www.chihoucare.org/（2017 年 4 月 27 日検索）
20) 日本認知症ケア学会：認知症ケア上級専門士．認知症ケア上級専門士制度規則 http://www.chihoucare.org/（2017 年 4 月 27 日検索）
21) 認知症ケア学会：専門士保有資格（2016 年 8 月現在，重複含む） http://www.chihoucare.org/（2017 年 4 月 27 日検索）
22) 浦上克哉：認知症予防の重要性と日本認知症予防学会が目指すもの，脳循環代謝 **26**(2)：169-172，2015

●参考文献
・日本認知症予防学会監修認知症予防専門士テキストブック（浦上克哉ほか編）．徳間書店，2013
・岡本充子ほか編：エンド・オブ・ライフを見据えた"高齢者看護のキホン"100―看護管理者と創る超高齢社会に求められる看護とは，日本看護協会出版会，2015

6 パーソン・センタード・ケアの普及

> ✓ **Essence**
> - パーソン・センタード・ケアはトム・キットウッドが提唱した「認知症ケアの理念」である．
> - 認知症ケアマッピング（DCM）は，パーソン・センタード・ケアをケアの実践に展開するツールであり，システムでもある．
> - パーソン・センタード・ケアは認知症介護の公的な研修でも取りあげられており，普遍的なケアの理念として浸透しつつある．

A パーソン・センタード・ケアの日本への導入

❋ パーソン・センタード・ケアは，1980年代後半にトム・キットウッド（Tom Kitwood）によって提唱された認知症ケアの理念である（☞p.8，第Ⅰ章2）．

❋ 現在では認知症介護に関する公的な研修の中でも取りあげられるテーマであり，介護施設の理念や行動指針などの中にも見受けられるようになった．しかし，言葉の解釈はさまざまに広がっており，人によっては「個別ケア」を意味し，また別の人にとっては「テクニック」や「価値観の基盤」と捉えられているのが現状である[1]．

❋ 日本でパーソン・センタード・ケアの理念が初めて公的な場で紹介されたのは，2000年の第1回日本痴呆ケア学会（現日本認知症ケア学会）の長谷川和夫大会長（当時）による「痴呆ケアの現在と未来」と題した特別講演においてであった．そこでキットウッドの著書"Dementia reconsidered"（1997）とともにパーソン・センタード・ケアの考え方が紹介され，その後，広く知られるようになった．

❋ 後に，これに触発された水野らが中心となり，パーソン・センタード・ケアと認知症ケアマッピング（Dementia Care Mapping：DCM）の日本への導入と普及の活動が展開されることになった．

B 認知症ケアマッピング研修

1) 認知症ケアマッピング（DCM）とは

* 認知症ケアマッピング（以下，DCM）は，2002年度より，認知症介護研究・研修大府センターの研究事業として日本に導入された．
* DCMとは，認知症の人々が利用する特別養護老人ホームなどの施設において，**認知症の人の行動や状態を観察（マッピング）するツールであると同時に**，観察した結果をケアチームにフィードバックすることで，ケアの改善を図る一連の「発展的評価」のシステムのことも意味する．そして，このすべてのプロセスにおいて，パーソン・センタードな姿勢を忘れずに実施することを重視している（図Ⅷ-10）．
* DCMでは，認知症の人をおおむね**6時間程度連続して観察**し，5分ごとに，①どのような行動をしているかをアルファベットで表すデータ，②どの程度よい状態かよくない状態かを6段階（＋5, ＋3, ＋1, －1, －3, －5）の数値で評価したデータ，③スタッフのかかわりを評価するデータ，そのほかとして，実際のできごとをメモとして記録する質的なデータを，それぞれ記録する．これらのデータはケアスタッフチームにフィードバックされ，スタッフ自

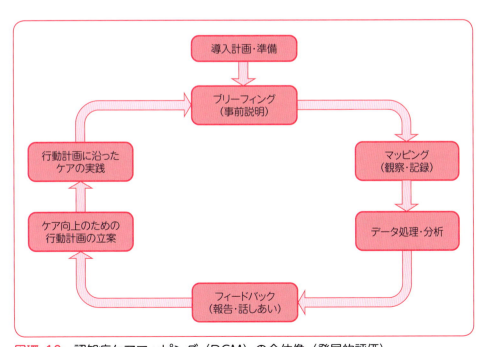

図Ⅷ-10　認知症ケアマッピング（DCM）の全体像（発展的評価）

- らがケアの改善につなげていく手がかりとして活用できる[2]．
* 観察データがケアの改善の手がかりとなりうる理由は，記録する際の2つのルールにある．1つ目は，介護者目線ではなく，できる限り**認知症の人自身の視点に立ち，行動や状態を観察する**ことである．たとえば，一見ただの迷惑行為と受け止めがちな行動でも，本人にとって意味のある行動であるかどうかを評価する．
* 2つ目は，**その人の潜在力が観察された場合，それを優先的に記録に残す**ということである．たとえば，ずっと眠っているように見える人でも，音楽が聞こえた瞬間，目を開けたことを重視し，短時間であっても優先して記録に残すということがこれにあたる．認知症の人の視点で，その人の可能性に着目することで，本人のニーズが見えてくることがある．DCMは単なる観察評価ツールではなく，パーソン・センタード・ケアへの視点の転換を促進する教育ツールの側面も併せ持っている．
* 「認知症の人の視点に立つ」「相手に共感する」などの行為は簡単にできることではない．しかし，DCMで，**相手の視点に立った観察を通じた疑似体験**，すなわち「仕事をしたいと思っているのかもしれない」と捉えることで，「何もできない人」から「可能性をもった人」へ，「わけのわからないことをする人」から「何かのメッセージを発する人」へという視点の転換をもたらす可能性がある．

C パーソン・センタード・ケアの新しい潮流

* 先にも述べたが，パーソン・センタード・ケアという言葉はさまざまに解釈が広がり，その定義を短くひと言で表現することは容易ではない．
* そこで，キットウッドの後継者であるドーン・ブルッカー（Dawn Brooker）は，パーソン・センタード・ケアの要素を4つの側面にまとめ，「VIPS」という考え方を提示した（☞p.8, 第Ⅰ章2）．
* ブルッカーは，VIPSの4要素に関して，自分たちのケアを振り返り，現状ではどこまでパーソン・センタード・ケアができているのかを明らかにするための「**VIPSフレームワーク**」[3]を考案している．このツールは，4要素それぞれに6つずつ質問が設定されており，チームでディスカッションすることで，自分たちのケアの現状と今後のあり方を考えることができる．
* 日本でも，VIPSの4要素に基づく研修教材の開発[4]やケアの質の評価研究[5]も新たに始まっている．

D パーソン・センタード・ケアのこれから

* 2000年に発表されたゴールドプラン21において「認知症高齢者の尊厳の保持」が打ち出された．具体的な施策としては，認知症に関する研究の推進，グループホームの整備などとともに，認知症介護の質向上のための専門職の育成が挙げられ，その流れは現在まで受け継がれてきている．

* 当初は研究事業として日本に導入されたDCMだが，現在では，パーソン・センタード・ケアの普及推進に貢献する研修事業として広がってきている．

* パーソン・センタード・ケアを学ぶためにDCM研修を受講した人は，2016年度末現在で2,150名となった．介護専門職のみならず，医師，看護師などの医療関係者，リハビリテーション関係者，家族介護者も受講している．また，DCM研修の修了者は，高齢者の入所施設や通所事業所，精神科や療養型病院などに勤務する人，さらに，大学などの教育関係者や研究者など，さまざまな資格を持つ人々がいる．それぞれの立場で，施設や病院，地域の中で，パーソン・センタード・ケアの普及に尽力している．

* また，都道府県で実施される認知症介護実践者研修においても，2016年度に国が定めた新たな標準カリキュラムの中にパーソン・センタード・ケアが明記され，新標準テキストにも，研修全体の基盤となるテーマとして記述されている．認知症介護実践者研修の修了者は，2015年度末で約22万人と報告されており，今後も新オレンジプラン終了年の2017年度末には24万人まで増加が見込まれている[6]．

* 『介護施設の看護実践ガイド』（2013）では認知症ケアのアセスメントとケアプラン策定の視点においてパーソン・センタード・ケアが示されているが[7]，その具体的な内容の記述がなく，十分に浸透しているとはいえない．

* パーソン・センタード・ケアが地域の隅々までも浸透しているとはいいがたいが，少なくとも，高齢者施設，事業所には着々と浸透しつつある状況だといえる．今後はさらに，医療機関にかかる前の段階から終末期にいたるまで，誰もがあたり前に「1人の人として受け入れられ尊重される」ケアを受けられる社会をつくっていく必要がある．そのためには，看護・介護の専門職に期待される役割は大きい．

●引用文献
1) ドーン・ブルッカー：VIPSですすめるパーソン・センタード・ケア（水野裕監）．p.6-8，クリエイツかもがわ，2010
2) 英国ブラッドフォード大学認知症ケア研究グループ：DCM（認知症ケアマッピング）マニュアル（第8版）日本語版第4版（認知症介護研究・研修大府センター編），p.101-107，認知症介護研

究・研修大府センター，2015
3) ドーン・ブルッカー：VIPS ですすめるパーソン・センタード・ケア（水野裕監訳）．p.218-222, クリエイツかもがわ，2010
4) NPO 法人パーソン・センタード・ケアを考える会：VIPS の視点で学ぶ　パーソン・センタード・ケア視聴覚教材"ともに歩む"（水野裕監修）．シルバーチャンネル，2016
5) 伊藤美智予：介護施設を対象とした認知症ケアの質の評価と関連要因に関する研究．調査研究報告書：豊かな高齢社会の探究 **25**，2017
6) 厚生労働省：認知症施策推進総合戦略（新オレンジプラン），2015
http://www.mhlw.go.jp/file/04-Houdouhappyou-12304500-Roukenkyoku-Ninchishougyakutaiboushitaisakusuishinshitsu/02_1.pdf（平成 29 年 1 月 15 日参照）
7) 日本看護協会編：認知症ケアのためのアセスメントとケアプラン策定の視点．介護施設の看護実践ガイド，p.13，医学書院，2013

索　引

和文索引

あ
曖昧な喪失　56
アクティビティケア　267, 281
アドバンス・ケア・プランニング　34, 152
アドバンス・ディレクティブ　34, 152
アパシー　64

い
意思決定支援　35, 139, 151
意思表示　37

う
うつ病　63

え
エイジング・イン・プレイス　200
エコノミークラス症候群　284
エリザベス・マッキンレー　235
遠隔記憶　54
エンディングノート　51
エンド・オブ・ライフ・ケア　33, 152

お
オールドカルチャー　19, 30, 32, 229
オレンジプラン　196

か
解雇　166
介護支援専門員　270
介護者の責任　226
介護保険施設　268
介護保険法　269
介護老人福祉施設　268
介護老人保健施設　269
改訂 長谷川式簡易知能検査　25
海馬　2
過活動型せん妄　117
家族　37, 46, 56, 162, 167, 216, 265, 279
　――の心理プロセス　57
　――への支援　37
　――への説明　121
家族指導　205
活動低下型せん妄　64, 117
過度な安静　114
蚊帳の外体験　57
看護管理　124
看護管理者　123, 301
看護基礎教育課程　296
看護師国家試験出題基準　296
看護小規模多機能型居宅介護　73, 156

き
キーパーソン　73, 201
記憶障害　2, 22
虐待予防　224
キャラバン・メイト　179, 290
究極の個別ケア　73
求職活動　170
急性期病院　29, 108, 113, 124, 260
近時記憶　54

く
空白の期間　179, 234
クリスティーン・ブライデン　5, 19, 229
グループホームケア　193
グローバル　246
グローバル・アクション　248

け
ケアカンファレンス　273, 298
ケアパートナー　236
ケアラー法　241
軽度認知障害　68, 214
血栓塞栓症　283
幻覚　22

索引

見当識障害 3

こ

口腔ケア 148
攻撃的 88
後見支援信託制度 226
『恍惚の人』 187
高齢者機能健診 254
高齢者サロン 71
高齢者ドライバー 226
誤嚥性肺炎 148
ゴールドプラン 192
ゴールドプラン21 194, 311
国際アルツハイマー病協会 230
国際疾病分類 182
国際生活機能分類 182
コグニサイズ実践者研修 256
コグニサイズ指導者研修 256
個人の価値を高める行為・低める
　行為 12
こだわり 106, 112
骨折 96
孤独死 287
子どもへの支援 164
ごまかし 92

さ

サービス担当者会議
　☞ケアカンファレンス
災害看護 276
災害サイクル 277
災害対策基本法 276
財産管理 225
在宅生活推進 203
佐野光孝 175
産業医 166, 170

し

自己意思 220
自己決定権 220
事故予防 113, 223
自主退職 162, 166
施設ケアプラン 270, 272
施設サービス計画書
　☞施設ケアプラン
事前指示書 35, 38
疾患理解 16
失業給付 170
嫉妬妄想 23, 103
失認 3
失敗体験 60
疾病理解教育 205
社会資源 48, 105
社会的交流 253
社会復帰への願望 168
若年性認知症 159
　――コールセンター 172
　――生活実態調査 169
　――相談窓口 171
　――対策 171
　――に関する調査 166
就労継続支援事業 168
就労継続支援事業所 163
手段的日常生活動作 50, 213
障害者雇用率制度 170
障害年金 171
小規模多機能型居宅介護 73, 195
常同行動 81, 134
自立支援医療 170
自立心 45
事例 28, 29, 30, 32, 39, 43, 69, 77, 102, 129, 151, 156, 162, 205, 264

す

新オレンジプラン 196, 220
人権の尊重 70
人工的水分・栄養補給法 37
新ゴールドプラン 194
身上配慮義務 222
身体拘束 98, 113, 125, 221
身体障害者手帳 170
診断 16
深部静脈血栓症 284
心理的ニーズ 11, 19, 59, 111

睡眠障害 100
スクリーニング 25, 212, 254
ストレス 46, 108, 114, 284
スピリチュアリティ 6

せ

生活障害 3
生活不活発病
　☞廃用症候群
正常圧水頭症 66
精神看護専門看護師 262
精神障害者保健福祉手帳 170
成年後見制度 221
摂食障害 144
せん妄 108, 116
　――ケア 118
　――予防 118

そ

早期受診 22, 35, 72
早期診断 35
早期発見 191, 212
喪失感 4

ソーシャルネットワーク　256
即時記憶　54
尊敬の念　31

た

退院支援　115
対等性　70
多職種連携　264
脱水　60

ち

地域づくり　68, 201
地域のニーズ　68
地域のネットワーク　69, 84
地域包括ケアシステム　115, 175, 199
地域包括支援センター　49, 71
地域密着型サービス　71, 73, 199
チームケア　153, 263
中核症状
　☞認知機能障害
超高齢社会　189
重複例　16

つ

付き添い　81

て

手続き記憶　54, 104, 139
転倒　97, 112, 223, 279
転倒・転落防止対策フローチャート　97

と

疼痛　96
糖尿病　134
ドーン・ブルッカー　8, 246, 310
特別養護老人ホーム　268
トム・キットウッド　8, 308

に

日常生活自立支援事業　221
日常生活自立度　261
日本認知症ワーキンググループ　191, 234
日本の認知症研究　213
認知機能障害　4, 18, 109
認知症介護基礎研修　206
認知症介護研究・研修大府センター　171
認知症介護研究・研修センター　295
認知症介護実践者研修　293
認知症介護実践リーダー研修　293
認知症介護指導者養成研修　293
認知症家族の会　176
認知症カフェ　71, 107, 164, 198
　──活用術　209
認知症看護認定看護師　262, 297
認知症看護倫理　298
認知症教室　36
認知症ケア加算　125, 260
認知症ケア上級専門士　303
認知症ケア専門士　303
認知症ケアパス　197
認知症ケアマッピング　309
認知症サポーター　178, 195, 196, 291
　──養成講座　179, 290
認知症サポート医　195
認知症サミット　243
　──日本後継イベント　244
認知症施策　192
認知症疾患医療センター　49, 72, 194, 235
認知症初期支援チーム　49
認知症初期集中支援チーム　72, 196, 197
認知症対応型通所介護施設　103
認知症短期集中リハビリテーション　217
認知症地域支援推進員　196
認知症の有病率　183
認知症包括的アプローチ　216
認知症予防スタッフ　255
認知症予防専門士　304
認知症を知り地域をつくるキャンペーン　289
認知トレーニング　253
認認介護　204, 220

ね

寝たきり　149

の

脳活性化リハビリテーション　58
脳血管障害　65

は

パーソン・センタード・ケア　6, 8, 123, 289, 308
　——の4要素　9
パーソン・センタード・モデル　13, 44, 77, 129
パーソンフッド　9, 123, 126, 247
バイオマーカー　214
徘徊　190
肺塞栓症　284
排泄障害　92
排便・排尿日誌　83
廃用症候群　97, 281
働き盛りの年代　165
バディブック　243

ひ

被害妄想　50
皮質下出血　65
避難支援　278
非薬物療法　217, 252
病棟の風土づくり　301
病病介護　203

ふ

フィジカルアセスメント　128
複数介護　161
服薬管理　50, 283
フラミンガム研究　211

ほ

法的課題　219
保健師　170, 176

本人会議　231
本人会議アピール文　231
本人ネットワーク事業　231, 233
本人の思い　150

ま

まちの保健室　71
慢性硬膜下血腫　65
慢性心不全　62

み

看取り　38, 74, 154, 200, 271
看取りケア　155
　——指導　155

め

メモリーサービス　241

も

もの忘れ　22

ゆ

行方不明　190, 222

よ

抑うつ症状　64

ら

ラクナ梗塞　65

り

リアリティオリエンテーション　53, 82
リロケーションダメージ　270, 274

れ

レジスター制　242

ろ

老人看護専門看護師　262, 300
老老介護　203, 216, 220

欧文索引

A

ACP：advance care planning　34, 152
AD：advance directive　34, 152
ADEX：the effect of physical exercize in Alzheimer's disease　240
ADL：activities of daily living　50
AHN：artifical hydration and nutrition　37

B

BPSD　18, 30, 72, 79, 92, 131, 160, 197, 217, 247, 266

C

CACP：Community Aged Care Packages 237

D

DASC-21 52
DCM：Dementia Care Mapping 309
DSM-5 116

E

EACH-D：Dementia Extended Aged Care at Home 237
EOL：end-of-life 152

F

FAST：Functional Assessment Staging 20, 144
FINGER研究 211

G

GAP：Global Action on Personhood 246

H

HDS-R 25

I

IADL：instrumental activities of daily living 50
ICD-10 182
ICF：International Classification of Functioning, Disability and Health 182
ill-being 10

J

JR東海事件 222, 227

L

LASS法 242
LSS法 242

M

MCI：mild cognitive impairment 68, 214
MMSE：Mini-Mental State Examination 20

O

ORANGEプラットフォーム 212

P

PAINAD：Pain Assessment in Advanced Dementia Scale 96
PCC：person-centered care 6

Q

QOL 150

S

SoL法 242

V

VIPS 9
VIPSフレームワーク 310

W

well-being 10

パーソン・センタード・ケアでひらく　認知症看護の扉

2018年1月25日　発行	編集者　鈴木みずえ，酒井郁子
	発行者　小立鉦彦
	発行所　株式会社　南江堂
	〒113-8410 東京都文京区本郷三丁目42番6号
	☎(出版)03-3811-7189（営業)03-3811-7239
	ホームページ http://www.nankodo.co.jp/
	印刷・製本　三報社印刷
	装丁　酒井奈穂

Open the Door for Dementia Nursing by Person-centered Care
© Nankodo Co., Ltd., 2018

定価はカバーに表示してあります。　　　　　　　　　　Printed and Bound in Japan
落丁・乱丁の場合はお取り替えいたします。　　　　　　ISBN 978-4-524-25514-6
ご意見・お問い合わせはホームページまでお寄せください。

本書の無断複写を禁じます．
[JCOPY]〈(社) 出版者著作権管理機構　委託出版物〉
本書の無断複写は，著作権法上での例外を除き，禁じられています．複写される場合は，そのつど事前に，(社)出版者著作権管理機構(電話 03-3513-6969，FAX 03-3513-6979，e-mail: info@jcopy.or.jp)の許諾を得てください．

本書をスキャン，デジタルデータ化するなどの複製を無許諾で行う行為は，著作権法上での限られた例外（「私的使用のための複製」など）を除き禁じられています．大学，病院，企業などにおいて，内部的に業務上使用する目的で上記の行為を行うことは私的使用には該当せず違法です．また私的使用のためであっても，代行業者等の第三者に依頼して上記の行為を行うことは違法です．